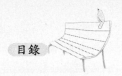

目　錄

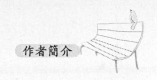
作者簡介

游金潾博士

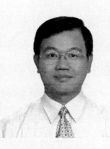

　　現任教於台灣南華大學生死學系所助理教授。
社會工作師。美國心理劇、社會計量與團體心理治
療考試委員會（ABEPSGP）認證合格之 TEP（Tra-
iner、Educator、Clinical Practitioner）。也是國際哲
卡馬任諾心理劇學院（Zerka Moreno Institute）認證合格心理劇訓練師。多
年來在台灣及大陸北京、長沙、株洲、廣州、山東、山西、蘭州等地從事
心理劇教學與督導。游博士將學術研究重心聚焦於西方心理治療與中國醫
學的融合，並將其研究運用於悲傷輔導、安寧療護、生命教育與災後創傷
治療等實務上，藉以增進人們身心靈之整體療癒與成長。

龔序

　　游博士跟我學習易術心理劇將近二十年，多年來他一直在中國不斷運用和推廣易術心理劇，我很高興金漭能持之以恆學習、發展本土化的心理治療理論與技術。

　　易術心理劇整合了中西方心理治療理論和技術，以中國「儒釋道」的哲學為基礎，以《黃帝內經》中「先洩後補」的思想為核心治療邏輯，以「五行」理論為理解處理情緒的模型，以心理劇和格式塔（Gestalt）為主要治療形式，靈活運用音樂、舞蹈、戲劇、繪畫等心理治療技術，強調整體觀和法自然的治療哲學，崇尚天人合一、世界大同的大愛精神。

　　更為高興的是游博士把實踐進行了總結，上升到理論的高度。在對哀傷失落者尋愛之旅中，不僅讓心理劇的暖身、行動、分享三個部分躍於紙上，一目了然；而且把我多年實踐中結合中醫理論發展出來很有效的心理治療技術，解析得很清楚，如推動督脈、把氣「哈」出來等，更容易使讀者明瞭其中的治療原理和方法。

　　本書圖文並茂，通俗易懂，我有理由相信此書可以幫助學習心理劇的人一步一步進入心理劇的大門，也是學習表達性心理治療的同行很好的參考書，同樣可以供心理學的學者、愛好者參考。

龔鉥

2013 年歲末於蘇州平江府

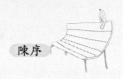

陳序

　　在一次心理劇學會理監事會議之後，金淵請我幫他即將出版關於心理劇的書寫推薦。我很高興地接受他的邀請，因為了解到金淵在這方面已經從事超過二十年的實務及教學工作，相信他寫出來的書一定大有看頭。過了幾天他將書籍的電子檔寄給我，在我稍加閱讀之後，心中大為驚豔，更認為台灣學習心理劇的專業工作者有福了，很高興在書籍正式出版之前有機會先睹為快。

　　本書是國內少數幾本心理劇專業工作者透過本土經驗所寫有關心理劇專業的書籍，因此在閱讀之際多了一份親切感，也更能感受到書中主角的處境以及專業介入的脈絡，這是本書值得推薦的第一點。

　　書中運用實際的案例歷程加上專業解說，可以協助有心學習心理劇的專業工作者從中理解導演在導劇的內在思維及歷程，因此可以幫助他們更快學習到心理劇的專業部分，甚至會有豁然開朗的感覺，這是本書值得推薦的第二點。

　　書中也利用諸多篇幅提及心理劇的理論闡述，並且融合了西方與東方的心理及哲學思考，是折衷或融合取向的具體呈現，也是作者多年學習的重要成果，這是本書值得推薦的第三點。

　　作為作者多年來的學習夥伴以及台灣心理劇學會幾年以來共同努力的同事，本人很榮幸為讀者推薦這本書，相信它將會是國內心理劇領域裡很重要的一本書。

精神科醫師、台灣心理劇學會第十二屆理事長、自然就好心理諮商所創辦人

陳信昭

自序與謝辭

生命的相互輝映與溫暖

就如同

金色陽光照映水面的漪漪波光

在

遭逢

共在

相互輝映

溫暖

中

互放生命的光芒

　　心理劇是讓人走進自己、走進生命、接近自我心靈、感受生命、轉化身心靈的一種方式。記得自己在一次龔鉥博士帶領的心理劇中看到主角的故事的同時，自己腦海像電影般的浮現自己在高三時，心神不寧的騎著機車在淡水河邊四處找尋弟弟的蹤影、在華中橋畔用命哭喊弟弟的名字，哀痛怨恨自己不會潛水，進入水裡將卡在水底的弟弟救起，氣憤救護車的姍姍來遲，悲慟的跪在地上請菩薩讓弟弟在人工呼吸中復活、無助的在急診室看電擊器在弟弟身軀不斷的電擊、無語的在太平間燒著冥紙面對弟弟冰冷的屍體，於是不能自已的嚎啕大哭、哀慟弟弟的過世。這是我人生第一次的死別經驗在心理劇場中呈現，雖然當時沒有做劇，但能讓自己重新經驗畫面，肆意、痛快的在團體中放聲哭出來，對自己來說是一種解放與釋放。隨著時間之流，在自己生命中看著骨瘦如柴、脹著腹水，受盡癌症折磨、於堅忍中病逝的父親；目睹著心跳機一下 200、一下 60，煎熬 24 小時

後離去的母親；以及陪伴他平靜的躺在床上走完他人生一程的大哥。老天爺讓我體驗癌末家屬的無助與悲悽，讓我體會世事的無常與無奈，讓我經驗叫天天不應、叫地地不靈的處境，但老天同時也帶領我一步一步走入心理劇、一步一步踏入生死學與悲傷輔導領域，讓我在不同時空、不同情境、不同情感中面對家人的離去；讓我用心理劇與悲傷輔導療癒自我、療癒他人，教我用生命走入自己與別人的生命，教我用生命提攜生命，教我與主角同在、同悲，與主角一起經歷人生的遭逢與轉化，讓自己能接受自己的失落，在失落中重新找尋自己，找回對自己的愛、對家人的愛、對自己的包容、對他人的寬容，原諒自己、原諒別人，讓自己與他人生命有更深的連結與悲憫，讓自己有更多的愛與傳播愛的能力。這些生命的哀痛經驗讓自己沉思，讓自己沉澱，讓自己有力量能與喪親者、失落者同在，也讓自己領悟到生命是在生命中成長、生命是在生命中經驗，而非只是在智識上的理解或絕緣式分析與言說。在經驗別人故事的同時，可以看見自己、經驗自己、邀請自己、釋放自己，走入自己的內心感覺與感受，在他人的悲傷中經驗自己的悲傷、在別人情緒的釋放中釋放自己的情緒、在別人的轉化中轉化自己，讓自己與他人同感、同化；同感生命的煎熬、苦痛、失落，同化生命的悲、愁、怨、恨、怒與不平，一起走過生命的阻隔與困境，一起領受生命的酸甜苦辣，一同品味人生。因此將個案的心理劇實錄於書中完整呈現，讓我們與心理劇中的主角一起體會與體悟人生。

　　自己在學習心理劇、運用與教導心理劇的過程中發現，心理劇不是被教導，而是在經驗（experiencing）。換言之，心理劇導演是經驗、歷練出來的，必須經驗自己的生命、經驗他人的生命，在自我與他人生命經驗中歷練與提煉生命智慧，涵化人文與藝術修為，此歷練過程是一個潛而微、深而廣的陶冶、傳承歷程，而非只是專業技巧的傳授而已。因此，學心理劇非一蹴可幾，需要耐心與歷練，若能耐得住此歷練，不僅可學到心理劇的精髓與專業技術，同時也自發性的造就真、善、美的心靈。因此，本書的第二個目的就是讓有心學習心理劇治療者，多經驗不同主角的生命經驗，同時也在經驗當中解析導演是如何邀請主角，讓導演走入主角的生命世界，一起經驗他的生命故事；同時如何的深入其中又出乎其外的以心和專業技

術，因勢利導的協助主角經驗自己、看見自己、轉化自己，走出悲傷與失落，發現與創造新的人生視域（horizon）及人生價值。

本書的個案實錄是筆者多年在大陸與台灣從事心理劇工作坊中徵求主角與團體成員同意而成的。因此，能夠完成此書首先要感謝的是書中所有的主角、輔角與主角存著的親人、過世的魂魄願意無私的奉獻生命故事，讓我能與讀者一步步走入您們的生命故事，經驗人生的悲歡離合、品嘗人生的酸甜苦辣。謝謝您們，藉由您們的故事喚起我們生活的感覺、喚起我們人生的感受，並重新喚起我們對人生痠痛痛麻的知覺，更重要的是喚起我們生命的智慧、愛與意義。

本書的完成當然也要感謝教導我很多的龔鉥博士，龔博士將西方心理治療與中醫的結合做出巨大的貢獻（詳見其名著《易術——傳統中醫、心理劇與創造性藝術之整合》一書）。在本書中筆者對個案進行治療時所運用的五行冥想、音樂、舞蹈的暖身技巧、五行的處理情緒模式、推大椎穴，以及用「哈」將鬱悶之氣宣洩等方式都是傳承於她，在此謝謝龔博士的教導。也謝謝我在台北護理健康大學讀研究所時的林綺雲老師、李玉嬋老師、吳庶深老師、曾煥棠老師、李佩怡老師、吳明富老師，謝謝您們在悲傷輔導專業與生死學領域的傳授和啟迪。

在此也要由衷的感謝在人生上指導我、教導我、涵化我中國儒家思想與中國文化的毓老師，謝謝您在生時的耳提面命，學生無能力傳承您淵博的國學與慧命，但將您的精神運用於心理治療中，希望能慰您在天之靈。您最後一次與我對話中告訴我，人生要做的事就是「老者安之，朋友信之，少者懷之」，我會用餘生盡力於此，謝謝您，我愛您！雖然對於傳承中國文化的您會不習慣，但我還是要跟您說我愛您，謝謝老師您。

爸爸、媽媽謝謝您們撫我、育我、長我、顧我，讓我在苦難中有愛陪伴，在困頓中有爬起來的力量，雖然我們家經歷了各種生離死別，但是這些生命的受苦經驗，浸潤與滋養我走入他人的悲、苦、愁、憂、痛，讓我更能感受人、感受人的存在與勇氣，讓我更知道如何用生命來提攜生命。

自古多情傷離別，生別、死別，都是情、都是愛，在情中讓我們連結已看不見、聽不著、觸不到的親人，在愛中讓我們溫暖彼此的心靈。這情

與愛讓我們更珍惜現在在我們身邊的人，讓我們更接納自己、更接納別人，讓我們更愛自己、更愛別人，讓我們更慈悲的對應生命中的每一個人，更寬容、包容與諒解生命遭逢的人、事、物，讓我們洗滌、淨化身心靈。這是老天爺賜給我們最珍貴的禮物。

在此當然要感謝帶我進入心理劇的老婆淑瑜，謝謝妳用妳與上帝的愛來愛我。真，我的乖女兒，謝謝妳做爸的女兒，讓爸爸有源源不絕的溫馨在心頭。大哥、大姊、二哥、三哥、四哥、老妹、明崇謝謝您們，讓我們有緣做兄弟姊妹一起經歷人生。還有太多太多人要感謝，謝謝林可與胡總讓我們一起經歷大愛心理劇的成長，謝謝彩虹、亮紅、雍翔、王麗娟、田勇、豆豆、袁總、譚總、郝總、紅波等人讓心理劇與愛在長沙、山西、河南、蘭州等地散播開來，謝謝您們。謝謝龔鉥博士與陳信昭醫師惠賜的推薦序。謝謝高玉娟老師的插畫讓本書生色不少。最後，很感謝心理出版社林敬堯總編輯協助將此書出版，讓更多人了解心理劇、走進自己與他人的生命，共同體驗與領受生命中的愛與情，謝謝。

游金潾
於塵寰中筆

引言

一步一步教你用心理劇體驗與體會人生

　　這是一本體驗與學習心理劇的書，體驗是讓讀者隨著主角的故事與劇情發展體驗主角的生命、經驗自己的生命，同時讀者可以很清晰的了解導演如何根據主角的故事，因勢利導的看到主角在情緒、認知與行為的轉化，同時明瞭導演是如何運用心理劇專業來引導主角進入自己的內在、經驗自己的情緒、覺察對生命事件的認知，進而修復與他人的關係，以新的視框與感受來面對生命中的他人與自己。

　　本書的目的是「把愛找回來」，找回對自己的愛、對家人的愛、對社會的愛、對人類的愛，愛是維繫人間，讓人活得有人味、活得有意義的元素。在從事助人工作二十多年來，協助的對象幾乎都是缺乏愛、失去愛、在愛中受苦的人，如何在協助中找回愛、感受愛、享有愛是出版本書的目的。

　　用愛貫穿在治療情境，不只是治療的心法，同時也是涵化人文與愛的過程。本書就是用心理劇對悲傷輔導對象進行尋愛之旅，藉由一個個的案例讓我們找回我們心中的愛，同時也讓有心從事助人工作者透過案例，一步一步的用心理劇來體驗與體會人生。

　　心理劇是一種經驗性、體驗性的學習，因此，建議讀者可從案例開始看起，經過與案例生命同在的歷程後，再看心理劇的理論與重要概念的闡述，將有益於理解心理劇個中的理論精髓與核心，同時方能掌握在治療中的心法。心理劇治療的心法像兵法般如珠走玉盤，隨主角的事件、主角的個性、主角的處境順勢而為、順勢而導，逐步的進入主角心中，再以專業引導主角出離困境，擴展生命視域，重新框架生命，創造新的自我與生命。

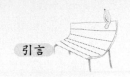

這是一種藝術的過程，因此，每一場心理劇都是導演、主角與團體成員共構的生命藝術作品，因此，同樣是失落事件但其展現有其不同的樣貌，有其獨特的美感與生命的撼動、感動與感受。也希冀透過此過程，讓讀者進入彼此生命的藝術殿堂。

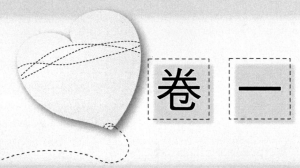

卷 一

基本概念篇

第1章

心理劇在悲傷輔導上的基本概念

壹、心理劇的基礎概念

一、心理劇的界定

心理劇依照 Moreno 在 *Psychodrama: First Volume* 所言，它是今日人類大眾遭受社會及心理不安時，兼具普遍性與實踐性最有希望與最能宣洩（catharsis）人類不安的法門（Moreno, 1946）。Moreno 對 Psychodrama 的「Drama」加以說明：「『Drama』是譯自希臘文δραμα，意指行動（action）或完成某事（a thing done），因此，心理劇可以界定為『透過戲劇手法來探索真理的科學』（the science which explores the "truth" by dramatic methods）。」（Moreno & Moreno, 1959）

從上面的界定，有點過於學術，不易讓人理解心理劇是什麼，因此，筆者依據多年的實踐經驗將心理劇說明如下。心理劇（psychodrama）是奧地利精神科醫師 J. L. Moreno 所創的一種心理治療手法，其運用戲劇的手

法將人內在生命事件重現，讓人看到自己的處境、自己的困頓、自己的束縛，進而重新經歷自己的生命，接觸自己的內在所思、所言、所行。而心理劇過程是在協助個人開顯自己、讓內在心靈得以自由，解開與放開對自己與他人的束縛，進而找回對自己的愛、對別人的愛，逐漸的接納自己、整合自己，重新喚回生命對人事物及環境的自發性，找到安身立命所在，最後創造自我生命的價值。

二、心理劇的階段

一般心理劇進行時的階段依對象與目的不同可分為兩種，若施行對象為一般之成長團體，其階段可分為：暖身、演出、分享三階段；若團體性質屬於訓練課程之導演班團體或研究團體，則於分享後再加上流程分析（或稱為審視）。

茲將心理劇的進行階段分述如下：

(一) 暖身

暖身（warm-up）是為了激發成員的自發與主角的自發過程，同時也是在打破團體成員之間的陌生感，為團體建立一信任網絡，並為主角做準備與醞釀動作，協助成員漸漸將焦點集中在自己個人內心世界。導演運用會話、音樂、冥想與肢體活動等方式帶領團體，為接下來的選角及演出做準備。

暖身過程是心理劇最基本的過程之一，對導演而言，找到合適的方法使導演本身、整個團體，及主角暖化起來非常重要。暖身活動是用來發展團體凝聚力的技巧，促使團體專注於自己的任務，或在團體中創造一個特別的氣氛、傾向或主體。個人可經由暖身活動進入一個心理或情感探索的氣氛。

另外，團體的暖身貫穿於整個心理劇，雖然心理劇可區分為暖身、演出、分享，但除暖身活動外，劇的演出與分享也都是暖身，為下一個主角或下一個劇暖身，使團體一直進行下去。而且暖身除了將團體成員暖身入個人內心外，也必須將團體成員從內心世界中暖入團體中，讓團體成員接

觸自己內心的感覺,同時也走入團體的感覺,讓團體投入超越現實(surplus reality),也讓團體走回現實世界。

(二) 演出

經過暖身選出主角後,接下來就是演出(action)階段。演出是心理劇主要的部分,在這個過程中,主角將探索其關心的事件,可以是具體事件、夢境、幻想或身體的感覺等等,導演使用各種技巧,使主角藉著肢體體驗或行動等表達方式具象的呈現出來,而產生新的體驗與領悟及轉化。

心理劇的演出不需劇本,而是將主角內心的事件,透過行動演出來。行動是演出的要件,打破主角慣性式的使用思考來觀照或解決問題,是讓主角重新進入事件發生時的場境,重新體會、重新領悟,以新的觀點或態度來對待舊的事物,從而走出困境。

(三) 分享

分享(sharing),是心理劇中將主角帶回團體、整合入團體的階段。此階段,是讓團體成員分享在劇中主角所經歷到的經驗與感受,同時也是讓主角休息、恢復、沉澱的階段。主角在演出階段猶如在手術房中進行手術,分享階段就是主角進入恢復室的階段,因此,**導演會限制成員分享時不分析主角的劇情、不提供建議給主角、不批評主角在劇中的作為與決定、不對主角問問題**,而只能分享自己內心被劇所觸動的經驗與感覺,或在擔任替身或輔角時的感覺、感受。分享可以使主角覺得與團體其他成員有連結而得到支持力量,導演也可藉此關懷有類似感受的成員進一步探索,成為下一齣劇的主角。

(四) 流程分析或審視

心理劇流程分析有助於了解主角在心理劇過程中所經歷的流程,流程分析主要是運用在訓練導演、督導或研究時。流程分析主要集中在分析導演導劇的流程及其使用的技巧,有助於導演在專業上、技術上的精進。其分析重點在導演上而非主角上。其中可探討導演在劇中的思維與某一個景

卡住的狀態，或使用其他技巧時有何不同的結果。本書基本上就是一種流程分析，但著重點在於導演在導劇時的思維與理念、概念或導劇時背後的理論。

有一點須特別提醒與注意的是，在成長團體時嚴格禁止進行流程分析，特別是主角在場時。因為流程分析是在審視劇的流程，審視主角的「開刀過程」，主角若在場，等於是再一次將主角放在「手術台」供人討論與研究，對主角是有傷害的。再者，成長團體的團體成員是共同參與者，在主角進行劇時，也是在進行自己內心的劇，換言之，主角在開刀，團體成員也在進行開刀，若在團體後進行流程分析亦會再度將「傷口」揭開，對主角與團體成員是不利的。因此，流程分析最好是在導演班或督導班進行較妥。

三、心理劇流程

有關心理劇流程最常被引用的有 Hollander 的心理劇曲線圖、Glodman 與 Morrison 心理劇歷程螺旋圖、Schramski 的心理劇系統模式流程圖，以及 Kipper 的演劇階段內在結構，茲將此四者的理論架構分述如下：

(一) Hollander 的心理劇曲線圖

Hollander 認為心理劇隨著時間的進展，從事實的部分推進情緒宣洩，然後進入角色訓練（圖 1-1）。主角的情緒先升後降，在演出的中期達到最高峰（趙如錦，2000）。這個模式的獨特性在於以多重觀點架構說明心理劇歷程，一是圖 1-1 上方呈現出心理劇的三個階段論——暖身、演出及整合，二是圖形中間部分，列出每一階段相呼應的內涵，三是描述主角演出時景景相連的重點風貌及主角情緒歷程，四是簡單描繪出時間向度（張莉莉，2002）。

Hollander 的心理劇曲線圖的缺點是，對主角轉變的原因及認知方面的狀況並無詳述。

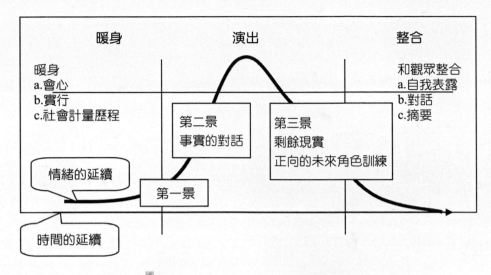

暖身　　　　　　　演出　　　　　　　整合

暖身
a.會心
b.實行
c.社會計量歷程

第二景
事實的對話

第三景
剩餘現實
正向的未來角色訓練

和觀眾整合
a.自我表露
b.對話
c.摘要

情緒的延續

第一景

時間的延續

圖 1-1　Hollander 的心理劇曲線圖

資料來源：引自 Remer（1986）

(二) Glodman 與 Morrison 心理劇歷程螺旋圖

　　Glodman 與 Morrison（1984）創造出心理劇歷程螺旋圖（圖 1-2），其靈感來自於 Moreno 舞台設計的形式。在傳統心理劇劇場中，舞台是由三個同心圓組成，心理劇歷程螺旋圖表達出早年經驗占有個人內在核心的位置，幼年經驗是現在問題的根源。螺旋圖最外圈是現在問題：可能是一種情況、一種感覺、一個問題、關係或任何主角想試驗的情況。設景連結主角過去、未來的生活過程，設景時，在時間上不一定按先後順序，主角由舞台的外圍開始呈現問題，經過演出的過程逐漸往舞台中心移動，探討問題的核心，最後又回到舞台的外緣處理實際的問題。

　　整個演出過程呈現時空的轉換——現在、過去、未來的變化，此模式可表現出心理劇跨越時空的特性，呈現出心理劇「超越現實」的效果，雖然我們不能改變過去事件的事實，卻可改變我們對過去創傷的內在經驗內容。心理劇歷程螺旋圖也指出心理劇探討的方向是由外在問題逐漸導向內在問題的核心，處理核心問題之後，再回到實際行為的層面加以統整訓練，如此可以使心理劇的改變落實到現實生活中（張莉莉，2002）。

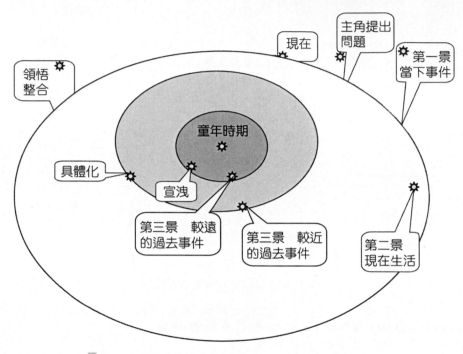

圖 1-2　Glodman 與 Morrison 心理劇歷程螺旋圖

資料來源：Glodman & Morrison（1984）

(三) Schramski 的心理劇系統模式流程圖與引導演出次系統

Schramski 的心理劇系統模式流程圖（見圖 1-3）主要針對導演之導演歷程而分析。而其引導演出次系統則是對主角演出過程的描述（見圖 1-4）。Schramski 的引導演出次系統是所有心理劇文獻描述中最為清晰的一個，對了解心理劇的歷程有很大的幫助。導演引導主角的過程為：確定主題事件、選擇主題事件、選擇發生事件的一個場景、對事件場景（時間、地點、人物）加以描述、進一步暖化場景（確定主角已被暖化）、演出事件經過（運用各種心理劇技巧轉化主角之情緒、行為、認知，並探索是否進一步演出）、進一步演出或演出超越現實、分享或引導角色訓練。

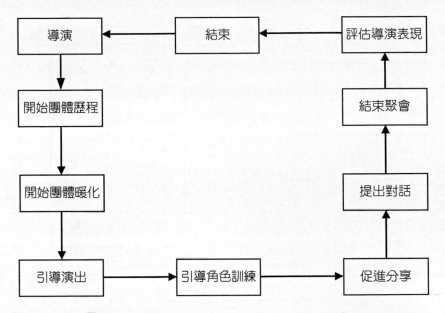

圖 1-3　Schramski 的心理劇系統模式流程圖

資料來源：引自林明文（1992）

（四）Kipper 的演劇階段內在結構

Kipper 的演劇階段內在結構模式清楚的說明導劇時幕與幕之間如何發展的歷程。從圖 1-5 中描繪出心理劇進行時有暖身階段、演劇階段及結束階段，且演劇階段中第一個景先是對主角現有問題的描述，接下來第二景是透過行動對問題的解釋與說明，而後連到第三景主角行為的改變，而此圖的特色是可以很清楚的看到幕與幕之間的連結，有助於對心理劇流程的了解。

綜觀以上四個模式，跳脫文字以圖形來描繪心理劇流程，使人易於了解心理劇的過程，其共同特徵都描繪出心理劇的三個階段——暖身、演出及分享，並對三個階段的細部加以描述（先從問題描述入手，而後處理情感的宣洩或問題的根源，最後改變主角的認知或行為），有助於對心理劇主角在心理劇過程的狀況作一了解。然而，心理劇在實務上，導演因隨主角在劇場中「此時此刻」所帶來的問題不同，主角人格特性不一，其暖身的方式與演出時所用的技巧就跟著改變，於是要將真正心理劇進行的流程繪製出來，則有待進一步的研究。

導演導劇

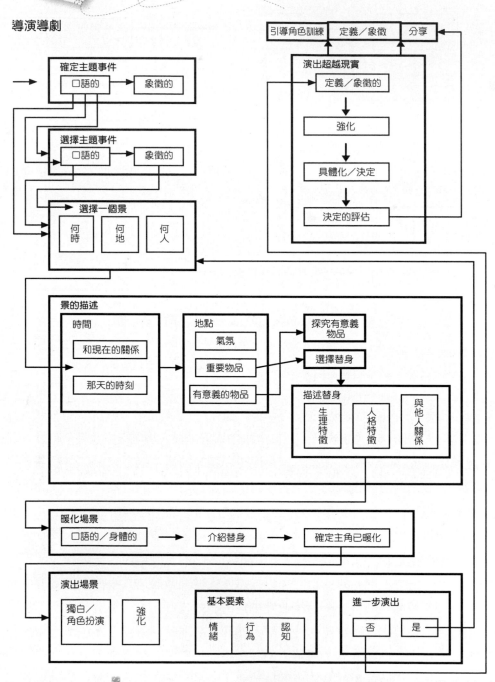

圖 1-4　Schramski 的心理劇系統模式流程圖

資料來源：引自林明文（1992）

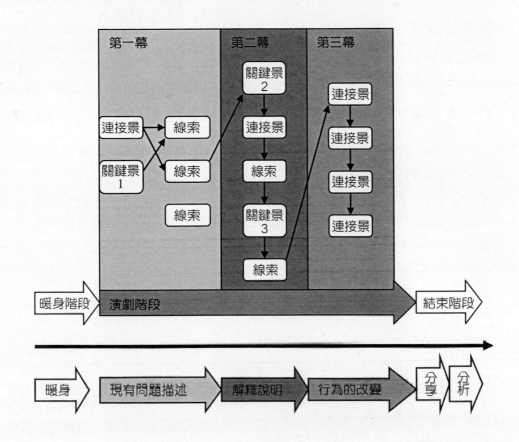

圖 1-5　演劇階段內在結構
資料來源：筆者改編自 Kipper（1986）

四、心理劇組成要素

　　心理劇的展現方式是在團體中進行，在團體中團體的帶領者是導演，導演以各種暖身的方式選出呈現自己內心生命事件的主角。在團體進行時，主角以心電感應（Tele）方式在團體成員中選出一些人來扮演生命事件中的重要他人或景物的輔角，呈現主角內心世界的空間為舞台，其他未被選入的成員在舞台下成為與主角一起經驗生命故事的觀眾（陪伴者）。因此，心理劇基本組成要素有：舞台（the stage）、主角（the subject or patient or protagonist）、導演（the director）、輔角（the staff of therapeutic aides or auxiliary ego）、觀眾（the audience）（Moreno & Moreno, 1965）。茲將此五種基本組成要素說明如下：

(一) 舞台

Moreno 認為，如何在心理劇舞台上將會心的人（the encounters）像生活中一樣如實的上演是一項最困難的任務。在早期（1908～1921），心理劇是在生活中展現，如在街上、在公園或是在家裡（Moreno & Moreno,1965: 27）。舞台，是讓主角呈現其生活事件發生時的空間，是心理劇演出的所在地。Moreno 設計一個易於接近一群小觀眾的劇台，包括三層台面，是一個圓形的區域，直徑約 12～15 英尺。由一個台階踏上上一層的台階，讓主角感覺到自己由外在世界一層層進入其內心世界。

較為講究的舞台會有不同顏色的燈光，這些燈光具有不同的象徵：紅色可以加強地獄的感覺，或協助憤怒的表達；藍色可以用在夢境或臨終的場景；綠色可以代表一個花園或森林；黃色可以代表陽光、能量、溫暖。在親密的片刻中或情緒發洩時，可以將燈光調暗，有時做劇時也可將窗簾打開，用自然的光來洗滌心靈，燈光全暗有助於營造恐怖、孤獨、孤單、飄零的氣氛。

音響設備亦很重要，音樂有刺激情緒、撫慰情緒、製造氛圍、療癒身心等功能，良好的音響設備讓心理劇更有療效功能。

在現實環境下，大部分心理劇都沒有像 Moreno 一樣的舞台，大都以一個大的房間、團輔室、空的會議室或教室為舞台。惟舞台最好避免過於空曠、過於狹窄，或過於吵雜的環境，較有利於心理劇的運作。

(二) 主角

主角是心理劇中使用的術語，代表心理劇演出的主要人物，他（她）是劇中的主體，他（她）是在舞台上呈現其內心事件的人，其呈現的事件可能是過去的生活事件、現在的生活事件或是未來的事，甚至是想像中的事。

(三) 導演

在心理劇中，導演是受過訓練的人，來引導主角的演出。導演是主角的替身、是劇的協同製作人，同時也是生命陪伴者、治療者。導演以專業的技術催化主角與團體成員的自發性與創造性，一同看見主角的生命與轉化主角的情緒、認知及行為。導演是主角生命轉化的協同創造者，但非主要創造者，在心理劇進行中依主角之特性、特質、處境「因勢利導」，是引導「主角」演化、轉化生命故事，而非在導「導演」想導的劇。

(四) 輔角

輔角，是主角在其心理劇中扮演主角、扮演主角的重要他人或是扮演主角劇中的景物（如動物、花、草、樹木或其他大自然景物），甚至也可能是扮演主角的聲音、器官……等等的團體成員。在心理劇中，扮演主角者一般不稱為輔角，另給它一個名稱為「替身」（double）。輔角的功能有三：身為一個演員來雕塑出主角世界中所需要的角色（主角的延伸）；身為一個諮商員來引導主角（導演的延伸）；以及身為一個特別的調查者（Moreno, 1946: 15）。輔角（auxiliary）一詞，Moreno 的著作中使用「Aux-iliary ego」，但近年來大部分人都用 auxillary 一字，也有人用「supporting player」或「trained auxiliaries」代替（Blatner, 2000: 4）。

(五) 觀眾 (陪伴者)

是指那些在心理劇中不在舞台上的主角、導演、輔角的其他團體成員。通常心理劇團體是一個六至二十人的團體，也有大至像 Moreno 舉行數百人的 open session（Blatner, 2000: 4）。觀眾是團體的見證人、輔角的來源，或是上一個劇或下一個劇的主角，觀眾的責任就是與主角同在，與主角一起經歷主角和自己的生命故事。在中文的翻譯上，一般是直接從英文 the audience 譯為「觀眾」。但譯為「觀眾」很容易讓人望文生義，認為就是在旁觀看的人，只是在「看戲」的人，因此，筆者通常不使用觀眾一詞，而改為「陪伴者」，是陪伴著主角、陪伴著自己、陪伴著其他團體成員的人。

五、心理劇的核心概念

依 Blatner（2000）的觀點認為心理劇並沒有架構出屬於自己的理論，他同時也質疑尋求一個統一理論是否恰當。他認為心理劇應該被視為深植於心理治療整合領域的一個方法論，而此方法論擁有許多核心概念，這些概念不僅涉及心理學與心理治療的領域，同時也帶領我們審視我們的人生觀（胡嘉琪等，2002：190）。

關於心理劇的核心概念及重要概念，Moreno 在 1970 年 6 月 17 日寫給美國的心理劇工作者 Ira Greenberg 的信中，列出了暖身、創造力、自發性、會心、心電感應、共同意識與共同潛意識、角色、角色與自我、角色交換等概念（引自陳鏡如譯，2002）。除此之外，Moreno 在其他著作中所提及的宣洩及演出（action），都是心理劇的重要概念。茲將這些重要概念闡述如下：

(一) 暖身

暖身（warm-up）是指一個過程，它是人進入某一情境前的一個過程，暖身之所以重要是因為有足夠的暖身，人的自發性才得以展現，同時也帶出創造性，使人可以不斷的適應環境。誠如 Moreno（1946：54）所描述的：「出生的那一刻是暖身達到最高點的時候，這個暖身是為了被生出來到新世界的一種自發性行為，進入新世界後，就必須要不斷的適應。」Susie Taylor 認為從孩童及成人投入與完成生命任務來看，自發性與暖身過程的連結很重要，他舉例說：假如運動員在比賽前沒有完成暖身運動，他不僅僅肌肉沒有被溫暖、伸展及準備，而有可能造成運動傷害，同時也會有心理傷害。至於暖身的種類有身體的暖身、心智的暖身、心理化學的暖身（指用來提升個人暖身的藥物、酒精、咖啡）等。

在實際心理劇暖身的操作上，依筆者的經驗，可以從眼、耳、鼻、舌、身、意幾個角度來談暖身，較容易為華人所了解。眼、耳、鼻、舌是身體的感官，暖身時可以從這些感官切入，如問主角「看到什麼？聽到什麼？嗅到什麼？舔到什麼？」來暖身主角。身，是從身體器官的感受與身體的

觸感來暖身，如：「胃感受到怎樣？胸口是不是很悶？手摸到什麼？腳踏在什麼地方？是泥土或水呢？」這些都有助於主角喚起生命故事中的記憶，協助主角進入自己的生活情境與處境之中。意，意象，暖身時亦可以從主角的意象中，協助主角進入生命中。如：「你現在腦海裡看到什麼畫面？你覺得自己像什麼？」這都是從意象中來暖身。

當然，暖身亦可用其他活動來進行，如繪畫、音樂、舞蹈、寫信、社會原子圖（詳見本書第 3 章）……等，但最核心的是導演一定要知道這些暖身是要暖什麼、暖身的目的為何，不能看人家隨意帶一個活動就隨意拿來用，失去暖身的目的與功能。

(二) 自發性與創造力——心理劇的核心

自發性（spontaneity）與創造力（creativity）是心理劇最核心的概念。Moreno 對自發性的定義是「對舊狀況有新的反應，對新環境有足夠的反應」（1946: 52）。換言之，人的生活是一適應的過程。而人的適應過程，如同 Piajet 所言的類化作用（assimilation）與調適作用（accomodation）。「類化作用」係指個體以既有的基模或認知結構為基礎去吸收新經驗的歷程。也就是說，個體根據舊有的經驗來解釋新事物，並且融合新經驗，使其成為一有組織的機體。「調適作用」意指個體遭逢新的情境與刺激時，當既有的認知結構無法有效因應環境要求時，個體改變既有認知結構或基模來符合環境要求，進而保持平衡。亦即當個體原有的基模在因應新刺激時，主動將既有的基模做大幅度的調整，甚至放棄舊基模、建立新基模，才能夠解釋新刺激。自發性就是人在適應環境的本性，面對舊的處境時能以創新的方式來面對，面對新的處境時能開創新的適應行為。

自發性是一種能量，讓人們朝「在情境中充分反應」的這個目標移動。它讓我們對新環境有足夠的反應，也使我們對舊狀況有新的反應，不會讓我們一直以舊的反應對付舊的狀況，使自身陷在痛苦的泥沼之中。如經歷家暴者遇到與父親類似的權威者，能夠以新的認知、行為與情緒加以面對，而非一再用逃避或憎恨的方式來對待類似父親的權威者，若能如此，就有良好適應新的行為創生出來。因此，當一個人能自發時，其創造力就源源

不絕，生命的遭逢就需要有自發性，不斷的類化與調適生活，讓生命更為自在與有活力。

自發性是創造活動的催化劑，只有當自發性非常豐盛時，創造力才會出現（陳鏡如譯，2002：55）。創造性的行為通常藉由作品表達：一首詩、一首交響曲、一幅畫、一齣劇；這些都是Moreno所稱的「文化遺產」（cultural conserves）。文化遺產的範圍除了上述的詩、畫、劇等，影響我們日常生活的社會規範、文化習俗，也都是創造性的產物——文化遺產。然而，隨著時間的遞嬗，這些文化遺產若無後續自發性的行為，就會失去其創造性的品質，甚至成為阻礙自發性產生的障礙物，如一些僵化的家庭規條或社會規條。心理劇，就是讓我們重新以自發性的方式對舊有的文化遺產有新的反應，並創造出新的社會遺產，這也就是為什麼自發性與創造力是心理劇核心概念的原因所在。

(三) 會心

會心（encounter）在心理劇的基本哲學中是很重要的，Moreno（1946）對會心的定義為：

A meeting of two: eye to eye, face to face. And when you are near, I will tear your eyes out and place them instead of mine, and you will tear my eyes out and will place them instead of yours, then I will look at you with your eyes and you will look at me with mine.（Moreno, 引自 Hare, 1996）中譯如下：

> 兩個人的相遇：
> 眼對眼，
> 面對面，
> 就在你靠近我的剎那。
> 我將穿戴上你的眼睛，
> 你亦同時穿戴上我的眼睛。
> 那麼
> 我將用你的眼來認識你，

如同

你亦用我的眼看著我。

　　會心，就是能夠在此時此刻「交心」的相遇，彼此走進彼此的心裡，用彼此的知覺、感受去感受彼此。換言之，與遭逢的人角色交換，易地而處。如同 Kate 所言：「會心的概念讓心理治療從個人層次轉入兩人關係中而進入關係層次，也使心理劇有別於其他形式的心理治療。」（陳鏡如譯，2002：58）

(四) 心電感應（Tele）

　　Tele 這個詞，是從希臘字彙而來，意指「遙遠的，影響到很遠的地方」（Moreno, 1946）。心電感應是一種人際關係中感覺的能力，不需要語言，也是一種看不見的聯繫，與單向的同理心比起來，它是一種雙向的過程。心電感應是「會心」概念的中心，Moreno 認為心電感應是「個人對其他人有某種特定的敏感度」（Moreno, 1993: 157），心電感應有正向也有負向。正向的心電感應比如對團體中的某人有特別的好感，好似其疼他、愛他的親人或師長；或負向的心電感應比如在團體中對某人感覺到好像是虐待他、侵犯他、對他不懷好意的人。此概念在主角選擇團體成員做為其生命中的重要他人時經常出現。

(五) 共同意識與共同潛意識

　　Moreno 共同意識（co-conscious）及共同潛意識（co-unconscious）的概念，和佛洛伊德所描述的意識及潛意識現象不一樣，跟榮格所定義的集體潛意識（collective unconscious）也不一樣。Moreno 解釋共同意識與共同潛意識是一種現象，和他所說的「交互精神」（inter-psyche）的現象相關。他定義「交互精神」是一種雙向過程，在這個過程中，兩個或兩個以上的人被鎖在同一系統中的共同潛意識狀態（Moreno, 1946: vii）。一個團體的交互精神可以透過心理劇呈現出來，在心理劇心電感應關係變得顯著時，這就是一種集體潛意識和共同潛意識的呈現。如在心理劇團體中透過各種

暖身過程或劇的呈現，將團體成員構做成相互關聯的人際網絡，在團體人際網絡中彼此間錯綜複雜的心電感應，形成共同意識與共同潛意識。此有助於團體成員共同感受、經驗團體成員彼此之間經驗，使心理劇的治療成為一種人際關係的治療。

(六) 角色

依 Moreno（1946: iv）的見解認為，「角色」（role）這個字源自於古法文，是從古法文與拉丁文「rotula」借來的。角色是種功能性的型態，是個人在某個片刻，被期待對某個他人或其他客體涉入的特定狀況所做的反應。Moreno 認為角色是在嬰兒期開始發展出來，嬰兒與照顧者之間形成了給予的角色與接受的角色。人隨著成長，與身邊不同的人互動，逐漸擴展其各種角色目錄（role repertoire）。Max Clayton 將角色歸為三種系統（陳鏡如譯，2002：71）：

1. 發展不完整及功能不健全的角色系統（為了生存所需的過時角色，但是現在並不受歡迎）。
2. 對抗的角色系統（用來處理生存被威脅時的角色）。
3. 有功能的革新角色系統（正在發展中，或者已經發展得很好、受歡迎的角色）。

透過將角色放入各種不同的角色系統中，導演可以協助主角偵測出自己的角色劇碼中，哪些角色是足夠的、過分發展的、發展不夠的、有衝突的，或缺席的。在心理劇實務中如果主角在固著的角色中走不出來，導演一般會以角色訓練、角色交換或鏡觀等技巧協助主角走出固著的角色，本章後文將會介紹這些技巧。

(七) 角色交換

角色交換（role reversal）在心理劇中是指跟另一個人在肢體上交換位置，並交換立場態度，使個人能夠有效的透過對方的角度來看事情。角色交換依 Moreno（1946: 61-62）的見解，它是角色過程中的一環，而角色過程如下：

1. 認同的母性基質時期（stage of matrix of identity）：

這是共為一體，或者說是母親跟嬰兒一體的時期。Moreno 形容此階段母親是嬰兒自然的替身。

2. 替身的時期（stage of the double）：

嬰兒的焦點放在自己跟母親身上不一樣的地方。嬰兒是母親自然的替身。

3. 鏡照時期（stage of the mirror）：

嬰兒的焦點放在自己身上不一樣的位置，此位置讓嬰兒脫離自己的角色位置。

4. 角色交換時期（stage of the role reversal）：

嬰兒主動將自己放在其他位置，並扮演那角色。

5. 身分認同轉換時期（stage of reversal of identity）：

嬰兒用其他人的角色跟另一個人互動，與他互動的這個人用嬰兒的角色回應。只有在完成這個階段後，嬰兒才有能力確認自己的身分。

此五個過程就如同客體關係理論中之個體化過程，在個體化過程中，嬰兒經歷了與母親的共生（母親與嬰兒為一體，母親為嬰兒個體的延伸，母親為嬰兒的替身）、嬰兒正常的自閉（嬰兒為母親的替身）、區分（嬰兒區分自己與母親的角色）、練習（透過角色交換，嬰兒進一步區分母親與自己而產生自己的角色）。

(八) 宣洩

宣洩（cartharsis）這個詞的本意是身體的淨化，在心理劇上宣洩是指情緒上的釋放，是經由情緒上的流動而創造出一種洗淨自己生活中悲痛、哀傷和壓力的感覺。情緒的釋放與認知在心理治療上是相輔相成，在實務經驗中發現案主的情緒受阻，會影響、阻礙認知的程度，一旦情緒得到釋放，可以使案主更為清明，獲得更清楚的認知，同時也較容易促進案主的行動力。

貳、心理劇的進階概念

心理劇隨著歷史的遷移與時空的轉化及文化上的差異,其運作的概念也跟著與時俱進。特別是心理劇引進華人世界,因著文化及生活方式的不同,在其治療概念上融入很多中醫的理論與概念。其中在實踐上最為重要的是中醫的五行相生相克概念及氣的導引,茲將此兩個概念闡述如下。

一、中醫的五行相生相克概念

中醫治療是整體觀、調和觀,對心理之療癒是不分身與心,而是將身心合一的對治。《黃帝內經・素問》的〈上古天真論篇〉:「恬淡虛無,真氣從之,精神內守,病安從來。是以志閒而少欲,心安而不懼,形勞而不倦。」明確的指出心身合一、身心相連的觀點。茲將中醫的治療觀與中醫及心理劇的結合說明如下。

(一) 中國醫學的身心觀

中醫將人視為有意識、有思想、有情感的生物有機體,存在著非常豐富而又極為複雜的內部心理活動,又生理和心理活動必須受到社會環境的影響。中醫認為人體是一個開放的系統,天人相應,內外協調平衡。形與神不能分離,形與神俱。疾病是多因素相互作用的結果,不但可由六淫(風、寒、暑、溼、燥、火)等自然因素所導致,而且與七情(喜、怒、憂、思、悲、恐、驚)等七種情緒因素有密切的關係,因此不能只尋找疾病發生發展的單一的、不變的因素,而必須針對特殊病因,調節整體、平衡陰陽和形神(軀體和心理)並治(謝慶良,2001),其可由圖1-6觀之。

1. 五臟與五志

由上可知,中國將一個人致病的原因,分為內因、外因與不分內外因,換言之,中國人基本上將人的身心視為一體,相互作用、相互影響,至於身與心之關聯性,中醫將身體歸納為心、肝、脾、肺和腎等五大系統,即中醫的五臟論,各個系統都有它們的功能職掌。而五臟的生理活動和精神

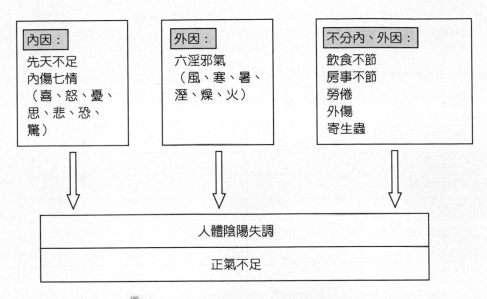

圖 1-6 中醫原理中之疾病整體觀圖

資料來源：謝慶良（2001）

情志息息相關，五臟除了生理活動外尚有心理活動，中醫將情緒的表現大致歸納為喜、怒、憂、思、悲、恐、驚，即所謂的七情〔或稱五志，即喜、怒、思、悲（憂）、恐（驚）〕。「喜」表歡喜、快樂的情感，「怒」是指生氣、憤怒的情感，「憂」則為憂愁、苦悶的情感，「思」是思念、懷念的情感，「悲」則為悲哀、傷心的情感，「恐」指恐懼、害怕的情感，「驚」是驚恐、駭怕的情感。驚與恐之間的差別在於「驚」是在心理上無預先準備下，突然遭受外界事物的刺激而感到驚駭、恐懼；而「恐」是未受驚嚇，而內心自然產生恐懼感。喜是由心來主宰，肝主宰怒，憂和思由脾來主宰，肺主宰悲，而驚和恐則歸屬於腎，這七情五志是人類自然的情緒表現，一般而言並不會造成疾病的產生，或身體的不舒服，但當突然而來，或過度的刺激超過身體負荷時則會發生疾病，因此中醫認為過喜會傷心、過怒會傷肝、過悲會傷肺、過度的憂思會傷脾、過度的驚恐會傷腎。所以《黃帝內經·素問》的〈陰陽應象大論〉中說：「人有五臟化五氣，以生喜怒悲憂恐」，相當於現代醫學的身心症（謝慶良，2001）。

中醫的身心關係（身：肝、心、脾、肺、腎「五臟」；心：怒、喜、思、憂、恐「五志」），可由表 1-1 對照表中更清楚的明白。

此外，中醫講身心關係，不只是身心彼此對照而已，還特別強調身與身之間、心與心之間的影響，此即身心五行的相生相克。

表 1-1　身體五行圖

五行	木	火	土	金	水
五時	春	夏	長夏	秋	冬
五化	生	長	化	收	藏
五氣	風	熱	溼	燥	寒
五臟	肝	心	脾	肺	腎
五腑	膽	小腸	胃	大腸	膀胱
五體	筋	血	肉	皮毛	骨
五竅	目	舌	口	鼻	耳
五神	魂	神	意	魄	志
五志	怒	喜	思	憂（悲）	恐（驚）

資料來源：取自志遠出版社身體五行圖

2. 五行的生克

「生」就是相生，含有相互資生、相互促進、相互助長的意思。「克」就是相剋，含有相互克制、相互制約、相互抑制的意思。五行的生克，說明事物的運動變化並不是孤立的、割裂的，而是聯繫的、整體相關的。在人體則主要用以反映生命活動的生理過程（中醫集注，http://home.kimo.com.tw/alfred00kao/）。五行相生，指的是木、火、土、金、水的互相資生、助長、興奮、促進等的運動變化，如木生火、火生土、土生金、金生水、水生木之類。在這種相互關係中，任何一「行」都各自具有「生我」、「我生」兩個方面的關係，人們把這比喻為「母與子」的一脈相承的關係：即「生我」的是我母親，「我生」的是我子。以「金」為例，因土生金，故土是金之母；但金生水，故金又是水之「母」，也就是說水是金之「子」，這就是五行相生中的母子關係。具體聯繫到人身來說，因中醫很

早就把「五臟」類比於「五行」，故木、火、土、金、水分別代表著五臟的肝、心、脾、肺、腎。如把前述的五行相生的關係改成五臟相生，則是肝生心、心生脾、脾生肺、肺生腎、腎生肝。如把它連成一個「相生線」，則可看出，五臟（五行）通過「相生」把人連成一整體，使臟腑都有相關的資生、助長、促進或興奮的關係。

「相克」指的是事物的相互克制、制約或抑制的關係，如木克土，土克水，水克火，火克金，金克木之類。每一「行」都有「克我」、「我克」的關係。以金為例，因火克金，故火為「克我」，即金（我）被火所克制，但金克木，木就「金」而言，木為「我克」，即金（我）能克制木。反映於人體，則五臟類比五行的相克關係是肝克脾，脾克腎，腎克心，心克肺，肺克肝。這在一定程度上表達了各臟器間的相互抑制過程。

3. 五臟的相生相克

從現代醫學的角度看，人也確實是一個整體，每一個臟器的物質基礎和功能活動都有賴於其他臟器的資生和促進（相生），如一個臟器有病，則相關的臟器就要受到影響和損害。單從相生的關係來看，如脾（土）有病，則對肺（金）的資生減弱，故有些患脾胃病消化不好的病人，也常易得肺病或其他呼吸道疾病；同樣反映於人體，則五臟類比五行的相克關係是肝克脾，脾克腎，腎克心，心克肺，肺克肝。

4. 五情的相生相克

情志本是人所具有來順應生活，但五情：喜、怒、思、悲（憂）、恐（驚）過與不及時，就彼此產生相生、相克的現象，如《呂氏春秋・盡數》有「大喜、大怒、大憂、大恐、大哀，五者皆神，則生害矣」。以彼此相生次序為例，一個人有很大的憤怒，其背後（資生和促進的原因）是有很多的恐懼；一個人有很大的驚恐、駭怕的情感，往往是內心有悲哀、傷心的事件或情感，或引起人的悲哀、傷心的情感，往往是有過多的思念、懷念；一個人有思念、懷念的情感，其過去必有歡喜、快樂的情感（謝慶良，2001）。舉例言之，一位母親很憤怒的打罵小孩不好好讀書，依五行情緒相生原理及實務經驗所得，媽媽憤怒（怒）的背後，有很多的恐懼、害怕，

比如害怕孩子功課不好將來不能出人頭地，恐懼他人指責說自己沒有把孩子教好，而在恐懼害怕背後往往是內心有悲哀、傷心的事件或情感，比如想起自己以前就是沒有好好讀書，所以今天才會社會地位卑賤或被人瞧不起。而這些悲傷情緒背後是有很多的思慮，更深處是有很多傷心、傷神之事。換言之，此相生次序，可以協助我們倒推情緒發生的背後因素，便於理解人的情緒。

在情緒五行相生方面，火生土，土生金，金生水，水生木，木生火，此相生順序以下例做說明，並請讀者對照圖 1-7 的五行、五臟、五情、五聲、五氣相生相克圖，便於了解情緒之相生演繹狀態。

如有一婦人無意當中發現自己丈夫的手機有陌生女子的曖昧訊息或親密照片時，心中燃起無名火，越看這些曖昧訊息或親密照片越生氣，心中

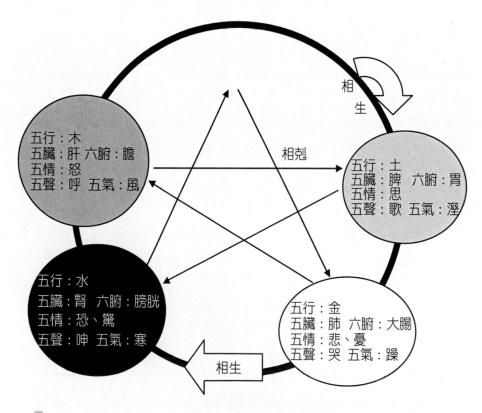

圖 1-7　五行、五臟、五情、五聲、五氣相生相克圖（筆者整理）

之火更為熾熱、更為旺盛（木生火），漸漸導致其心神不寧（心屬火，心屬神），在情志傷心，在聲上發出痛心的狂笑。在怒火攻心產生痛心、傷心情緒甚至狂笑後，婦人開始焦慮（火生土），出現「老公會不會不要我？會不會離婚？孩子怎麼辦？……」等焦慮情緒（火生土）。在過度焦慮下此婦人開始茶不思、飯不想，脾胃不開（思傷脾），甚至產生胃痛等現象（過度焦慮傷到胃腑）。在過度焦慮中此婦人悲從中來（土生金），悲哀自己為家的付出竟遭先生的背叛、愁憂自己不堪的處境，但家醜又不宜外揚，不敢將自己的悲傷難過告訴家人或朋友，深怕事態更為嚴重，只好忍氣吞聲的將悲愁壓抑心中，導致胸悶等現象（悲傷肺），於是產生憂鬱症等症狀，經常莫名的流眼淚與哭泣（五聲中為哭）。在悲愁憂泣之下產生更多的驚恐（金生水），恐懼自己的處境更為惡化、恐懼他人的嘲笑、恐懼自己將一無所有，於是在過度驚嚇之下產生尿失禁或性功能萎縮等現象（恐傷腎、傷膀胱），甚至身體開始畏寒（其氣為寒）。在此時，膽氣不足，肝氣上升（水生木），最後忍受不了，怒氣大發。生氣之後火氣又上升，心火又加大，心火大，又更為焦慮、更為悲傷、更為恐懼，更為恐懼後又更為氣憤，循環不已，導致五氣紊亂、身心俱疲。

知情緒相生之由，於情緒應治之法，中醫以相克之道為之，而其最終目的在於調和五氣，讓五氣平和。在《黃帝內經》的〈至真要大論〉黃帝與岐伯的對話闡明了此理。帝曰：「善。平氣何如？」岐伯曰：「謹察陰陽所在而調之，以平為期。正者正治，反者反治。」

至於實際操作上以喜勝悲、悲勝怒、怒勝思、思勝恐、恐勝喜等五行相克之理為之。將其說明如下：

(1) 喜勝悲

中醫將喜的情志活動歸屬於心，而悲歸屬於金。心在五行為火，而肺在五行為金，以五行的相生、相克而言，火可以刑金，因此不難理解喜可以勝悲，勝是克制的意思。《儒門事親》一書中有「喜可以治悲，以謔浪戲狎之言娛之」的記載，也就是說當一個人正在悲傷的時候，可以用一些滑稽可笑的表情、動作等來抒解他的情緒。也可以用《黃帝內經‧素問》的〈移精變氣論〉中所說「數問其情，以從其意」的方法，即用一些談

心、聊天的方法來解開他心中的結，使轉悲為喜。

(2) 悲勝怒

悲為肺的情志活動，五行屬金，而怒為肝的情志活動，五行屬木。金可以克木，所以悲可勝怒。《儒門事親》一書中說：「悲可以治怒，以愴惻苦楚之言感之。」也就是當面對憤怒的患者，可以使用一些同情、了解他的痛苦的言語，來化解他的憤怒。中醫認為，怒會造成氣逆（氣的運行反其道而行，如該上而往下），悲能使氣消，所以悲的情志活動能化解憤怒的情緒。

(3) 怒勝思

怒為肝的情志活動，五行屬木，而思為脾的情志活動，五行屬土，木克土，因此怒勝思。《儒門事親》一書中說：「怒可以治思，以汗辱欺罔之言觸之。」中醫認為過度的思會造成氣不順暢而凝結的現象（思則氣結），因此對於憂思不解的病患，可以使用一些言詞較為強烈，或較強勢有理不饒人的態度來激勵他。中國名醫華陀就以此法治療一位憂國生疾的太守。

(4) 思勝恐

思是脾的情志活動，五行屬土，而恐為腎的情志活動，五行屬水。土克水，所以思勝恐。《儒門事親》一書說：「思可以治恐，以慮彼志此之言奪之。」面對恐懼不安的病患，可以和他討論他所掛慮的事，使其面對問題去解決。中醫認為恐會造成氣往下運行，而思會使氣通行不順暢而凝結，因此思可以使氣不會往下運行，驚恐自然可休止，所以說思勝恐。

(5) 恐勝喜

恐為腎的情志活動，五行屬水，而喜為心的情志活動，五行屬火。水可以克火，所以恐勝喜。《儒門事親》一書中說：「恐可以治喜，以恐懼死亡之言怖之。」對於過度興奮狂喜的人，可以使用一些恐懼、死亡等恐怖的言語來治療。中國名著《儒林外史》范進中舉因歡喜狠了，痰湧上來，迷了心竅，後由范進平日所深怕的丈人胡屠戶往其臉上打一巴掌回神過來便為一例。

(二) 中醫原理與心理劇的結合

　　龔鉥博士將中醫融入心理劇時，一般用在對主角的暖身階段及情緒宣洩階段。在傳統心理劇暖身時都以事件導入，而龔鉥則會詢問主角身體上有什麼感覺或不舒服之處，其基本診斷基礎哲學是「身」與「心」是合一的，身體的疼痛、不舒服都是身體告知、提醒我們的訊息，身體是最真實的，比較不會像情緒一般受社會規條所束縛，較易展現人真實的感受。再者，身體是較容易「具體化」，因此，暖身時由身體的感受入手，對主角而言，較易感受其感受，同時心理的抗拒會比較小，這是龔鉥運用中醫身心合一的原理融入心理劇方法之一。龔鉥將陰陽五行融入心理劇最多之處則在情緒宣洩上，其深知前述在中醫所講的五行相生相克之理。如：當一個人常會胸悶、抑鬱寡歡，往往是這個人常常受社會規條的束縛不敢說、不敢言，久之將氣鬱積胸中，故在臨床上這類主角不易表達其情感，不願說，也說不出心中的苦悶，於是可用心理劇的方式讓主角哭出聲或大聲叫出來，一旦鬱積胸中之氣出來之後，主角就較容易說出心中酸楚之事，而達到身心療癒之效。此時，主角心中憂思的已發洩之後，其長年所受委屈的怒氣方能跟著宣洩出來，恢復其平和之氣，進而以「愛」來重新滋養，使主角以正向、以愛來面對過去的事件，並滋長能量來面對現在與未來。

二、氣的概念

　　「氣」的概念是中醫治療中所獨有，並為核心概念。但在現今心理治療中尚未有系統論述與爬梳。在本書心理劇實務實踐中卻是經常被使用，因此，以下簡要的將氣的概念加以說明。

《黃帝內經》中「氣」的概念

　　中醫認為氣可以按其不同的功能、特性及運動分類，它們分別為元氣、宗氣、營氣及衛氣。「元氣」是最原本的氣，亦是身體中最重要及最基本的氣。元氣乃屬先天性的物質，它先由腎所藏的先天之精化生。元氣是身體所有生命活動的動力，除了促進生長和發育，更可維持組織、臟腑及經

絡的功能。「宗氣」是指積聚於胸中的氣,其生成是由肺從自然界吸入的清氣和脾胃從飲食物中化生的水穀精氣兩者結合而成。宗氣主要聚集於胸中,貫注於心肺之脈(血管),於呼氣時「出」,吸氣時「入」,它運行於呼吸道之間,促進肺的呼吸運動,並控制著語言及聲音的強弱。「營氣」是具有營養作用的氣,它們經常在脈中運行,與血有著密切關係,由於營氣與血常一起運行於脈中,故亦有「營血」之統稱。營氣亦會為全身的生理活動提供營養。「衛氣」是負責保衛及抵抗外邪的氣,它可以被理解為身體免疫系統的一部分,能保衛身體免受疾病的侵襲(引自 http://www.shen-nong.com/chi/principles/qi.html)。

氣與情志又有很大的關聯,如《素問・陰陽應象大論》指出:「人有五臟化五氣,以生喜怒悲憂恐。故喜怒傷氣,寒暑傷形。暴怒傷陰,暴喜傷陽。厥氣上行,滿脈去形。喜怒不節,寒暑過度,生乃不固。」而《素問・舉痛論》更說明了情志與氣之關聯:「百病生於氣也。怒則氣上,喜則氣緩,悲則氣消,恐則氣下,寒則氣收,炅(熱)則氣泄,驚則氣亂,勞則氣耗,思則氣結。」茲將其解釋如下:

1. 怒則氣上

發怒的時候,氣容易上升,是怒則氣上,黃帝之臣歧伯曰:「怒則氣逆」,怒,就容易使肝氣上逆。

2. 喜則氣緩

喜則氣緩,包括緩解緊張情緒和心氣渙散兩個方面。在正常情況下,喜能緩和緊張,使營衛通利,心情舒暢。《素問・舉痛論》說:「喜則氣和先達,營衛通利,故氣緩矣。」但暴喜過度,又可使心氣渙散,神不守舍,出現精神不能集中,甚則失神狂亂等症,故《靈樞・本神》說:「喜樂者,神憚散而不藏。」

3. 悲則氣消

是指過度悲憂、悲哀過度,會引起心肺鬱結,使人意志消沉,肺氣耗傷。《靈樞・本神》說:「愁憂者,氣閉塞而不行。」

4. 恐則氣下

是指恐懼過度，可使腎氣不固，氣泄於下，臨床可見二便失禁，或恐懼不解則傷精，發生骨酸痿厥、遺精等症。恐則氣下，是一種精神極度緊張所引起的膽怯的現象。中醫認為恐懼過度，會傷人的腎氣，所以《內經‧靈樞》的〈本神〉說：「恐懼而不解則傷精，精傷則骨酸痿厥，精時自下。」《內經‧素問》的〈舉痛論〉又說：「恐則精卻，卻則上焦閉，閉則氣還，還則下焦脹，故氣不行矣。」恐而傷腎，以致腎精不得上奉，當上者不上，而造成該下者不降，所以說氣下。

5. 寒則氣收

指寒性收縮，使陽氣不得宣洩的病機。寒在皮毛腠理，則毛竅收縮，衛陽閉束，出現惡寒、無汗等病。

6. 炅則氣泄

熱則腠理開泄，營衛通利，大汗淋漓，氣隨汗泄，所以說是氣泄。

7. 驚則氣亂

是指突然受驚，以致心無所倚，神無所歸，慮無所定，驚慌失措。突然而來的大驚可導致人體神志無法自主，而出現呆滯和木僵等的狀態。

8. 勞則氣耗

指勞累過度易耗傷精氣。癥見喘促、汗出，繼而倦怠乏力，短氣懶言，精神萎靡等。

9. 思則氣結

是指思慮過度，傷神損脾，可導致氣機鬱結。《素問‧舉痛論》：「思則心有所存，神有所歸，正氣留而不行，故氣結矣。」意思是說，過度的思考，會造成聚精會神的狀態，而使氣機鬱滯凝結。中醫認為「思」發於脾，而成於心，所以思慮過度不但耗傷心神，也會影響脾的功能。

由上可知七情與氣的變化，換言之，七情會造成身體氣的變化。在從事心理治療的過程與訣竅就是《素問‧至真大要論》中「帝曰：治之奈何。

歧伯曰：上淫於下，所勝平之，外淫於內，所勝治之。帝曰：善。平氣何如。歧伯曰：謹察陰陽所在而調之，以平為期，正者正治，反者反治。」「帝曰：治之何如。歧伯曰：夫氣之勝也，微者隨之，甚者制之，氣之復也，和者平之，暴者奪之，皆隨勝氣，安其屈伏，無問其數，以平為期，此其道也。」以其要義言之，心理治療之目的就是以心理治療技巧讓個案或主角達到「心平氣和」的境地，心平氣和自然精神內守百病不生。

參、心理劇的傳統治療技術

　　心理劇在西方最常被使用的技術，依據 Blatner 在其所著 *Foundations of Psychodrama*（2000: 153）將其分為五類，茲整理如表 1-2。

▌表 1-2　心理劇常使用的技術

類別	使用技術
用來催化導劇過程的技巧	演出（enactment）；擴大（amplification）；替身（doubling）；獨白（soliloquy）；自導自演劇（autodrama）；具體化（concretization）；多重角色（multiple ego）；旁述（aside）；重演（replay）；角色交換（role reversal）；鏡觀（mirror）；使用輔角（use of the auxiliary）
暖身與做劇中不同的場景	搖籃景（crib scene）；死亡景（death scene）；未來景（future projection）；神奇商店（magic shop）；夢工作（dream work）；轉背（behind the back）
衝突處理的技巧	角色扮演（role playing）；角色訓練（role training）；建構式協商（structured negotiation）；闖入（breaking in）；光譜圖（spectrogram）；非語言的相聚（coming together nonverbally）
暖身技術	輔助椅（auxiliary chair）；祕密分享（shared secrets）；行動的社會計量法（action sociometry）
一般的自發性	藝術美術拼貼（art, collage）；劇場遊戲（theater games）；感官覺醒（sensory awakening）；引導式幻想（guided fantasy）；詩歌（poetry）；建構經驗（structured experiences）；運動（movement）；舞蹈（dance）；音樂、旋律（music, rhythm）

心理劇本身是一種自發與創造的心理治療方式，因此其所使用的技巧也是一種引發主角及團體成員自發的技巧，心理劇的治療技巧隨著導演的自發性與創造性，在實務上已發展出不下百種以上的技巧。而在實務上較常使用的技巧臚列如下並加以說明。

一、空椅技巧（empty chair technique）

在心理劇之暖身與做劇過程中，可利用一張「空」的椅子，放在團體中央，來代表主角或團體成員生活中或生命中的重要他人，讓主角與其（即空椅子）產生互動或對話，並佐以角色交換的技巧，說出主角或團體成員心中的期待、渴望需要，藉以抒發情緒，轉化認知，達調整行為之療效。

二、鏡觀技巧

所謂鏡觀技巧（mirror technique）就是主角在劇中時感覺到被卡住了，或是陷在一種膠著的狀態時所使用的技巧。此技巧是讓主角走到舞台旁邊觀看自己的替身與劇中重要他人的互動，或者是讓主角在舞台旁邊看舞台中自己內在的各種次人格的互動情形，或者是讓主角在舞台旁邊觀看自己小時候的情景和現在情景的差異，抑或讓主角在舞台旁邊觀看原生家庭重要他人的行為與自己現在行為相類似的狀態。此技巧之目的是在協助主角能夠以第三者或更清明的自我來審視自己、觀照自己，藉以洞察出自己的困境，進而讓自己從膠著的狀態中走出來。

三、角色交換

角色交換（role reversal）是心理劇最常用的一種技巧，其主要的做法是，藉用角色上的交換，讓主角可以易地而處來了解劇中相對人物內心世界的感覺、感受與想法。簡言之，就是在劇中的角色與角色之間的轉換。比如說，主角與其重要他人互動時，讓主角換到重要他人的角色上，來聆聽剛剛自己和重要他人所說的話，並以重要他人的角色來回應剛剛自己所提的問題。或者是當主角自己內在對話時，用自己的一個部分和另一個部分角色交換，藉以讓自我得以在自我對話中更深入了解內心的不同聲音。

四、束繩

束繩（rope binding）是一種身體的技巧，藉用身體的束縛讓主角體會自己內心的感受。一般的做法是，用一條布綁住主角，或者用布蓋住主角；或者用一條布將主角與他的重要他人綁在一起，讓主角感受到自己是被束縛的、被壓抑的，或是和重要他人之間的臍帶沒有割掉。比如說，主角被媽媽情緒勒索時，主角在情緒上無法與媽媽分離，此時，導演就拿一塊布將主角與媽媽綁在一起，讓主角感受到主角與媽媽是相互的綁在一起，相互牽動著，無法分離、無法分割；或者是當主角感受到自己被外在壓力壓得喘不過氣時，就可以拿一條黑布，讓主角躺在床上，請其他團員壓著黑布四周緊蓋住主角，讓主角透過身體的感受，深切的感受到自己是受到壓抑的，藉以激發主角從壓抑中掙脫出來，當主角一旦掙脫出來時，不但象徵主角從壓抑中解脫，也進而達到身體能量釋放的效果。

五、轉背技巧

轉背技巧（turn-your-back technique）是用於主角在團體成員面前感覺到羞愧或困窘時，所用的一種技巧。其做法為，主角轉過身來，背對團體，或者是讓所有團體成員背對主角。比如說，當主角在敘說自己被強暴時的情景，感到羞愧或者怕別人知道的時候，導演可以根據主角的狀態讓主角背著團體說他的故事，或者讓成員背對著主角，讓主角可以在一個較為安全的環境下說出其認為羞愧或感到沒面子的痛苦經驗。

六、多重替身

多重替身（mutiple double）是使用在會心的情境之下，或者是探索主角內心深處的感覺、感受時所使用。比如說，當一個主角與她媽媽情緒上產生衝突時，為讓主角了解她與媽媽內心深處真正的感受時，此時導演就可以用多重替身技巧來加以探討。其做法為，媽媽說一句話時，讓主角回應。當主角回應之後，讓主角在團體中找一個人來代表主角說出剛剛所說過的那一句話，接下來，讓主角站在媽媽的位置上回應剛剛主角所說的話，

當回應之後，讓主角從團體中選一個人來代表媽媽說出剛剛所說的那句話。接下來，讓主角回到自己的位置上，回應剛剛媽媽所回應的那句話，說出自己內在更深的感覺和感受。然後再從團體中選一個人，來代表自己回應的感受。接著，又讓主角站在媽媽的角色上回應剛剛主角所說的話，並從團體中，再選出一個人，來代表這個回應。就是這樣交互的回應，並從團體中找出人來代表彼此回應的聲音。這一些主角內在回應的聲音，或者是媽媽回應的聲音，就是主角或者是媽媽的多重替身。此做法的目的，是讓主角可以體會與感受自己內在沒有說過或是沒有覺察到的內在感受；或者讓主角體會出媽媽曾經說過，或者未曾說過以及主角未體驗過的媽媽內心的感受。最後，導演會藉用鏡觀的技巧讓主角站在舞台旁邊觀看自己與媽媽內心深處的感覺與感受，讓主角能夠洞察自己與媽媽的互動關係。

七、死亡景與天堂景

　　死亡景（death scence）或天堂景（heaven scence）最常被運用在悲傷輔導上，這是一種應用超越現實的手法，讓主角將過世的親人所處的環境加以展現出來。死亡景的做法是，導演會詢問主角：「親人是如何過世？是生病呢？或者是發生意外而死亡？」同時也會問主角：「親人是在什麼地方過世的？」當詢問完畢之後，導演會請主角將剛剛所描述親人死亡的場景加以布置出來，作為探索主角當時的反應與感受。而天堂景的做法是，導演請主角眼睛閉起來，問主角：「當媽媽過世死亡後，她可能會去哪裡？」如果主角說：「媽媽會去西方極樂世界。」導演就會接著問：「她會和誰在一起？」主角可能會回答說：「她會和觀世音菩薩在一起。」導演可能會接著問：「你可以看得到媽媽在西方極樂世界的樣子嗎？她在西方極樂世界的環境是怎樣？跟哪些人在一起？」等等的問題。當主角描述之後，導演就會請主角將剛剛所描述的景象用布或者是用舞台上的道具，將剛剛主角所描繪的極樂世界呈現出來，此為天堂景。

八、獨白

　　當主角在劇中無語可說時，或是保持緘默過久時，導演就可以使用獨

白（soliloquy）的技巧。其做法為，問主角：「你現在內心的獨白是什麼？」或者是問他：「你現在內心在想什麼？」藉以引導主角說出內心的感受以及不敢說出的話語。

九、未來投射法

當主角對於未來感到擔憂或過分美化時，導演可用未來投射法技巧（future projection technique），引導主角想像未來幾年可能發生的情景，將其擔憂的事、慾望或是理想一一投射出來，以澄清主角的心靈感受，消除過多的擔憂及不切實際的幻想，並鼓勵主角勇往直前。

十、「雕塑」技巧

雕塑技巧（sculpture technique）是一種非口語的表達方式，有如雕塑家將人的肢體雕塑成某種特殊的姿態，以表示某種特殊的意義。例如：一個人左手插腰，右手平舉向正前方並伸出食指，雙腳張開，很快的這個人被雕塑成「責備他人的姿態」。此外，利用空間距離的大、小來表達人與人之間的距離，亦為雕塑的技巧之一。

以上為心理劇常使用的技巧，至於其目的及效果，Moreno 夫人（Moreno & Moeno, 1959）、Blatner 與 Blatner（1988: 153-154）、Goldman 與 Morrison（1984: 13）等人都做過分類，僅以 Remer（1986）及 Kipper（1986）對心理劇常用的技巧和其目的及效果整理列如表 1-3 及表 1-4。

表 1-3　心理劇常用技巧及改變目標

技巧名稱	特徵	主要改變目標	其他效果
設景 （Scene setting）	詳細地描述場景的環境，安排道具以呈現事實，描述在場的重要人物	1. 呈現事實 2. 承擔主動改變的責任	1. 創造治療關係和自發性的氣氛 2. 從主角的觀點看問題 3. 澄清問題的範圍
輔角 （Auxilary ego）	選人來扮演重要他人，向他們介紹扮演的角色，讓他們演出	讓互動出現而非談論問題	1. 如設景技巧的效果 2. 連接人際互動方面

表 1-3　心理劇常用技巧及改變目標（續）

技巧名稱	特徵	主要改變目標	其他效果
替身（Doubling）	用一個特定的主角扮演輔角，呈現主角內在的感覺和想法，用支持性或面質的方式	1. 提供接納性的支持以促進改變 2. 提供訊息	如輔角技巧，特別提供支持以鼓勵從多種觀點做較自由的探討
鏡觀（Mirroring）	通常由主角誇大演出主角的言行特徵，讓主角可以清楚確認	證明舊行為的不良功能並能示範新行為	以證明主角在別人面前可能的表現，擴展主角對自己言行的知覺
身分建構（Statue building）	讓主角表現主角內心的知覺、感覺或其他內在建構而讓其他成員呈現事實	1. 提供訊息 2. 鼓勵採取行動 3. 探討	使內隱的想法和感覺外現
背向團體（Beh ind the back）	假裝主角不在場而讓成員討論有關主角的行為、想法、感覺，而主角在旁當觀眾	提供訊息	如鏡觀技巧但更明白強調別人對主角的看法
角色交換（Role reversal）	讓主角和替身或其他輔角交換角色	1. 學習新的行為 2. 提供訊息	1. 鼓勵主角去看其他的觀點 2. 學習尊重不同的意見 3. 經驗對立的兩極
身體演出（Psysacilizing）	把想法、感覺轉為行動演出來，用這種方法呈現衝突	1. 提供訊息 2. 澄清知覺	1. 鼓勵主角經驗感覺和行動，而非被他們左右 2. 克服防衛 3. 引出鎖住的能力
超越現實（Surplus reality）	擴展主角及輔角的功能，超越演出的初期的限制	1. 練習新的行為 2. 得到回饋 3. 提供訊息	1. 重建認知概念以對老問題提供新思路 2. 引出新的資源和力量
獨白（Soliloquy）	讓主角站在場景的外緣，以獨白的方式陳述產生於內在的反應	1. 提供訊息 2. 說出想法	允許主角透過隔開情緒反應的方法看問題──和身體演出相反

資料來源：取自 Remer（1986）心理劇的重要技巧及改變目標

表 1-4　心理劇基本技巧預達之治療目標

基本技巧	操作定義	預達目的
自我表達	導演請主角介紹自己的想法、感受、所處狀態等給觀眾知道	1. 暖身 2. 蒐集資料
角色扮演	導演請主角在劇中扮演其他人的角色（人、物、感受或自己的一部分）	1. 暖身 2. 蒐集資料 3. 行為演練 4. 增加角色目錄 5. 行動化完成經驗 6. 擴大意識範圍 7. 情緒宣洩 8. 感受辨識
對話	導演請主角與其他的輔角進行交談與溝通	1. 蒐集資料 2. 情緒宣洩 3. 行動化完成經驗
獨白	導演請主角旁若無人自語式的說出自己的心聲	1. 蒐集資料 2. 情緒宣洩 3. 感受辨識
替身或多重替身	導演請輔角來演主角本身，或演主角另一面的自我，或請輔角們來演主角各種不同的自我	1. 情緒宣洩 2. 感受辨識 3. 擴大意識範圍 4. 增加對問題的了解
轉身說話	在對話的時候，導演請主角暫時轉身，說出在溝通時，未能表達的想法或感受	1. 蒐集資料 2. 感受辨識
角色互換	在進行對話時，導演請主角換到溝通對象的角色，在這個角色之中，對自己溝通	1. 擴大意識範圍 2. 角色重整 3. 增加對問題的了解 4. 增加角色目錄
空椅	導演請主角和一張空椅對話（空椅上為主角心中的某一個人、物或自己）	1. 情緒宣洩 2. 感受辨識 3. 行動化完成經驗
鏡觀	導演請主角站在一旁看輔角扮演自己，而與另外輔角互動	1. 增加對問題的了解 2. 不合理觀念的修正 3. 擴大意識範圍

資料來源：取自 Kipper（1986）

綜合上述，心理劇使用各種技巧的目的，在擴大主角的覺知能力，使主角能從各個不同的層面看問題，進而學習新的行為以解決問題。

肆、心理劇的創新治療技術

心理劇隨著實踐與自發，自然而然的創造出新的治療技術，茲將在心理劇治療與實踐中所研發新的技術說明如下。

一、空間化

在心理劇中，舞台是呈現主角內心世界的場境。所謂的空間化，就是將主角所說的話或內心所描繪的處境加以具體展現。比如說，主角描繪自己好像站在懸崖上，此時，導演就可以請主角將懸崖布置出來，以空間來展現主角所處的位置，使主角有種如臨深淵的感受；或者主角描繪自己好像處在孤井中時，此時導演就可以請團體中的成員圍一個圈圈讓主角蹲在圈圈裡面，使主角感受到自己猶如在孤井之中；又或主角描繪與他人之間隔了一座牆，此時，導演就可以請團體成員築一道牆，隔在主角與重要他人中間。這些都是一種空間化的使用技巧，讓主角直接進入空間之中，藉此能更深的體驗到自己的感受與處境。空間化是藉著身體在空間的感受來感受自己的處境。在治療過程中要讓主角對自己的生活處境有所洞察，一般都採用鏡觀的技巧。但人內在的感受、身體全然的感受在空間中與在腦海中是有所差異的，「身入其中」較容易讓主角「深入其中」體驗自己的處境。

二、距離化

距離化是一種空間化技巧的延伸。人處在社會中，跟他人有遠、近、親、疏之別。空間的距離往往是心理的距離，因此，在心理劇當中，導演就可以將主角與重要他人的心理距離具體的展現在舞台當中。比如說，導演可以問：「你跟媽媽的心理距離為何？」然後讓主角在舞台上展現出他與媽媽的遠近距離。所以距離化的技巧，就是讓主角與重要他人以身體的

位置來代表其心理的位置。從中我們可以看到，主角與他人距離遠時，就代表著主角與他人心理距離遠；當距離近時，就代表著他們之間心理較為靠近。這也是一種社會計量（sociometry）的方式。

三、身體化技巧

在中醫的理論來說，心身是合一的。當一個人內心有所衝擊時，其身體往往會展現出其心理的徵候。比如說，當人有話說不出或有委屈不能傾訴時，胸口會感到鬱悶或緊繃，呼吸也會不順暢。或者一個人經常有話無處說，將悲痛往內在吞時，就會經常感到胃部疼痛。此時，導演可以請主角從團體中選出自己的替身出來，請主角從替身後方用雙手扣緊在替身的胸口，讓替身能夠感受到主角胸悶的程度，然後再請替身用同樣的動作及力道從主角後方重複一次做剛剛的動作，讓主角具體的體會到身體的壓力與感受。再者，主角有時感覺自己好像不能說話，此時導演就可以請主角選一位替身，用剛剛上述的方式，緊遮著主角的嘴，強化主角被悶著不能說出內心的話的感覺。換言之，身體化技巧就是運用身體的感受讓主角深刻的感受到內心的感受，這是將心身症狀具體化的一種治療方式。

四、意象化

意象化是當主角無法描述自己內心的感覺感受時，導演就可以用意象化方式來加以展現主角的內心世界。比如說，導演問：「你現在的感覺像什麼？」、「你現在的心情像什麼？」、「在你腦海裡面浮現的畫面是什麼？」。換言之，就是透過問話讓主角腦中產生意象，進而將所產生的意象具體的展現在舞台上。例如，主角說：「我現在像一朵飄蕩的白雲。」此時導演就可以請主角拿一塊白布，在舞台中以身體及白布呈現出他所謂飄蕩的白雲。或例如主角母親過世，導演請主角眼睛閉起來感受一下母親在哪裡，並問主角：「可以看到媽媽嗎？」若主角說「可以」，導演就可以接著問：「看一下媽媽，並看一下媽媽的嘴唇在跟你說什麼？」這就是用意象化的技巧來探索主角內在世界的自己或他人。

第 2 章

死亡失落與悲傷療癒的基本概念

　　從事失落與悲傷療癒者對於死亡失落與悲傷療癒的基本概念有所認知，將有助於悲傷療癒工作的推展。死亡失落與悲傷輔導之相關概念在國內從事安寧工作及悲傷輔導的前輩（李開敏、李玉嬋、李閏華、李佩怡、林綺雲、張玉仕、張淑美等等）努力下，已做了有系統的介紹與整理。茲就死亡與喪親的相關理論、失落悲傷的現象及悲傷療癒的療效因子加以說明，便於了解本書案例之主角面對死亡失落與悲傷的各種反應、現象，及心理劇在其中的療效因子。

壹、死亡與喪親的相關理論

　　有關死亡與喪親的相關理論經常被提起之研究者有 Freud（1917）的「哀悼與憂鬱症」（mourning and melancholia）學說、Lindemann（1995）的急性創傷研究、Bowlby（1980）的依附理論（attachment）、Worden（2002）的悲傷任務、Kübler-Ross（1969）的臨終階段論、Stroebe（1998）「雙軌擺盪模式」、Neimeyer（1998）的悲傷意義建構論。茲將與心理劇

治療較相關的理論要義整理論述如下。

一、佛洛伊德對「哀悼與憂鬱症」的論述

佛洛伊德（Freud）於 1917 年針對哀悼與憂鬱症相比較，提出對哀悼的見解。他認為哀悼通常是對一個所愛者的喪亡的反應，或者是對一些代表著所愛者的抽象觀念（如祖國、自由、理想）之喪失的反應（歐申談譯，1993）。佛洛伊德認為悲傷與憂鬱症都有著深深的痛苦與沮喪、對外界失去興趣、失去愛的能力、不想做任何活動。而悲傷與憂鬱症不同的是，憂鬱症除上述相同的特徵外，還外加自怨自責，更甚者達到期望自我受到懲罰。而當愛的客體不再存在時，人本能的需要把所有的性慾本能（libido）從它依附的對象收回。然而人們不會自願的放棄業已習慣在依附對象的性慾本能型態，因此產生非常大的掙扎，即使已有另一個依戀的代替品等著他。此掙扎是極為普遍的現象，而且有可能會擴張到令人脫離現實。這種脫離現實的情況，有時會透過精神疾病的幻覺，以便在幻覺中去彌補或滿足本能對依附在對象身上失去的性慾本能，而此掙扎的過程就是悲悼。

佛洛伊德（Freud, 1917）認為失去所愛時，一般而言最後都會順從地將性慾本能從它依附的對象收回。只是此歷程徐緩漸進，需要慢慢完成，而且必須消耗掉大量的時間與宣洩能量。換言之，在此撤離個體的歷程中，人不會將失去的對象立即撤離心中，而是對逝者的記憶一個一個的喚起，同時那永遠不變單調的悲歎也從下意識中一次又一次的升起，在此過程中，性慾本能隨著時日的消逝而逐漸消耗掉，進而將客體撤離，完成悲傷工作。佛洛伊德提醒我們，雖然悲傷會讓我們偏離正常的生活態度，但是我們不能將它視為病態，而把它交給醫生治療，悲傷它自然會成為過去，任何對它的干預都非妥當甚至有害。

佛洛伊德從 libido 角度論述哀悼與憂鬱症，讓我們看到哀悼與憂鬱症的心理現象。在臨床上我們也發現，很多喪親者除哀悼之外也合併憂鬱症的症狀，有很多自責與自懲的現象，此論述讓我們從事失落與悲傷輔導時對失落者有更多的理解與洞見。

二、Lindemann 的急性創傷研究

1942 年美國波士頓 Coconut Grove 夜總會發生了一場極為嚴重的火災，隨後 Erich Lindemann 在 1944 年針對當時生還者與受難家屬進行有系統的追蹤調查。他在研究中發現，這些受難者親屬大多數過得很好，至於那些過得不好或發展出精神疾病徵狀的人，之所以會如此，是因為他們沒有經歷過一個完整的哀悼歷程，因此，他主張將個體對喪親的反應視為一個歷程，而非疾病。當個人遭遇嚴重的危機時，如果能有專業的介入，將有助於喪親者去嘗試更有效的解決方法，否則這些喪親者便有可能發展出偏差脫序的行為，或成為精神病人。這個研究成為探討喪親失落事件導致危機或創傷的因果論證之開端。

Lindemann（1995）歸納了急性悲傷症狀及處理，以及延宕或扭曲的病態悲傷狀態。首先，他將急性悲傷定義為心身方面的症狀，是由危機所引起的，喪親者腦海中不斷出現災難片段，有時會一片空白、延宕或失憶。他建議，如果將這些片段成功地轉化為正常悲傷反應時，創傷就會復原。而正常急性的悲傷包括：壓力所導致身體感官不適每次維持二十分鐘到一個小時，喉嚨緊繃，呼吸窘迫，不自主的嘆氣，被遺棄的空洞感，肌肉無力，或感到痛楚。這些徵象通常會在接觸到逝者有關的事物，或談到逝者及自己的悲傷時產生。除了身心症狀不適之外，還會對逝者的影像念念不忘，對逝者死亡的情景感到罪惡悔恨，並且對協助自己的人有敵意，生活功能、社交活動都有所改變。要處理正常的悲傷，是需要經過悲傷工作的完成，包括和逝者的依附關係完成分離、重新調適沒有逝者的生活，以及建立新的關係（引自李閏華，2013）。

Lindemann 的研究讓日後對創傷症候群成為 DSM 的診斷有極大的貢獻。在失落與療癒的實務治療中，我們也證實創傷者對逝者的影像念念不忘，或者腦海中不斷出現創傷影像，如何轉化或去除這些影像成為心理劇帶領者必備的基本知識與專業技巧。

三、Bowlby 的依附理論

Bowlby 的著作對依附理論、人類發展、幼兒撫育、分離、失落、悲悼和心理學都有極大的貢獻。他早期是以心理分析論來論述，但隨後他將動物行為學、控制理論、認知心理學融入悲傷原則的研究之中，同時也以生物學來說明急性的悲傷行為。

Bowlby 認為悲傷是失去所愛的人的一系列意識和潛意識心理過程。人和人之間有強烈的情感連結，當連結被破壞或受到威脅時，會產生強烈的情緒反應。他失去所愛的人的失落反應會經歷四個過程：麻木期（numbing）、渴念與尋找期（yearning and searching）、瓦解與絕望期（disorganization and despair），以及重整期（reorganization）（Bowlby, 1980）。在「麻木期」失落者不相信和震驚的感覺隔離了些許失落的痛苦，這種不實在的感覺會漸漸被憤怒或失望的焦慮給中斷，此時也許會有身心症狀的出現。「渴念期」喪親者會經驗到，他們的心情被悲傷的痛苦填滿，甚至麻木，接著焦慮、緊張、憤怒、自責的情緒隨之而來，並且想要藉著不斷地尋找和呼喚回逝者，或是在夢境中夢見逝者，企圖挽回逝者還活著的事實。在此時期喪親者最常見的行為是對逝者的思念經常盤據於腦海，哭泣、失眠、食慾不振。第三個時期是「瓦解與絕望期」，喪親者隨著失落的現實愈來愈明顯，失望與淡漠的感受繼之而起，進而自社會退縮，對未來失去興趣，身心不適的症狀也可能持續。最後一個時期是「重整期」，喪親者此時期需要花費相當大的心力去適應一個沒有逝者的生活，其中包括學習一些新的技巧重新建立生活目標，並投注心力在新的關係發展上。

四、Worden 的悲傷任務

在台灣對 Worden 的悲傷任務因著《悲傷輔導與悲傷治療》一書的翻譯（李開敏、林芳皓、張玉仕、葛書倫譯，1995）讓國人對他的悲傷任務有較深入的了解與運用。書中 Worden 提出人在悲傷歷程（包括喪親情境）中需要完成的四個哀悼任務，成為近年來美國喪親輔導的重要學說。此四個任務是：接受失落的事實、處理悲傷的痛苦、適應一個沒有逝者的世界、

在參與新生活中找到一個和逝者永恆的連結（李開敏等譯，2011）。

　　Worden認為要輔導喪親者，就必須熟悉符合正常悲傷所描述的大範圍內的行為。此些包含了喪親者的感覺、生理感官知覺、行為與認知的反應（李開敏等譯，2011），將其摘要如下。

(一) 感覺方面

1. 哀傷，這是喪親者最常有的感覺，一般會以哭泣來宣洩悲哀。
2. 憤怒，是由於無法防止死亡發生而產生的挫折感，憤怒對象可能是逝者、醫療人員、家人、所信的神或自己等。
3. 愧疚感與自責，喪親者會為自己做得不夠好或做了什麼而愧疚或自責。
4. 焦慮，喪親者會感到不安全感，有時也可能發展成恐懼症。
5. 孤獨感，喪親者因依附關係的失去產生孤獨的感受。
6. 疲倦，喪親者的身體和情緒皆顯出懨懨然狀。
7. 無助感，在失落初期出現，喪親者覺得自己失控，無法完成生活的任務。
8. 驚嚇，是逝者無預警驟逝，喪親者得此噩耗時的反應。
9. 渴念，喪親者會苦苦思念失去的人。
10. 解脫感，和親人生前有緊張、衝突的關係，親人逝世後，喪親者會有壓力解除的反應。
11. 放鬆，當親人遭受慢性或特別痛苦的疾病而去世後，喪親者反而會有鬆了一口氣的感覺，但有時亦伴著愧疚感。
12. 麻木，喪親者接到噩耗時情緒絕緣的一種反應，此時會腦中空白、無法反應或沒什麼感覺。

(二) 生理感官方面

　　Worden認為正常悲傷的生理現象包括：胃部空虛、口乾、胸口緊迫、缺乏精力、呼吸急促、肌肉軟弱無力、喉嚨發緊、頭痛。

(三) 行為方面

喪親時引發的行為包括：失眠、食慾障礙、心不在焉、社會退縮行為、夢到失去的親人、避免提起失去的親人、呼喚逝者的名字、嘆氣、坐立不安、哭泣、舊地重遊或攜帶可想起逝者的物品、珍藏遺物。

(四) 認知方面

喪親時在認知上的反應包括：(1)不相信，當死亡發生很突然時，喪親者的第一個反應即是不相信；(2)困惑，喪親者常伴隨著健忘或精神不集中的狀態；(3)沉迷於對逝者的思念，喪親者會有強迫性的思念想要再尋回親人；(4)感到逝者仍然存在，有時喪親者會隱約感到逝者仍然存在，並且常感到逝者仍存在於周圍；(5)幻覺，喪親者會看見或聽到逝者的音容。

Worden 認為大多數人都能調適並走過悲傷的歷程，進而漸漸平復心情。然而，也有些人發現他們無法按部就班地有效處理悲傷，而阻礙了悲傷任務的完成，亦無法重新開始正常生活。這可能是因為悲傷的強度令人無法承受，它會有四種反應：其一是慢性化的悲傷反應，是指過度延長、長久未完成的悲傷歷程，此歷程持續數年，而一直無法回到正常的生活。其二是延長的悲傷反應，是指失落之當時未能反應，在回到正常生活後再度遭遇失落時，產生了過多、過強的悲傷反應。第三是誇大的悲傷反應，是指感受到強烈的悲傷影響生活，而產生不適應的行為，例如過度恐懼、酗酒、創傷症候群等。第四是改裝的悲傷反應，是指因壓抑悲傷而出現了兩種反應，一為改裝成生理症狀，出現類似逝者的疾病症狀；另一為隱藏在某些適應不良的行為之下，如無法解釋的沮喪、失控的情緒等（李開敏等譯，2011）。

Worden 對悲傷的研究對悲傷工作者提供很多寶貴的意見與實務的理解，在心理劇的悲傷與失落療癒上，讓治療者更能進入喪親者的處境與各種悲傷反應中，協助主角宣洩其情緒、轉化其認知與行為。

五、Neimeyer 的悲傷意義建構論

Neimeyer博士發展了「意義重建」的悲傷理論，他將悲傷視為是一種積極的轉化歷程，失落所造成的問題是由框架我們生活的許多珍貴假設遭到破壞。悲傷讓我們對受到失落挑戰的意義世界重做確認或重建。Neimeyer指出死亡是關係的轉換而非結束，所以在悲傷痛苦中，人會修正自己的假設認知架構，承接失落所給予的當頭棒喝，而找出與失去的人重建轉換後的關係，並重視塑造自己失去部分後的自我認同。因此，在做悲傷工作時，須著眼於悲傷對個人自我感造成的衝擊與搖動而衍生出的失控、不安，在此過程中，協助失落者看見悲傷歷程其實是一種被迫進入深層內在自我探索以重建新架構的歷程（章薇卿譯，2007）。

Neimeyer列出了悲傷調適的十個實務步驟供實務工作者參考，此十個步驟如下（章薇卿譯，2007）：

1. 認真看待微不足道的失落。花一些時間給自己機會體驗悲傷的時刻，以備生命中出現重大失落時才容易因應。
2. 花一些時間去感受。面對失落時為自己保留寧靜的片刻，讓自己藉著寫日記轉化與釋放情緒。
3. 尋求健康方式來抒壓，如參與活動、運動、放鬆訓練或祈禱。
4. 了解自己的失落，為自己的經驗建構一個合情宜理的故事。
5. 找一個值得信任的人來傾聽。
6. 放開想要掌控他人的需求，不要強迫其他失落者遵照個人經驗來進行哀悼。
7. 用自己覺得有意義的方法來為失落進行儀式。
8. 允許自己有所改變，從失落中增強自己的方向。
9. 從失落中有所獲得。重新評估人生目標的優先順序，並在未來的行動或關係中尋求機會，將有建設性的想法表達在適切的行為中，或伸出援手協助有需要的人。
10. 把重心放在靈性的信念。將失落看作是一次機會，讓自己回顧和重新看待理所當然的宗教信念或哲學思想，尋求更為深厚與洗鍊的精

神。

Neimeyer 的悲傷意義建構論，讓人以較積極的面向來面對失落與悲傷，找回人對生命重新建構的自主性與意義感。在心理劇的實務工作中可以藉助 Neimeyer 的悲傷輔導概念協助主角走出不斷重複或固著（fixation）的原慾位置（libido-position），以自發性重新創造生命與人我關係。

貳、失落的現象

筆者從事心理劇治療多年的經驗與研究，發現人面對死亡與失落經常出現的現象有：怕、苦、怨、恨、不公平、悲、怒、時間、連結等現象。茲就這些失落的現象加以說明，並闡釋心理劇面對這些現象的處遇方式（游明麟，2006）。

一、「怕」的現象

人在失落時，往往伴隨著一種「怕」，如同 Heidegger 1962 年在《存在與時間》一書所提到的：「怕是在某種具有威脅性質的東西面前害怕」（陳嘉映譯，2011：388），如：「怕孤單」、「我怕別人的冷漠跟歧視」、「怕再也聽不到媽媽的聲音、感受不到媽媽」、「怕上帝把身邊的人也帶走」。怕，把主角的「此在逼回到他被拋境況」而且「使被拋境況封閉起來」（陳嘉映譯，2011：389）。

了解面對死亡與失落時的「怕」是很重要的，因為，要對主角的失落情緒加以轉化必先理解他的「怕」，「怕」使失落的人再度被逼到「被拋境況」，讓自己被威脅的東西逼到「被拋境況」，讓自己裹足不前，同時「使被拋境況封閉起來」。此種境地，讓主角「封閉自己」，不敢去找朋友、讓別人找不到、覺得別人是無法了解自己的、將自己封閉在生病當中。

在心理劇當中，面對主角的怕，導演的做法是透過暖身，讓主角在「安全」的情境之下說出他的怕、看到他的怕、經驗他的怕，如同 Moreno 所說的：「除非他們可以完整的經驗自己的情緒，否則，他們無法學習控制

自己的情緒。在心理劇中，他們可以讓情緒整個活起來，並學習控制情緒。」（陳鏡如譯，2002：12）換言之，心理劇以安全的情境讓主角看到、或理解到自己的「被拋境況」，並以「對話」或「行動」的方式協助主角走出「被封閉的境況」，開展自己，轉化自己。

二、「苦」的現象

　　承上而來，人在「被拋境況」與「被封閉的境況」，所呈現出來的就是情緒失落者無法走出「被封閉的境況」的「苦」與「怨」與「不公平」。先就「苦」的部分來討論。人陷入失落中，在其認知上與感受上都有「苦」的滋味。Gadamer 說：「倘若一個經驗真正值得被稱之為經驗，那麼它就是應該是與期待相違背的」，人的期待經常希望是快樂的、是愉悅的，在愉悅、快樂中一切都順著境遇，順著境遇就習慣了境遇，便感受不到境遇；唯有在遭逢失落、感受到失落，在「缺」時才會「經驗」到，所以Gadamer 對經驗的認定為：「經驗是人們期待在多方面下的破滅，人唯有在這種方式下才真正遭遇到經驗。『經驗』明顯是痛苦的、不愉快的。」換言之，不知苦、否認苦是無法經驗到「境遇」，無法知覺到自己的境遇，前面提到的「怕」讓人拋在境遇中，因為「怕」使人封閉起來，使人否認他的遭逢，但「苦」就不同了，「苦」讓人接觸到「境遇」，讓人接觸到他的「處境」、他的存有，雖然這個存有是「苦的」。人經驗到苦，才能「在苦難中學習」，換言之，在苦難之中，人得以知道人類存在本身的界線，學習著了解人的有限性，理解人的有限性之後，使他能向新的經驗開放（洪雅琴，2004）。

　　心理劇在成人情緒失落的轉化學習上的協助是，以行動、對話、場景讓人走入內心的事件，知覺內心的事件、經驗內心的事件，讓他經驗他的苦、說出他的苦、感受他的苦。在前面悲傷理論中，J. William Worden 指出協助失落者走出悲傷的第二個任務是經驗悲傷，主角經驗「苦」時，使他向其他經驗開放、開展。

三、「怨、恨」的現象

在「境遇」中除了讓人經驗到「苦」之外，在苦之中，人開始抱怨，甚至恨。然而，恨誰？抱怨誰？恨，可能是恨愛他的人或被他愛的人；抱怨，抱怨造成他走到此境遇的人，或「安排」此境遇的上帝或老天爺。這些恨與抱怨，在現實的生活當中是說不出、不能說的事，說出時違反了社會規範、冒犯了上帝，但不說，「苦水」又往內流，流得非常苦，讓人受不了苦。在失落者心中，這股苦、這股恨、這股怨若無管道「宣洩」，就轉入身體之中，造成胃痛、胸悶、偏頭痛等身心症。

「怨」與「恨」是一種「穿透」，它們穿透了人際的氛圍，也穿透了人與天的分際。在人的「境遇」之中，有很多的規範（民俗、民德、法律）規範了人與人之間的倫理，規範了神聖與世俗的界限，這些規範是不能侵犯、不容質疑的。但人在「境遇」中受苦，在境遇中感受到這些規範，以及對境遇中所遭逢的控制與無奈，只好以「言說」來「冒犯」它，冒犯、衝撞這些「視為當然」的規範，使失落者藉著在冒犯中宣洩情緒，同時在冒犯中理解境遇，開展境遇。

心理劇提供主角或團體成員一個安全的宣洩情境，讓團體成員與主角透過「言說」、透過「行動」宣洩蘊藏在內心的怨與恨。但心理劇的功效並不止於此，它透過對話，而且是以「角色交換」的對話，讓平日「無語」的上天、「無語」的上帝得以「言說」，得以在言說之中開展主角內心世界的寬度與廣度，得以在「言說」當中讓「存有」現身，理解、拓展主角、成員的視域（horizon）、生命視域與存有視域。這是心理劇促進成人轉化的特殊貢獻。

四、「不公平」的現象

「苦」讓人經驗，讓人引發怨與恨，同時也讓人「覺知」不公平。不公平所寓含的是我與別人為何不同？我為什麼跟別人不一樣？或「為什麼是我」？「不公平」讓我們覺知到「境遇」上的不平衡，是一種動搖，是一種「失」或「不足」，讓人感知到「境遇」不平，讓人覺得他者對自己

的不足，或自己對他者的失衡而驅動人去找到平衡。如失落者經常就會抱怨：「為何當我有能力孝順媽媽時就奪走了她」、「她人那麼好，為什麼讓她受苦、讓她罹癌？」這與「苦」一樣都是讓人經驗到苦，而與「苦」不同的是，「不平」有一股驅動的力量，讓人向「平衡」開展。

五、「悲」的現象

悲，悲傷，在失落情緒中，因苦、因恨、因怨、因不平、因思念、因失去連結讓人悲傷。人「難過」的時候都透過悲泣來宣洩其思念之情或痛苦之情，悲泣不只是哭聲而已，還牽動著全身的感受，悲自己被「拋」，被拋在一個孤單、無力的處境，被拋在一個孤立無援的境地，是集「苦」、「怨」、「恨」、「不平」、「自責」、「無奈」的集體感受。悲，讓自己更具體接觸到「境遇感」，它是「轉化」的轉捩點所在。因此，在心理劇中，導演在劇中都會適當的引導主角做悲哀情緒的宣洩，在「宣洩」的同時「補」，以「愛」來補、以「友情」來補、以「支持」來補，更重要的是透過「超越現實」，使日常生活中每日思念的「逝者」具體的擁抱、具體的撫慰，能隨著這些「連結」重新與逝者連結起來或修復，讓人在被拋的過程中有個「連結」，不是那麼的孤單、不是那麼的無助，是一種自我靈性的連結與開展。心理劇有別於其他治療方法與特色，是重新將失落者帶入人際之中，在人際中連結，在人際中開展自我與彼此，而此連結之基礎是全心、全身的投入，人在悲的過程，全然被拋也全然在心理劇中被接受。

六、「怒」的現象

怒，憤怒，在人的情緒中較為激烈，在失落中也是常見的一種情緒，它是受阻之後所抒發的一種氣。在社會中人是害怕「憤怒」，視憤怒為毒蛇猛獸，怕憤怒使自己失控，因此都將怒往內吞，累積到不可忍的境地才爆發出來。怒，一般人叫做「生氣」，但是是「依何氣而生」卻沒有加以深究。怒氣一般而言是在日常生活中或失落之中感到有怨氣、悶氣、不平之氣、不順之氣、莫名之氣、幽怨之氣、羞辱之氣等等之氣所生而成，而

此些之氣受阻不通，積累到無法忍受之時，轉為怒火，進而攻心之防禦而宣洩出來。怒，是宣洩上述各種氣的管道，但一般而言，怒所引發出來的行為，不是攻擊別人就是傷害自己，因此，對其以負向情緒待之。

在心理劇中，對於怒氣一般會以一種「不傷害自己、不傷害別人」的方式，如撕報紙、言說、罵出來等方式將「生起來的氣」加以導引與宣洩，進而將實於心的氣加以「平和」。

七、「時間」的現象

「不論我們經驗什麼，不管它是世界上的事物與歷程，或是主體的行動與情感，我們都是經驗著種種的正在進行，它們的存在是以正在進行的方式被經驗到。只有這些對象蔓生於現下，我們才可能記得它們並肯認它們成為過去，只有因為這些對象也在現下進入視野之中，我們才可能在遙遠的距離下預期它們。當我們反思我們的經驗時，我們發現經驗總是含著切近的過去與未來。過去與未來以原初的不顯現顯現在我們所有的經驗中」（李維倫譯，2004：199-200）。在心理劇中一切的時間都帶到現在，讓「原初的不顯現顯現在我們所有的經驗中」，我們對於自身的「怕」、「苦」、「怨」、「悲」在心理劇現場以「此時此刻」呈現出來，顯露原初不顯現的經驗，同時也開展「未來」的經驗，如使用未來劇的技巧，讓人的「回憶成為新的經驗的開始」，也在時間中理解人存有的「有限性」，進而開展其「無限性」。「時間到」、「時候未到」都是人「內在時間」的知覺、感覺經驗，時間的來臨與時候的未到讓人經驗了存有的現象。

八、「連結」的現象

失落是一種人與人連結的「斷裂」，人在失落中都為這種斷裂在挽回。前面文獻探討中也提到 Bowlby 以依附理論的見解認為人在失落時，其想法中經常不會去考慮「失落是不可回復的」，而在人的本能上是以「失落是可以回復的」想法為中心發展，於是在悲傷過程中，一些行為反應其實是為了要和失落對象重新建立關係（李開敏等譯，2011）。在一般治療中，是讓失落者承認「失落是不可回復的」，但在心理劇中卻以「超越現實」

的方式，讓失落在回復中建立新的連結與新形式的關係，開展失落者更深的關係層次與生活層次。如在本書中，讓主角見到本來以為看不到、見不到、觸不到的爸爸、孩子、弟弟、寵物等，而且「協助他們在情感生命中為逝者找到一個適宜的地方」（如第3章主角的弟弟在地藏王菩薩旁邊修行等）。

　　從上面的失落現象，可以看出與理解人在失落時，最大的失落是與「逝者」的斷裂，與逝者的連結斷裂。面對這種斷裂使人感受到「怕」、「苦」、「悲」、「怨」、「怒」等情緒，同時在斷裂過程中使自己衝擊到社會的規範或文化的框架，使自己「愧疚」、「自責」或以「病」來逃脫這種斷裂。進一步而言，失落者，因害怕引起其「境遇感」，但也因為害怕又將自己封閉起來，因與「逝者」的連結消失，感覺到自己的孤單，退縮在自己的孤單、苦、悲之中，漸漸疏離人群，忽視了除了逝者之外還有他人，或者害怕他人也像逝者一樣會消失，就先斷絕了與他們的連結，避免更多的苦、更多的痛、更多的悲襲在身上，此時，便陷入憂鬱之中，以「病」來與人隔絕。在此封閉自己的同時，悲哀無處發洩囤積在胸中使自己胸悶，喘不過氣來，又使自己恨、自己怨「為何是我」、「為何這樣安排」、「為何要捨棄我」，開始「生氣」但又氣不出來，只好將氣往內吞，來氣自己、自責自己，將滿腹的心酸與苦存放在內心。茲將失落者整體的置身處境的現象繪製如圖2-1。

參、心理劇促進悲傷療癒因子

　　針對上述的失落現象，心理劇如何將人在失落封閉自我、與他人斷裂的處境中協助主角走出來呢？此中所需探討的就跟 Yalom 關心團體治療究竟如何幫助病人的議題一樣——在團體中有哪些療癒因子（therapeutic factor）促發人的轉化？Irvin D. Yalom 在其《人際互動團體心理治療》（陳登義譯，2001）一書中，針對團體治療到底如何幫助病人的議題提出了十一項的療癒因素：灌注希望（instillation of hope）、普同性（universality）、知識傳授（imparting of information）、利他思想（altruism）、早期家庭經

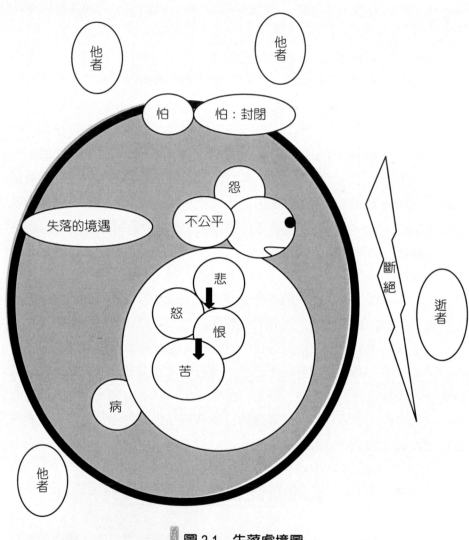

圖 2-1　失落處境圖

驗的矯正重整（corrective recapitulation of the primary family group）、社交技巧的發展（development of socializing techniques）、模仿行為（imitative behavior）、宣洩作用（catharsis）、存在因素（existential factors）、凝聚力（cohesiveness）、人際學習（interpersonal learning）。這十一項療癒因子普遍受到團體帶領者的肯定與認同。但是，就心理劇而言，除了上述的

療癒因子外，筆者將心理劇所具有獨特的療癒因子研究結果說明如下。

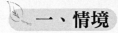 一、情境

情境可以包括兩個層面，一為安全、信任的情境，二為對話的情境。

(一) 安全、信任的情境

失落者對「境遇感」的知覺是一種「怕」的現象，因此，在震驚、驚嚇之下，讓自己躲入封閉的境遇，封閉自己，在「失」的狀態下傷悲、抱怨、憤怒、質疑上天、質疑自己，自己躲在自認安全的境遇之中、躲在「病」中，對自己、對別人、對境遇充滿了焦慮與懷疑，不相信人、不相信自己、不相信境遇。因此，要促進情緒失落者解開怕的境遇感，首先，就是提供給他一個讓他覺得信任、安全的情境。在心理劇的進行之中，種種的暖身，就是在建構一個值得信任的安全網，信任團體的成員，信任導演，信任團體成員所共同構做出來的情境。

(二) 對話的情境——超越現實

現實生活限制了我們的對話情境：與逝者無法對話、與過去的人無法對話、與權威者無法對話，怨天、怨地、怨上帝時只能怨，無法與上天與上帝對話。社會也限制了我們的說，違反倫理的事不能說，被傷害、被強暴不能說，有苦不能說、有恨不能說，將人的言語鎖入內心，將人的情感阻塞，將自己封閉。從詮釋學的角度，人被拋在世界中，是靠著「言說」來理解、來開展，言說情境不見了，人顯露出的只有孤單、無奈、無助與無情。因此，創造對話情境，對人的存有是很重要的。在心理劇中提供了一個在現實或非現實中可以對話的情境，以「超越現實」讓人在對話中抒發自己的思念，抒發自己的悲、苦、怨、恨、怒，說出自己的愧疚、說出自己的委屈、說出心中難以告人之事，讓人在抒發、言說之中經驗到經驗、開展與存有。

二、角色交換

失落者在封閉的境遇之中，除了將自己的情緒、認知封閉外，就是把自己的「角色」封閉、固著化，固著自己之後也將身邊的人給固著了，自認為自己是無力者、無用者、沒有價值者。如何將封閉的自我加以自我位移，位移至主體的我、本真的我，在心理劇所用的轉化機制就是「角色交換」。「角色交換」是讓主角有機會和其對角或輔角交換其角色，使主角有機會體會出自己心目中重要他人的想法，有利於自己感受的再現及感受的再塑，亦即提供一個易地而處的情境，使主角有機會鬆動原來的觀點，甚至在角色交換過程中產生新的體會、新的觀點，開顯自我。

在角色交換中提供自我一個立體的自我辯證，在辯證中開顯，在辯證中達到自我次人格（subpersonalities）之間的統整與視域融合，同時也在角色交換之中，促使擔任輔角的人也擴充自己的角色目錄開顯自我，在開顯過程中更為「自發性」；而其「自發性」與主角相互開展，主角與輔角達到視域的融合，身為觀眾的其他成員也在此過程中開展，產生團體成員的集體轉化，達到團體治療與集體轉化的力量。換言之，角色交換不僅促進主角轉化，同時也促進輔角、團體成員的轉化。

三、鏡觀

人困在困境中、卡在困境中時，往往看不到自己，看不到自己的「置身脈絡」、「自身處境」，只知道「怕」，但不知自己的「苦」、自己的「不公平」、自己的「悲」與「痛」，同時也遮蔽了現在擁有的支持或幸福感。在心理劇中，促使主角能夠看到自己，看到自己處境，進而轉化自己認知、觀點的手法就是「鏡觀」。鏡觀是導演帶主角走到劇場外以第三者的立場來觀照自己心中所呈現出來的景象，主角有機會做「對照」，重新選擇、採取不同的反應，進而以行動改造心中所呈現的景象，從改變中體悟或洞察出自己的能量與自己的能力，進而轉化其觀點。

四、情緒宣洩

　　當人處在失落的處境時，如前所論述，會產生「悲」、「苦」、「怒」、「怨」、「恨」等情緒，一旦將此情緒壓抑在內心則這些情緒轉為身心症狀，故當人情緒失落時，必須提供一個安全的情緒宣洩管道。在心理劇感到悲傷時，「允許」其悲傷難過，同時引導其將所有鬱積在心中的悲痛大聲的哭出來。又如本書中導演在主角背部督脈之「大椎穴」點上下壓，疏通主角累積在「肺」的悶氣。而當主角憤怒生氣時，則以不傷人的「出氣棒」將內心的怨恨、委屈透過出氣棒打出來，或以撕報紙的方式宣洩其情緒；若主角在畏懼、驚嚇時則教導主角由丹田發出「哈」的聲音以壯膽。這樣的情緒宣洩方能將不敢說的話說出來，將內心的悲哀引出來，將與他人隔絕的怨氣、怒氣消解，也唯有如此將內在的「悲」、「苦」、「怒」、「怨」、「恨」等情緒宣洩後，主角的內心才有空間接受愛，接受愛的滋潤與安撫，重新生出勇氣與力量。

五、愛的撫慰

　　失落者失去逝者的愛，使其走向孤單、孤獨、封閉的處境，自我價值感受損，覺得是逝者不愛自己了才留下孤單的自己，或是逝者的愛無法取代，失去了逝者就等同失去所有的愛，接受別人的愛就等同對逝者的背叛。因此，逝者離去時，自己也漸漸退縮，斷絕與他人的連結。在心理劇中除了讓主角宣洩對逝者的思念與哀痛外，最重要的是以超越現實的方式使主角與逝者再度的連結。連結最常用的方式就是與逝者擁抱，在逝者具體呈現下讓主角可以聽、可以看、可以接觸逝者；除宣洩哀傷之情外，同時讓主角回到被疼、被愛的感覺，重新感受自己值得被愛、值得被疼，自己是一個有價值的人。在這樣的擁抱之下滋養了主角，使主角也有愛人的能力，敢於再度接受他人的愛或奉獻出愛。

六、象徵性替代行動

　　失落讓人落在「失」的狀態下，與逝者無法連結，因此，讓自己的身

體在流浪或讓自己的心在流浪。有鑑於此,心理劇在處理失落與分離時,導演經常會問:「自己做些什麼才能讓在天上的爸爸安心」、「想爸爸的時候可以做些什麼?」導演這樣的提問是在引導主角以象徵性的替代行動繼續與逝者連結,由非現實轉入現實,轉入生活,使失落者與逝者以不同方式聯繫,從失落中重拾連結。

七、支持

失落是從人際中走出,走到孤單、孤獨。要轉化失落情緒,就需讓人走回人群,走入人際,讓主角能真切感受到不孤單、不孤獨。此可由心理劇所進行的團體中讓主角重新感受,如在劇中,導演邀請團體中的成員「想支持主角的人,上到舞台來,將你的手搭在主角身上,表示你願意支持她」,此做法讓主角感受到被支持,同時讓主角感受到當別人伸出手時,自己也可以伸出手與他人連結。

八、自我的整合

失落時自我是分裂、衝突的,經過鏡觀、角色交換、情緒宣洩、他人支持後,最後最重要的是讓自己與自己對話,將自己整合起來。在自我對話之中告訴自己做了什麼?感受什麼?學到了什麼?將來如何與自己相處?這是轉化學習最重要的階段,經過統整,自我位移至主體的自己,重新調整、整合自己,將主角整合於現實生活中。

綜上而言,從失落者的置身所在而言,他被「怕」給封閉了,將自己與他人斷絕,心理劇提供成人失落者一個安全的場境,在信任的關係之下,以對話或行動開顯失落者的境遇感,也在「對話」當中理解自己的處境、看到自己的處境、認知到自己的處境,進而釋放自己內心的悲哀、難過、苦處,並在「愛」的關係下,撫慰孤單的心靈,滋養行動的力量,再度與他人連結、與自己連結、與自己的靈性連結,整合身、心、靈。茲將轉化與療癒的現象以圖 2-2 表示。

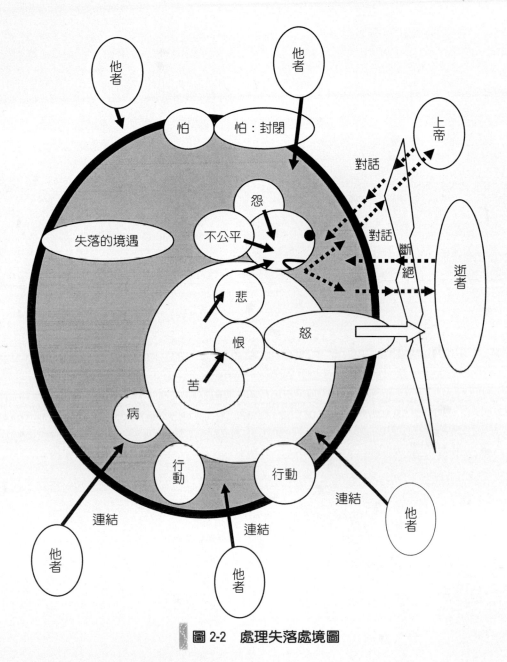

圖 2-2　處理失落處境圖

綜上而述，心理劇的悲傷輔導就是以與主角同在進入主角內心的處境，進而引導其走出失落，轉化提升其身心靈。

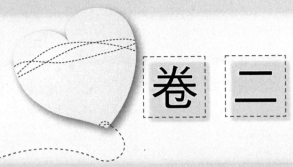

卷 二

心理劇的實踐

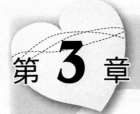

第 **3** 章

喪弟的姊姊

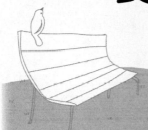

　　此齣心理劇是協助主角（化名思蒂）走出喪弟失落的劇。在暖身階段，導演運用冥想及社會原子圖暖身。導演循序漸進的讓團體成員分別繪製小時候與現在的社會原子圖，促進團體成員覺察在成長的過程中有哪些生命的重要他人已經離去，造成其心理的失落，進而以心理劇處理其失落。

　　心理劇的進行一般而言分為三個階段，第一階段為暖身，第二階段為做劇，第三階段為分享，如圖 3-1 所示。

　　「暖身」主要的目的是將成員暖入團體之中，建立團體成員之間的安全感，同時將團體成員的內心事件暖出來為第二階段的行動鋪路。至於暖身的方式與暖身的技巧需隨團體成員的不同或團體進行的目的加以設計與帶領，是有所步驟與規矩，而與後面做劇環環相扣。第二階段「做劇」，是將前面暖身出來的內心事件透過行動的過程展現出來，加以觀照、體悟、轉化、整合。第三階段「分享」則是在做完劇後，讓主角休息聽聽其他成員在主角做劇過程中觸動到自己的生命故事，或是分享其在主角做劇過程中扮演主角生命中的重要他人時的感覺感受。其目的有三：一是讓團體成員也有機會談談自己的生命故事，宣洩其情緒；二是讓主角休息，協助主

角從超越現實中回到團體，回到現實生活中來；三是在其他團體成員分享過程中產生下一場劇的主角。

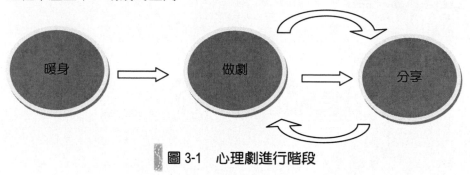

圖 3-1　心理劇進行階段

壹、暖身階段

　　此齣心理劇以「社會原子圖」做為暖身的工具，讓團體成員以冥想的方式畫出自己五歲時身邊的重要他人，畫完之後分享自己畫中的人與自己和畫中人物的關係。之後，又請團體成員再以社會原子圖畫出自己現在身邊的重要他人，並與團體成員分享。最後讓團體成員比較一下自己五歲時的社會原子圖與現在的社會原子圖有什麼不同，特別是在自己身旁少了哪些重要的人，然後再以空椅法邀請團體成員對著空椅講出或做出想對思念的人做的事，或說出心中的話。

　　這一暖身技巧讓團體成員覺察到身邊失落的人，進而對失落所引發的悲傷情緒進行心理劇療癒。茲將導演暖身過程的引導語描述如下，讓讀者可以跟著導演的引導語體驗與學習。

一、冥想

導演的引導語：

　　請大家慢慢的把眼睛閉起來（導演用輕柔的聲音說著，同時放著森林的冥想音樂），深深的吸一口氣，然後慢慢的吐氣。（停留片刻）再深深的吸一口氣，然後慢慢的……吐氣。讓自己靜下來（聲音放緩）。（停留

片刻）讓自己跟自己內在接觸（停留片刻），靜靜的跟自己在一起（停留片刻）。

　　想像一下，在你的面前有一隻蝴蝶，這隻蝴蝶身上的顏色是你所喜歡的顏色，看著這蝴蝶。這隻蝴蝶，慢慢的揮動牠的翅膀，帶著你穿越時空，經過了田野（停頓一下）、經過了溪流（停頓一下）、經過了高山（停頓一下），漸漸的帶著你穿越時空隧道，帶你走到你五歲時生長的地方（停頓一下）。

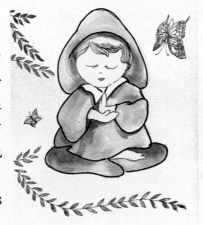

　　這個地方也許是在鄉下，也許是在都市，或是在我們的小鄉鎮。看一看，你五歲時候生長的地方，看一看你家門前的街道（停頓），然後慢慢的走到你小時候、也就是你五歲時候的家看一下（停頓）。你家的門，是用木頭做的呢？還是鐵做的？是什麼樣的顏色？（停頓）你輕輕的推開了家門，看一看你小時候生長的地方，看看家中的擺設（停頓一下），同時呢，也看一看在這個家裡面有哪些人？（停頓）有爸爸？（停頓）有媽媽？（停頓）有爺爺？（停頓）有奶奶？（停頓）還是有其他的兄弟姊妹（停頓一下）、姑姑、叔叔、伯伯、嬸嬸等（停頓）。看一看（停頓）。這些人，他們對你怎麼樣？（停頓）他們與你的關係是怎麼樣？（停頓）是看護著你、愛護著你、照顧著你，或是會打你、罵你、欺負你？（停頓）或者跟你是沒有任何連結，是一種疏離的狀態？（停頓）同時，也看一下五歲時候的你，自己最經常在的地方是哪裡？是在房間呢？還是在客廳？或是在哪裡？（停頓一下）你看一下五歲的自己（停頓），長得什麼樣子？是理著光頭呢？還是理著小平頭？或者留著長頭髮還綁個辮子？（停頓）你看一下那時候自己的穿著打扮（停頓）。

　　邀請自己，慢慢的走近自己、靠近自己，或是抱著小時候的自己。跟他說說話（停頓），說：「我回來了，很謝謝有你，才有今天的我。不管小時候是快樂的，或是悲傷的、難過的，都因為有你，才有現在的我，很

謝謝你。」（停頓）跟自己在一起一下（停頓長一點時間），也許有些難過、也許有些悲傷，那都沒關係的，讓自己好好跟自己在一起，好好在一起（停頓長一點時間）……

時間過得很快，你需要和小時候的自己告別。再次的告訴自己：「謝謝你，我會回來看你的。」慢慢的走到小時候的家門，再往家裡回眸一看，跟自己揮揮手，踏出家門，你看到了剛剛那隻蝴蝶在你家的門口。蝴蝶又舞動牠的翅膀，又翩翩的飛了起來。你也跟著蝴蝶，穿越都市、穿越城鎮、穿越高山、穿越平原、穿越溪流、穿越時空隧道……。慢慢的回到我們的團體來。若你感覺你回到團體來的時候，就慢慢的把眼睛張開，讓我知道你回來了。

二、繪製小時候的社會原子圖

待團體成員眼睛全部睜開後，導演的引導語：

現在每個人手上拿著一張紙，這張紙上面呢，有三個圈圈。我邀請你們在這張紙的中間，也就是三個圈圈最裡面那個圈，把剛剛冥想中看到的小時候的自己，把他畫出來，不用管畫得漂亮與否，就是很直覺的把他畫出來，你可以畫全身，也可以畫半身，都可以的。好，把小時候的自己畫出來。

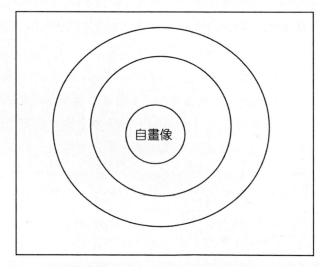

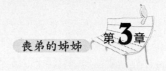

經過幾分鐘之後，導演的引導語：

好，接下來看一看這張圖，剛剛說中間畫上自己，外面還有兩圈，是不是？我要你們把剛剛在冥想中，小時候在你身旁的人，比如說爸爸、媽媽、爺爺、奶奶等等所有的人，都把他畫在這張圖上面。畫的時候以自己為中心，比如說你跟爸爸關係很近，你就用一個四方形把他畫在靠近自己的地方，在四方形的裡面寫上「爸爸」兩個字，就表示這是爸爸。如果說，你與家中其他的人，有些人跟自己的關係比較遠的話，你就把他畫離你距離較遠的地方，把他畫出來。比如說你跟奶奶的關係是不好的，是很遠的，你就在這個畫面的第三層的地方畫個圈圈，上面寫個「奶奶」。畫這張圖的時候，男性都是用四方形當代表，女性用圈圈當代表，而以跟自己的遠近親疏、跟自己的心理位置，以自己的感覺把他擺放在這張紙上，跟自己較親密的話，就靠自己近一點，比較疏遠的話，就離自己遠一點。好，現在開始，把你小時候，五歲多的時候，把你身邊的這些人畫在圖畫紙上。

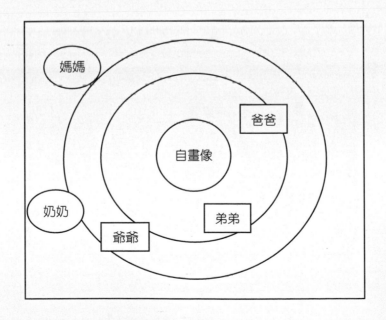

五分鐘後，導演的引導語：

接下來，我要你們看一看，剛剛在你這張圖畫紙上，你五歲時候的一些重要的人。我要你們標注一下你跟這些人的關係，如果說你跟他關係是很親密的，你就用一條實線連接在一起。比如說你跟爸爸很親近，就把爸爸和中間那個自己用一條實線畫出來，比如說你在圖畫中，你跟媽媽關係是疏離的，你就用一條虛線來連接自己跟媽媽。這條虛線就是一個「……」的線。又比如說你跟奶奶的關係是衝突的，你就在自己與奶奶之間用一條波浪線畫出來，也就是說，你與圖畫中的人關係緊密的，就用實線表示；如果關係是疏離的話就用「……」的虛線畫出來；如果關係是衝突的話，就用波浪線畫出來。那如果說你跟圖畫中的人有時候是衝突的，有時候是親密的，那你可以同時畫實線或是波浪線，都可以。好，現在開始畫出你五歲時候，你跟身邊這些人的關係。

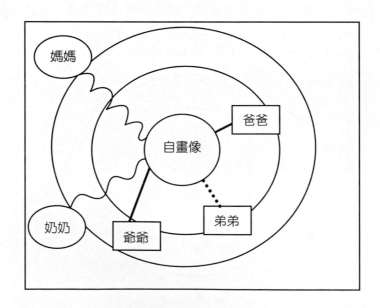

三分鐘過後，導演的引導語：

接下來，我要你靜下來一下，看一看你圖畫中的每一個人。我要你們跟這些圖畫中的每一個人，做心裡的接觸。看看圖畫中的每一個人，如果

你心裡有一句很深很深的話，你想跟他說什麼？把它寫在這些人的旁邊。比如說對爸爸，可以在爸爸的旁邊，寫下：「爸爸，很謝謝你，很謝謝你對我那麼好。雖然你已經離開了我，但是我還是非常想念你，對你的離去有很多很多的不捨。我很想你……」等等。這些話把它寫出來，在寫的時候你可以以五歲時候的心情來寫，如果沒有辦法以五歲時候的心情來寫，就用現在的心情來寫也可以。比如說，你想對小時候的奶奶說：「奶奶我很氣妳，妳只重視男生而不重視女生，我很討厭妳。妳小時候都一直欺負媽媽，我很恨妳。」可以把你心中所有的想法、看法、情緒都寫出來。這其中沒有對與錯，只有你內心真實的感受。好，開始，把你心中的話一個一個寫出來。也許你在寫的過程裡面，有一些難過、悲傷、痛苦甚至憤怒，都沒有關係，就把你這些悲傷、難過、痛苦、憤怒一一的寫出來，讓自己可以把自己的真實感受寫出來。也邀請一下自己，把自己平常時不敢表達的，或曾經表達過的話都寫出來，這需要花比較多的時間。沒關係，就一一的把你心裡的話都寫出來，讓自己有機會跟小時候的、身邊的那些人一一的對話。

　　經過十分鐘後，導演的引導語：

　　好，最後我要你們也把自己想跟小時候的自己說的話也寫出來。

三、小組分享

　　經過五分鐘後，導演的引導語：

　　我要你們四個人一組坐在一起，其中每一組裡面都需要有男生或者是女生，好，開始分組。分組好了嗎？好，等一下呢，在分享的時候有幾個步驟，第一個呢，在團體中輪流分享自己五歲的時候，自己的長相與樣貌，分享完之後，再一一的分享你五歲時候身邊有哪些人？你與這些人的關係，還有你想對這些人分別說的話是什麼？與你同組的夥伴分享。換句話說，就是每一個人分享五歲時候自己的模樣，之後，再輪流的將圖畫中每一個人的關係，與所說的話分享給你的夥伴。在分享之前，我要你們同組的人

把手牽起來，把手握緊一點，謝謝彼此、謝謝彼此的支持與傾聽。好，現在慢慢的把眼睛張開，開始分享。

四、繪製現在處境的社會原子圖

經過二十分鐘後，導演的引導語：

接下來我要你們每一個人向後轉，拿一張新的紙張。這張紙上面也一樣是三個同心圓，我要你們先把眼睛閉起來，一樣深深的吸一口氣，然後慢慢的吐氣，再深深的吸一口氣，然後慢慢的吐氣。跟自己內在接觸一下，想一下現在的自己過得好嗎？現在的自己像什麼？如果用一種動物，或是一種植物，或是大自然中的景物來代表自己的話，自己像什麼？同時也邀請自己看一下，在自己目前的生活當中，對你而言有哪些重要的人？這些人也許還活著，也許已經過世了，看一下在你身旁或是在你的生活中，對你而言有哪些重要的人？也邀請自己看一看，你跟這些人的關係是親密的，還是疏離的？是衝突的，還是愛恨交加的？去感受一下你跟他們之間的關係。好，我要大家慢慢把眼睛睜開，然後把剛剛那張白紙放在你的面前，在紙的最中央畫下現在的自己。你可以用動物、植物、礦物或大自然景物來代表自己，把它畫出來。不用管它畫得像不像，就是把它畫出來。你可以捕捉現在浮現在自己腦海裡的影像，就直接的把它畫出來。好，開始畫。

經過四分鐘後，導演的引導語：

好，我要你們看一下圖畫紙中間的自畫像，如果用三個形容詞，你要用哪三個形容詞來形容現在的自己？你可能可以形容自己是忙碌的、堅強的、脆弱的，或……，找個形容詞來形容一下。好，開始。

五分鐘後，導演的引導語：

接下來，我要邀請你們像畫第一張圖一樣，將你目前生活中與生命中感覺重要的人，一個一個把他畫出來。這些裡面可能有爸爸、有媽媽、有

自己的孩子，或有自己的先生、妻子、兄弟姊妹或是重要的合夥人，都可以把他畫出來。

經過五分鐘後，導演的引導語：

接下來，同樣的把你跟這些人的關係，把它畫出來。跟他關係良好的，用實線來連結，跟他關係疏離的，用「……」的虛線來表示，或者是跟他關係是衝突的，則用波浪線來表示。當你把這些關係標注好之後，同樣的我要邀請你，將自己與這些畫中的人做更深的連結，把你心裡最深最深的話，或者是想要跟這些人說的話，一樣的寫在這些人的旁邊。好，開始。在寫的時候，也許有一些情緒，但沒關係，就把你的情緒全部寫出來，把它表達出來，用一些時間跟這些生命中的人做內心的接觸。

五、小組分享

經過二十分鐘後，導演的引導語：

好，我邀請大家，轉過頭來，再度回你的小組，每個人的手牽起來，把眼睛閉起來，等一下我們要一起分享現在自己的生活處境，與現在生活中的人際關係。在分享的時候可以有些悲傷、有些難過，但我們可以彼此支持。把手握緊一點，謝謝彼此、謝謝彼此的支持與傾聽。好，現在慢慢的把眼睛張開，開始分享。

以上所進行的活動，雖是一種暖身，實質上已在進行團體悲傷輔導。一般而言，傳統的心理劇治療，都是暖身之後做劇，做劇時以主角為主進行心理治療，雖是一種團體心理治療，但大部分的焦點是集中在主角上。有鑑於此，筆者在暖身階段，就用筆者根據Moreno的「社會原子」（social atom）概念所發展而來的「社會原子圖」，讓全體團體成員有機會從內心接觸生命中的重要他人，寫出想對他們說的話，同時在小組中分享、相互支持。進而再藉用「空椅法」暖出主角，用心理劇做更深層次的治療。

「社會原子」

「社會原子」是心理劇創始人 J. L. Moreno 所提出來的概念，他認為心理治療就是在修復社會原子。所謂社會原子，簡單來講，就是人際關係，他認為社會是由人所組成，就如同一切物質是由原子所組成一般。（在 Moreno 那個時代，在物理上的研究，物質最小的、最基礎的單位是原子，隨著科技的發達與發現，名稱有所不同，如質子、中子、J 子、奈米……。）人健全了，人際關係就和諧，社會關係和諧，社會就健康。因此，將人與他人之間的關係修復，除了治療了個人，同時也和諧了社會。這是它有別於一般心理治療只注重個人治療的觀點。筆者將 Moreno 的社會原子圖空間化、立體化、操作化，讓人在繪製社會原子圖時，可以「覺察」、「看見」自己和「覺察」、「看見」自己與他人的關係，並透過「書寫」將心中的話和生命中的他人對話，宣洩其思念、情緒、感動，同時透過小組分享，在團體中分享、支持，讓情緒得以釋放，而非孤孤單單的獨飲人生的悲痛、創傷，以此做為心理劇更為深層治療的暖身工具。

六、空椅法

經過十分鐘後，導演的引導語。

導演：好，大家都分享完了嗎？

導演：嗯！好，老師要全體學員站起來，圍一個大圈圈。

全體學員：（從座位上起來，圍一個大圈圈）

導演：（拿一張椅子放在圈圈的中央）

導演：我要大家向右轉，以逆時鐘方向慢慢的繞圈走，慢慢的繞著圈子走。

全體學員：（逆時鐘方向慢慢的繞著圈子走）

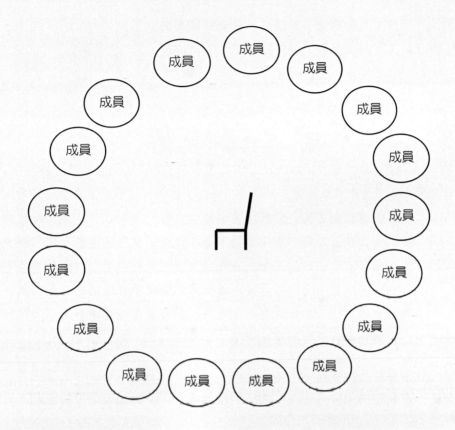

導演：老師要你們邊走邊想想一下你剛剛和同學分享的內容，也沉澱一下
　　　你與剛剛所畫的社會原子圖中的人的關係，不管這些人是已經過世
　　　或還活著，你有哪些話一直沒有機會跟他們說，或跟他們談的，想
　　　像一下，那個人就坐在團體中央的椅子上，當你再繞圈子到椅子前
　　　面時，你就走過去，跟他說話。當有同學去與空椅說話時其他同學
　　　就停止前進，讓這位同學與椅子上的人對話。

團體成員：（靜靜的繞著圈子走）

導演：試看看，將心裡沒有說的話，如感謝的話、感恩的話、愧疚的話等
　　　等都可以，和椅子上的人說一說，特別是那些已經過世的親人，有
　　　些話沒有機會跟他說的今天都可以說出來。邀請一下自己。

團體某成員：（走向空椅，深深的向空椅鞠一個躬）奶奶謝謝您小時候的

照顧，很謝謝您。（說完話後走回原來的位置）

團體成員：（繼續靜靜的繞著圈子走）

主角：（走向空椅，全體同學停下腳步）

主角：（主角悲從中來，大聲哭泣）

貳、生命事件的演出

主角：志遠（主角弟弟的化名）啊！……（哭泣），畫我的五歲原子圖時，我將你畫出來。但是當我在畫的時候，你已經不在了，我不知道你的一生是在做什麼？我一直想不懂，你這一輩子活著到底有什麼意義？我很不甘心你的人生是這樣過的，我也很想要了解，你現在到底好不好？每一次遇到你的小學同學，看他們都過得很好的時候，我就會很想你，不管你在哪個地方，都希望你過得很好。

導演：（走到主角旁邊問）他是誰？

　　導演看到主角情緒很大，有未竟事項（unfinished business）要處理。因此，走到主角思蒂的旁邊，問「他是誰？」，直接切入進行心理劇。

主角：我弟弟。

導演：請妳把眼睛閉起來一下。

主角：（把眼睛閉起來）

導演：可以看到他嗎？

　　導演讓主角進入自己的內在，感受主角弟弟的狀態。因影像記憶與情緒之間有著深厚的連結，人大腦中的海馬迴儲存著記憶，而在海馬迴鄰近的杏仁核則儲存著情緒，一旦喚起視覺的記憶，情緒記憶就同時被喚起，所以導演並進一步以視覺方式引導主角，讓主角與所思念的人進一步連結。

主角：嗯，看到他高中的時候。

導演：看到他高中的時候，是不是？

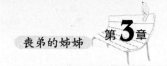

　　導演進一步確認。

主角：嗯！（主角點頭）
導演：穿著什麼樣的衣服？

　　導演再以視覺引導主角清晰其腦海所見的影像。

主角：穿著 H 中的制服。
導演：穿著 H 中的制服，發生了什麼事啊？弟弟發生了什麼事了？

　　導演在導劇時必須對主角說出來的事物保持敏銳度，著名的心理學家 Adler 在其《自卑與超越》一書中指出，人在回憶中所記憶的事物都有其重要的象徵與意義。H 中是一所很出名的學校，是極優秀的學生才能考進的高中，導演敏覺出主角說出弟弟穿著名校的制服，其中一定隱藏著重要的秘密。因此，導演順著此追問主角。

主角：弟弟升高二的時候，和同學打架，被學校開除，同時就誤入歧途。

　　主角道出心裡的事件。

導演：然後呢？

　　心理劇導演所扮演的角色誠如 J. L. Moreno 所說的扮有偵探的角色，偵探主角內心的故事與細節藉以協助主角。於是導演順著主角的話，引導主角說出更多有關弟弟的事。

主角：後來他就很年輕就結婚，然後就離婚，生了女兒就離婚，然後他就
　　　開始喝酒，後來又接觸毒品，自己想回頭都回不來。
導演：現在呢？
主角：現在已經死了
導演：怎麼死的？
主角：後來他就一直喝酒，喝到後來就肝硬化死掉。

　　導演偵探到主角所經歷的是一種喪弟的失落，因此，開始著手對主角進行失落療癒。

導演：弟弟現在在哪裡？眼睛閉起來，可以看到他嗎？他現在在哪裡？

　　眼睛閉起來是讓主角進入潛意識中，透過內在意識與所思念的人做連結。

導演：在哪裡？

　　導演從空間上提問。

主角：（主角搖頭）
導演：不知道？
導演：妳感受到他嗎？

　　導演改從感受上提問。

主角：（主角點頭）
導演：穿著 H 中的衣服是不是？

　　導演從視覺上提問。

主角：嗯！（主角點頭）
導演：看到了優秀的弟弟是不是？
主角：對！

　　導演讓主角進入內心世界與弟弟連結，首先從空間上切入，沒有得到效應，繼續從感受上切入；當感受上有進展時，又繼續從視覺上進入，讓主角將弟弟的形像一步步的清晰化，同時問：「看到了優秀的弟弟是不是？」此問讓主角除喚起弟弟高中形像外同時注入弟弟優秀的一面，激起主角的情緒。

導演：在團體中找一個人做弟弟。

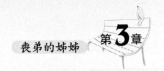

導演：看一下！

　　導演開始著手具體化主角內心事件，因此，請主角從團體中選一個人來扮演主角的弟弟。

主角：（主角往後退三步）
導演：不敢接近弟弟是不是？

　　導演回應主角的肢體語言。

主角：我，我不能夠接受那個事實。

　　導演感受到雖然主角的弟弟過世多年，但她內心尚不能接受弟弟過世這一個事實。一旦選人出來扮演弟弟，就代表弟弟已過世，所以主角有阻抗、否認的狀態出現。因此，導演就不強迫主角從團體中選出弟弟來，繼續以話語來探索、暖身。

　　導演在導劇時需因勢利導，需因主角當時的知覺、感受來協助主角探索內心事件。此時主角尚不能接受弟弟過世這件事時，就不宜強行要主角做導演想做的事，而是繼續順著主角，繼續透過問話暖身主角，順著主角的節奏來導劇。若導演強行讓主角選出一個人來當弟弟，則是導演在導導演的劇而非導主角的劇。

導演：我想妳弟弟已經過世了，是不是？
主角：他現在已……離婚了。
導演：那麼優秀的青年結果後來……
導演：吸毒了，沉迷在酒裡面，是不是？
主角：對，嗚嗚……（主角哽咽、哭泣）
導演：然後肝硬化死了，是不是？

　　導演以主角之前所說的話來問主角，讓主角接觸弟弟過世，並一步步讓主角接觸失去弟弟的不捨、難過、悲痛等深層的情緒感受，藉以抒發主角內心的悲痛。

主角：對！（主角邊哭泣邊說）

導演：希望弟弟還是 H 中那個樣子，是不是？

　　導演深入主角內心，以主角的替身說出主角心中的感受。這是探問主角內心世界的方法，既要深入主角的內心，又要出乎其外的與主角同步。

主角：對！（主角邊哭泣邊說）

導演：希望他一直在 H 中裡面，是不是？人生應該很棒的是不是？

主角：對！（主角邊哭泣邊說）

導演：怎麼會變成這樣，結婚生一個女兒了，後來離了婚又讓自己吸毒酗酒，是不是？

　　導演說出主角對弟弟命運的質疑。

主角：對！（主角哭泣聲更大）

導演：是誰造成這樣子的啊？

　　導演順勢轉折，更深一層探測事情的原委。這是亦步亦趨的暖身技巧，不著痕跡的順勢而為。

主角：誰的錯……很怪 H 中的校長，因為弟弟有跟我講說，校長……校長如果……願意給他留校察看，他願意跟他下跪。可是那時候 H 中他們沒給他們機會，跟弟弟一起……一起的兄弟，後來也因為吸毒也就早早就死掉。

導演：所以妳很氣那個校長對不對？

　　導演見主角在說話時帶有憤怒的情緒，因此，以主角心中未表達的話語來問主角。

　　導演在導劇時，時而是導演，時而是主角的替身，進出主角內心世界與感受，方能將劇一步步往主角內心帶。

主角：我很氣那時候的……制度，不給孩子一個機會。

導演：如果那個校長那時候能夠照顧妳弟弟，可能不是現在這樣，對不對？

　　導演同理講出主角當時的內心期望。

主角：對！（主角邊哭泣邊說）
導演：對那個校長很氣是不是？！

　　導演試圖導引主角心中的憤怒，宣洩其情緒。

主角：嗯！
導演：對那個校長要怎麼辦？
導演：把那個校長找出來，（停頓）看一下誰像那個校長（停頓），看一
　　　下（停頓），看一下團體，哪一個人像那個校長。

　　導演將劇情具體化，要主角找出校長來，處理主角與校長間的未竟事
宜。在此時，導演問話也有些停頓的目的是給主角時間，讓主角用其直覺
在團體中選出一位成員擔任校長。

導演：慢慢來，不用怕，老師在妳旁邊。看一下，誰比較像那個校長，看
　　　一下團體裡面，誰可以做那個校長，看一下。

　　導演給予主角支持。

主角：那是個糟糕透的人……
導演：嗯！

　　導演同理主角。

主角：我不想找到這個人。

　　主角仍有抗拒。

導演：對啊，那個人一直在妳心裡面，害了妳弟弟，對不對？
主角：對！
導演：一個年輕的孩子，不給他機會，斷送不只妳弟弟，還有他其他的同
　　　學，對不對？

　　導演繼續用主角心中的話語對主角暖身。

主角：對！……對！
導演：什麼樣的校長，是不是？

　　導演做主角的替身，罵出主角未敢罵之語，其目的是引發主角內在不敢宣洩的情緒。

主角：對！

　　主角附和，表示主角內心有此心聲。

導演：哪有資格做校長，對不對！
主角：對！
導演：哪有資格做那麼好學校的校長，是不是？
主角：對！
導演：把那校長找出來，看一下，看誰像那個校長，把他找出來。
導演：斷送一個年輕人的一生，是不是？斷送那麼多年輕人的一生。

　　導演見主角手已漸漸舉起，想指出團體中的某位成員當校長，故在言語上，再推主角一把。

主角：（用手指向團體中的一位同學）
導演：誰？
導演：同學站出來。
導演：來（導演請扮演校長的輔角站在主角面前），要對這校長說什麼？
導演：把妳對他的恨，對他的氣都對他說！
導演：哪有資格做校長！對不對？

　　導演趁勢將場景擺出來，同時藉主角之情緒引導主角對校長說出心中的氣。
　　心理劇中處理主角心中的氣，並非挑起人與人之間的憎恨，而是在宣

洩主角心中的怨氣與怒氣。怨氣與怒氣阻塞人的情緒時，較無法從心中去原諒或寬恕某人，當怨氣、怒氣升起時就如同整個氣脹滿肚子的青蛙，要他去擁抱或原諒他人著實不易。心中之氣不消，只在認知上知道要原諒或寬恕某人，往往只停在表層，未能打從心裡原諒或寬恕，因此，導演試圖引導主角說出心中堵住之氣，藉以發洩情緒。

主角：你沒有資格，你沒給孩子一個機會，你……你害三個優秀的青年，都死掉了，還害三個家庭都破裂掉。

主角：你怎麼可以這樣做！

主角：給他一個機會，他們三個現在都很優秀，我相信，嗚……嗚……（哭泣）

導演：還有呢？妳要跟這個校長說什麼？（停頓一下）奪走了弟弟，對不對？

主角：對！

導演：還有什麼要跟他說？

　　導演繼續引導主角的情緒，讓主角說出其內在的聲音與氣憤。

主角：你就為了學校的聲譽，你根本就罔顧教育的用意嘛，你教導孩子是要給孩子機會，怎麼可以維護你學校的校譽，而不給小孩子機會。小孩子都願意跟你下跪，你都還不原諒他們，嗚……嗚。（哭泣）

導演：人的生命比那個、那個聲譽還不如，是不是？

主角：對！

　　導演點出與摘要主角所說的話。

導演：跟他講，如果是的話跟他講。

主角：你那 H 中有什麼了不起？（主角語調有點顫抖）

導演：對！有什麼了不起？

　　導演附和主角的話語，支持與鼓勵主角說出內心的話，讓主角不害怕權威。

導演：不用怕他，他是不是毀了妳的家，對不對？

主角：對！

導演：毀了妳弟弟，對不對？

主角：對！

主角：整個家也被他毀了！

導演：家裡的希望都寄託在弟弟身上，結果都沒了，對不對？

主角：對！對！

導演：不僅毀了一個青年，毀了整個家，毀了三個家，還有其他的孩子，
　　　對不對？

主角：嗯……（啜泣）……其中一個同學的父母親也因為這件事情……很
　　　早就憂鬱死掉了。

　　導演將劇的焦點再度聚焦在弟弟身上，一步步的引導主角看到弟弟遭
退學之後他的人生毀了，同時也影響整個家的動盪，弟弟同學的父母也因
此憂鬱而終。為讓主角有機會對開除弟弟的校長說出心中的鬱積與想法，
導演繼續激發主角說出以前不敢對校長說的話。

導演：這樣的校長他應該要怎樣？

主角：他應該引咎辭職！

導演：對！跟他講，你不配做校長，跟他講！

主角：你應該引咎辭職，你不配！

導演：看一下這個校長，怎麼辦？你要把他怎樣？

主角：現在來不及了。

導演：傷害那麼大，對不對？

主角：對！都來不及了，弟弟的人生沒有了，整個家也毀了……嗚……嗚
　　　……（哭泣）

　　此時，導演發現主角對校長講話時雖有憤怒，但卻不敢看著校長，覺
察到主角對校長有憤怒，但可能面對權威也有懼怕的情緒。人在面對威權
時雖然心中有很多的憤怒，卻經常處於敢怒不敢言的狀態，將內心的氣憤

往內心堆積，鬱積於胸口或腸胃。在心理劇中，面對此情境經常使用的方式是以身體的能量帶動心理的能量，其具體的做法是透過身體的動作，將內心鬱積的氣宣洩出來，並用語言加以引導（此做法是龔鉥博士採用氣功方式所創發出來）。因此，導演導引主角做「壯膽功」，提升主角的膽量與勇氣。

導演：我要妳……身體站直，跟老師一樣，站前面一點，雙腳打開。

導演：手……手插腰，跟老師一樣做，等一下嘴巴張開！

導演：哈！（導演示範動作：身體微蹲，雙腳與肩同寬，雙手插腰，跳起
　　　來，落地時，口中同時喊「哈！」）

主角：哈！

導演：再跳起來，來！

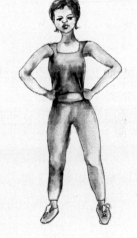

導演：1、2、3，來！

主角：哈！

導演：對！在「哈」後說出「我不怕！」

主角：哈！我不怕！

導演：對，繼續，來！

主角：哈！

導演：全班一起做，來！

導演：來，1、2、3！

眾人：哈！

　　導演運用團體力量，邀請團體成員三十多人一起做同樣動作與聲音，讓主角感受團體的支持。同時在「同聲相應，同氣相求」下，引發主角更多內在力量。

導演：那個校長站在那邊就好，好好看這個校長，把你的憤怒對那個校長
　　　吼出來。

　　感覺主角有力量後，導演邀請主角面對校長，讓主角面向著校長。

導演：來，1、2、3！

眾人：哈！

導演：繼續，來！

眾人：哈！

導演：1、2、3！

眾人：哈！我不怕！

導演：1、2、3！

眾人：哈！我不怕！

導演：大聲一點，把所有的氣，從丹田裡面出來，看著這個校長，瞪著這個校長，來！

眾人：哈！我不怕！

導演：1、2、3！

眾人：哈！我不怕！

導演：跟這校長講，我不怕你！

主角：我不怕你！

導演：還要跟他說什麼都可以。

　　導演此時偵測到主角心中的氣已漸漸被引起，於是導演拿報紙讓主角邊撕報紙邊罵，將心中的氣引出來。撕報紙是一個發洩情緒很好的方式，其好處是不會傷害自己也不會傷害別人，同時以外在的身體動作牽動內在的情緒。手在撕報紙時，猶如將阻塞內心之物具體化，隨著撕裂報紙的順快感，帶動內在的順暢，同時帶出內在的鬱積。

導演：把妳心裡想對他罵的話，都罵出來，邊罵邊撕。

主角：你不配當校長！（主角邊撕報紙邊罵）

導演：對！罵出來！

主角：你一直根本就不配當校長，一流高中有什麼了不起！

主角：對不對？高一高二的同學血氣方剛，他們本來就是正常的，你不懂青少年的心情嗎？對不對？（主角邊撕報紙邊罵）

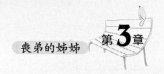

主角逐漸說出心中的話與想法，且口吻像在教育校長。

主角：那個年紀的小朋友，誰不會犯錯，誰不會血氣方剛，哪個不會犯錯？
　　　你就把他開除，你至少也給他留校察看的機會啊，對不對？

主角：你就這樣毀了三個本來很優秀的青年，你知道留下來的後遺症有多
　　　大嗎？你要付出多少社會成本嗎？（主角邊撕報紙邊講）

導演：繼續撕！

導演：還有什麼要跟他說，都跟他說，「你也毀了我，是不是」？

　　　導演繼續強化主角情緒，並將主角對校長的氣引向對主角本身的影響。

主角：你都害我，害我把我的兒子變成我的弟弟，看我的子女，我的外甥
　　　會不會變成他的舅舅，我背了好久的恐懼。（主角邊講邊大力撕報
　　　紙）

　　　主角道出弟弟的事件影響其對自己孩子的投射與擔心。

主角：你這樣哪裡是在教育孩子？啊？認為你是在教育孩子嗎，你們就要
　　　斷送孩子的前途嗎？（主角邊講邊大力撕報紙）

主角：又不是說小孩子都是犯了滔天大罪，然後都不反悔，小孩子都願意
　　　跟你下跪，還不給他們一個機會。我每次一聽到這句話，我都好心
　　　痛，他還跟我講：「三姊我願意跟他下跪，他如果給我留校察看的
　　　機會，我願意跟他下跪」，你連這個機會都沒有！（主角邊講邊大
　　　力撕報紙）

主角：全校說開考績會議，就把他們三個都給開除了。

導演：「你的教育理念跑去哪裡了」，跟他講！

主角：我不知道……嗚……這樣的教育算什麼，嗚……（哭泣）

　　　主角又悲從中來。

主角：總是要把學生記過。（主角頭低下）

導演：大力撕，把想要對他罵的話都罵出來。對！大力撕……撕了就丟在

地上。

導演：（指著校長）妳要把他怎樣？

　　導演再度激勵主角，讓主角更能面對校長。

主角：永遠都來不及了啊！

導演：是啊！

主角：來不及了！

導演：都挽回不了了，對不對？

主角：對啊！來不及了，啊……（哭泣）

　　導劇時導演需要與主角同步，適時的同理主角內在的感受，但同時也要將主角內在的聲音導出來，不再讓主角陷在無奈、無助之處。因此，再度引導主角心中未竟之氣。

導演：他對得起妳嗎？他對得起妳家人嗎？對得起妳弟弟嗎？

主角：他是對不起那三個……優秀的青年！

導演：繼續（撕報紙）！

導演：把所有的一切的氣都出來，都把它撕掉！

主角：一切都來不及了！

導演：對！

主角：都來不及了，來不及了！

主角：我都不知道，你……你……校長的那個教育學程是怎麼學的，難道
　　　會連這個都不知道嗎？不給……不給小孩子反省的機會的嗎？小孩
　　　子反省也不理嗎？難道你們大人都不會犯錯嗎？小孩子犯錯一次機
　　　會都沒有，你們都不會犯錯嗎？

主角：他又沒有殺人放火，只是打架而已，又沒有造成……重大傷害。

導演：還有，想對他說什麼，都把它說出來！憋在心裡想跟他說的話全部
　　　都說出來！

導演：邊撕邊罵，繼續！

導演：看著他！

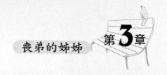

主角：可是罵他也沒有用啊！罵他也沒有用！

導演：遺憾都造成了，對不對？

主角：對啊！

　　導演覺察到主角已將心中的話說出後，因勢利導，讓主角在團體中選出一個人做主角的替身，讓主角可以和校長角色交換，將劇帶入更深層次。

導演：找一個人做妳。

主角：純美（團體中的一位成員）。

導演：妳（主角）去當校長。

主角：（主角走到校長的位置）

導演對主角替身說：來站這裡。

主角替身：你沒有資格做，你不配當校長！

導演：你是 H 中的校長，是不是？（對飾演校長的主角說）

主角扮演校長：對！

　　導演見主角尚未進入對角（即校長）的角色，所以透過問話將主角暖入對角的角色中。在心理劇中，當主角尚未進入相對的角色時，導演可以用問話技巧，將之前所探詢出的訊息拿來質問對角，協助主角走入對角的角色之中。

主角替身：你不配！

導演：你當校長幾年了？

主角扮演校長：好多年了。

導演：好多年了。（導演語氣加重）

導演：你們學校很優秀是不是？

主角扮演校長：沒錯！

導演：你看看那是誰（指主角的替身），你學校學生的姊姊，你知道你曾
　　　經毀過很多人嗎？

導演：你知道嗎？

主角扮演校長：（點頭）

導演：知道了是不是？所以你要對這個人，對家屬怎麼說？

主角扮演校長：對不起！

導演：對不起什麼？對這家屬說。

　　導演讓主角進入校長角色中感受校長的感受，說出校長心中的想法。

主角扮演校長：我要是知道後果會這麼嚴重，我……一定會考慮比較周詳，
　　　　給他們三個，至少有一個留校察看的機會，除非他們再犯一次過錯，
　　　　才來做比較嚴重的處分。

導演：你要怎麼跟他們道歉？

主角扮演校長：對不起自己的無知，造成這麼大傷害。（做鞠躬的動作）

　　在悲傷輔導中，一般而言會進行所謂的「四道」：道謝、道歉、道愛、
道別，在心理劇中通常會在劇中讓加害人有機會說出心中的想法，讓主角
同理加害人的處境與想法，並對其行為加以道歉，促進主角與加害人之間
的和解與寬恕。但此做法因人、因事、因劇而不同，須加以彈性運用。

導演：角色交換，做自己。

　　導演角色交換的目的是在探究主角是否原諒校長。

輔角扮演校長：對不起，如果……早知道會造成這麼大的傷害，我一定會
　　　　從輕發落。

輔角扮演校長：對不起！！（鞠躬）對不起，我的無知造成這麼大的傷害。

導演：你接受嗎？

主角：來不及啦！

導演：再說一次。（導演叫扮演校長的輔角說）

輔角扮演校長：對不起，雖然已經無法挽回，但是我只能夠深切的道歉，
　　　　對這樣子的傷害我實在是也是無能為力。

主角：你講那什麼話，你無能為力。

主角：三個家庭啊！三個年輕……年輕有為的青年，就因為你，你的決策
　　　　錯誤就毀了，道歉！道歉有什麼用，道歉有什麼用！！！！嗚……

導演：（導演繼續拿報紙給主角撕）要怎樣才能夠原諒他？

　　導演試著了解主角要如何才能原諒校長。在心理劇中此做法很重要，這是促進和解很重要的問話，但同樣的，導演亦要視主角狀態而彈性運用，若主角願意原諒則追問其如何原諒的細節，若主角尚未要原諒則繼續順著主角的劇導下去，不可勉強要主角和解。

　　接著，導演走到輔角旁邊，教輔角說以下的話，強化校長道歉之意。

導演：對不起，我那時候做的決策，因為學校委員會，我不曉得這樣的決
　　　定會造成那麼大的傷害。（提詞）

輔角扮演校長：對不起，我那時候做的決策，因為學校委員會，我不曉得
　　　這樣的決定會造成那麼大的傷害。

主角：你是校長啊！考慮事情怎麼可以……可以這樣草率不周詳，你……
　　　你把那些孩子開除，叫那些孩子去哪裡？

主角：他們當然沒地方去啦！

主角：你們只開會為了決議開除他，有沒有想到那些被開除的孩子，他們
　　　要面對什麼呢？！

主角：他們怎麼面對他們的人生呢？

主角：你知道我帶著他……到其他高中考插班考……他差半小時之後才交
　　　考卷，他告訴我說……他說他非其他一流中學……他非第一志願他
　　　不讀，嗚……

主角：可是他的心情他已經沒有辦法再準備其他的考試！

主角：他跟我很好耶……

導演：找一個人當弟弟，在團體中誰可以當妳的弟弟？

　　主角提及與弟弟的關係，因此，導演將劇導入主角與弟弟的關係中，邀請主角在團體中選出一個人做主角的弟弟，進行主角與弟弟的對話。導演的「轉幕」時機，依其臨場反應，但很重要的是導演須感受主角的內在，需要做專業的決斷，而非只是導演的感覺而已。

與過世的弟弟對話

主角：（主角指出團體中的一個人當其弟弟）……嗚嗚嗚……

（當弟弟替身一走入舞台時主角就哭得更大聲）

導演：現在妳要跟弟弟說什麼？

　　導演引導主角與弟弟對話，透過超越現實，讓主角有機會說出自從弟弟死後一直沒有對弟弟說出的話與想法或疑問。

主角：為什麼我都……我都會那麼想你，嗚嗚……嗚嗚……（哭泣），我……我以為我已經解決了這個問題了。

主角：為什麼我還會……那麼想你，我剛剛五歲的時候就把你畫出來，才警覺到我才五、六歲。我五歲你根本還沒出生，嗚嗚……嗚嗚……（哭泣）

導演：（語帶輕緩的說）看一下弟弟，想跟弟弟說什麼？

　　心理劇進行悲傷輔導時，很重要的一點是讓主角有機會對已逝去的親人對話，讓主角說出心中的疑惑、悲傷、痛苦、怨恨、不捨、愛與思念，情緒宣洩後，以一種新的方式與逝者連結，重新建構生命的意義。

主角：你覺得你就這樣的人生晃這一遭，究竟是代表什麼？

導演：角色交換，做弟弟。

　　在心理劇中主角說出重要的疑惑時，導演需要角色交換，讓主角在對角的角色中回答。

主角替身：我為什麼會這麼想你呢，你的人生來這裡到底是，來走這一遭來……是為什麼？

導演：（面對著扮演弟弟的主角）弟弟，你可以回答姊姊的話嗎？你看姊姊那麼難過，姊姊對這個問題想得到答案，你可以告訴姊姊嗎？

主角扮演弟弟：（沉默良久）

導演：你現在在哪裡，弟弟？你死了之後去哪裡了？

導演：你魂魄在哪裡？嗯？

導演：弟弟！

主角扮演弟弟：嗯！

導演：你有沒有回來看姊姊過？有沒有？你有沒有發現姊姊那麼心疼你，
　　　那麼想你，那麼的不捨你，有嗎？

主角扮演弟弟：有！

　　導演見主角在弟弟的角色中未能回答主角的話語時，導演就對主角進行暖身，協助其進入弟弟的感受與思維之中，因此，詢問弟弟死後在哪裡。此一問法有一作用是探詢弟弟過世後主角認為弟弟會去哪裡？若是主角能具體說出，導演在導劇時，就可依主角所描述的景物來設景，讓主角更進入劇中、更具體化場景。但在此劇中主角並未具體回答，所以導演將問話轉到「你有沒有回來看姊姊過？有沒有？你有沒有發現姊姊那麼心疼你，那麼想你，那麼的不捨你，有嗎？」讓主角在弟弟的角色上體會姊姊對他的情感，並請主角在弟弟的角色上回答剛剛姊姊所問的問題。此一做法行之於無形，導演需很靈活的運用，若能將劇帶得更深則更深，若不能，就做所能做的。導演在導劇時一定不能過度執著，需因劇而轉、而變。

導演：你要告訴姊姊什麼？

　　導演引導主角聚焦在所問的問題上。

主角扮演弟弟：那是我的人生。

導演：那是你的人生喔，什麼樣的人生呢？

　　導演繼續追問與聚焦。

主角扮演弟弟：我自己也要負責的啊！

導演：你要負什麼責，弟弟？

主角扮演弟弟：我被 H 中開除，我應該還有其他路可走啊！

導演：嗯，對啊，你為什麼沒這樣走，弟弟，後來你為什麼要去吸毒，然
　　　後酗酒然後肝硬化而死呢？

　　導演繼續追問，藉以擴展主角思維的視域。

　　在心理劇中除了協助主角宣洩其情緒外，很重要的是透過劇的問話與行動，來拓展主角看待事情的視域與角度。換言之，是擴大主角的認知層次，讓她對事件有較多的視野與視角來看待，來重框（reframe）事件。很多人誤解心理劇只是在情緒發洩而已，其實太狹隘了心理劇的功能，心理劇是同時兼具情緒宣洩、認知調整與行為改變等功能，而在現今講究理性的社會，情緒是被壓抑的、不能表達的，要求人在認知上加以改變，但是情緒、認知、行為三者是相互影響，情緒未疏，認知不易重框，行為不易改變，故心理劇在進行治療時，往往以處理情緒為先，認知調整為後，隨後行為就跟著改變。

主角扮演弟弟：回不去原來的自己……回不去原來……家人對我的期望。

　　主角走入弟弟的生命，體會出人「回不去」的處境與哀慟、無奈。

導演：回不去原來的自己，回不去原來家人對你的期望，對不對？
導演：所以你就失去了方向，是不是？
主角扮演弟弟：（點頭）
導演：失去了人生的價值了，是不是？
主角扮演弟弟：（點頭）
導演：就在人生的裡面飄過了，是不是？
主角扮演弟弟：（點頭）
導演：找不到自己了，是嗎？
主角扮演弟弟：（點頭）

　　導演擴展主角在弟弟角色上的處境與感受，同時也讓主角從較客觀的角度來看待弟弟的事件。

導演：你剛剛說你自己有責任，你有什麼責任，告訴姊姊。
主角扮演弟弟：我不應該遇到挫折，就攤在那裡了。
導演：嗯！

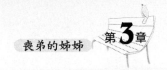

主角扮演弟弟：我應該還有其他的路可以走。

　　主角在弟弟的角色上客觀的回應提問。若在心理劇中未先處理對校長的憤怒與不滿，主角在弟弟的角色認知上是無法說出自己所應負的責任。

導演：但是你卻選擇了放棄自己，是不是？
主角扮演弟弟：對！
導演：你是故意這樣選擇的嗎？弟弟。
導演：還是什麼？

　　導演在此又做另一轉折，雖是弟弟要為自己的人生負責任，但他也有他自身的限制與處境。因此，導演問說：「你是故意這樣選擇的嗎？弟弟」、「還是什麼？」心理劇是很現象學的，對於現象的產生是有其特殊的處境，對此一處境的理解與體會方能走入他者的心靈世界中，此是學習心理劇者所須明瞭與學習的。

主角扮演弟弟：我無法接受我不再優秀。
導演：喔，你無法接受自己不再那麼優秀，是不是？
主角扮演弟弟：嗯。
導演：還有嗎？
主角扮演弟弟：還有我想要逃避。
導演：你想逃避，是不是？

　　「我無法接受我不再優秀」、「我想要逃避」，人自我的「自我概念」深刻影響一個人的所思、所言、所行與生命的態度和抉擇。當自我否認自我或回不到自我時，往往走向「逃避」與「怨恨」之中，逃避生活的環境，怨恨自己、怨恨他人。主角在弟弟的位置上體會出弟弟的不能接受自己與想逃避的處境。

導演：還有其他嗎？
主角扮演弟弟：當然也恨 H 中啊！
導演：你恨 H 中是不是？恨 H 中什麼？

主角扮演弟弟：恨 H 中不給我機會啊！

導演：恨 H 中不給你機會，是不是？

主角扮演弟弟：對！

導演：你想把這個校長怎樣？

導演：弟弟？

　　導演見主角在弟弟的角色中對校長還是有恨，因此，試圖將場景又拉到與校長的關係上，透過在弟弟的角色上處理與校長的關係。

導演：你看一下那個校長，你想把這個校長怎樣？

主角扮演弟弟：如果再這樣處理……事情，你是不配當校長的。

導演：嗯！

主角扮演弟弟：（主角把頭低下來）

導演：所以你不想看校長，對不對？

導演：不配當你的校長，對不對？

主角扮演弟弟：對！

導演：那看你姊姊呢？

　　導演試圖將場景又拉到與校長的關係上，但是主角似乎不願意面對校長，因此，導演又將場景拉到主角與弟弟的關係中。所以導演在導劇中所感受到的並不一定是主角所感受到的，導演可以試著探究，但是還是要以主角為主。這也是心理劇耐人尋味之處。

導演：怎麼辦？你姊姊還那麼難過。

主角扮演弟弟：對不起。（主角面向主角的替身——姊姊）

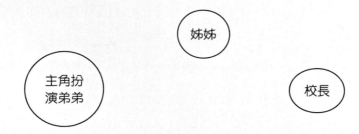

導演：對不起姊姊什麼？

主角扮演弟弟：害姊姊這麼操心。

導演：害姊姊那麼操心，還有呢？

主角扮演弟弟：還有讓姊姊失望。

導演：還有讓姊姊失望，是不是？

主角扮演弟弟：嗯！

導演：還有其他嗎？

導演：沒有了，是不是？

主角扮演弟弟：嗯！

導演：角色交換做自己。

　　弟弟說出對姊姊的道歉甚為重要，此中化解姊姊與弟弟之間的隔閡，這也是心理劇處理悲傷輔導中所進行的「四道」之「道歉」，讓主角與弟弟有機會說出彼此的抱歉，進而放下心中的操心、失望與悲痛。

導演：弟弟把那些話跟姊姊說。

導演：對不起，姊姊。（提詞）

輔角扮演弟弟：對不起，姊姊！

導演：害妳那麼的傷心。（提詞）

輔角扮演弟弟：害妳那麼的傷心。

導演：也讓妳那麼的操心。（提詞）

輔角扮演弟弟：也讓妳那麼的操心。

導演：我也很氣我自己，不再是一個那麼優秀的自己。（提詞）

輔角扮演弟弟：我很氣我自己……嗯……沒有辦法成為那麼優秀的自己。

導演：但是我有我的責任。（提詞）

輔角扮演弟弟：但是我有我的責任。

導演：我遇到問題挫折的時候，我不應該只有選擇逃避。（提詞）

輔角扮演弟弟：我遇到問題跟挫折的時候，我……不應該選擇逃避。

導演：但是我就是沒有辦法。（提詞）

輔角扮演弟弟：但是我就是……沒辦法。

　　導演用提詞的方式，教導扮演弟弟的輔角說出剛剛弟弟說的話。此中要說明的是：怎樣協助輔角與當輔角。

　　在心理劇中很多人是第一次參加心理劇，不知如何扮演輔角，同時也忘記主角所講過的話，此時導演就需站在輔角的旁邊或後方，用提詞的方式，將主角剛剛所說的話小聲講，讓輔角一一的說出來。若是對主角特別重要的字眼或詞句，最好能完全像主角剛剛所講的一樣，對主角的劇幫助才會更大。有時擔任輔角的人一緊張就把所有的詞都忘了，這時導演需要從旁加以鼓勵與協助；若輔角真的無法飾演此角色，有時導演就可以請其他人來擔任，但是盡量少這樣做，因為主角選出的輔角是用其 Tele（心電感應）選出來，對主角而言是有其意義與象徵特質。再者，身為輔角也要鼓勵自己扮演好自己的角色，這對自己而言是一角色訓練與同理心的訓練，也讓自己走入別人的生命，感受別人的感受、知覺他人的知覺。而在學習扮演輔角時的第一步，就是記下主角所講的話，剛開始可以從主角的站立姿勢、行為動作加以模仿，再者在心中複誦主角所說的話，久而久之，當自己全神投入時，自然而然能記住主角所講的話，甚至能以自己在主角的位置感受說出主角內心所沒有說出的話。到此程度，就可以擁有導演的必備資格，能將劇場中每一個角色所說過的話全部放在心中，並適時的拿來使用以協助主角劇的進行。

導演：聽到弟弟心裡的話嗎？

主角：嗯！

導演：想跟弟弟說什麼或做什麼？

導演：會不會想靠近弟弟？

主角：（沉默）

導演：妳現在在想什麼？

主角：心裡在想，若不是你帶給爸爸很大的傷害……

導演：跟弟弟講！

主角：你就這樣子，給爸爸帶來很大的傷害！

主角：爸爸在你走了以後，整個人都變得不是很正常。

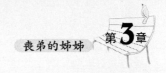

導演：角色交換。

導演：（對主角說）當弟弟。

　　導演讓主角有機會和弟弟對話，讓主角進入弟弟的位置回答主角的提問。

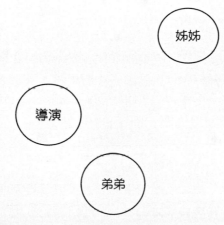

主角：弟弟你就這樣走了，你讓爸爸受到很大的傷害，他都變了，都不正常了。

主角扮演弟弟：（沉默）

導演：弟弟你知道嗎？

導演：你要跟姊姊說什麼？或做什麼？

主角扮演弟弟：我知道他很疼我。

導演：嗯！

主角扮演弟弟：可是我死就死了，妳……要叫他看開一點！

導演：嗯！

導演：你還有什麼話要跟你姊姊說？

主角扮演弟弟：啊！妳也不要煩惱太多，煩惱妳兒子的生活啊！

　　感受到主角進入弟弟較高層次的靈性，超脫世俗的看法，以較高的智慧來觀看人間。因此導演順此脈絡繼續引導。

導演：有什麼要煩惱的？

主角扮演弟弟：就是妳兒子都長大了，也沒變壞啦！

導演：喔！

導演：你在天上做神了，對不對？

主角扮演弟弟：嗯！

導演：你在天上，人世間的所有事情都看得很清楚，對嗎？

主角扮演弟弟：對！……對！

　　這是一種超個人心理學（transpersonal psychology）的做法，讓主角在弟弟的位置上，以一種超脫世俗的眼光來看世界，藉以擴展主角的靈性智慧，用一種較為清明的角度來看人世。同時也讓主角感受到弟弟過世後，自己在靈性的提升。

導演：你有什麼話要跟你姊姊說？

主角扮演弟弟：妳學什麼生死學啊！妳自己要真正學到東西啊！……妳自己要覺悟一些什麼事情啊！

導演：要覺悟什麼事情，你跟你姊姊說，你姊姊來讀生死學才一、兩年而已，不過你在天上看得比較清楚，你跟她說，要覺悟什麼東西？

　　導演借話問話，讓議題更深入。

主角扮演弟弟：我的人生這樣，也不是說你可以控制的。

導演：嗯！

主角扮演弟弟：我在這裡，有機會我會修練我自己。

導演：你在天上，也會修練自己？

　　在交互的對話中，主角來回進入弟弟與自己的角色，也一層層的進入自己與弟弟的內心世界與智慧，讓主角感受到弟弟知道爸爸對他的疼愛，同時也站在弟弟的角色中教導自己不要過度煩惱自己的孩子，自己的孩子跟舅舅不一樣，孩子沒有變壞，同時也站在弟弟的角色教導自己生死學的理念。

　　此時，導演在心理劇的做法是在問話中提升主角的靈性層次。最常使

用的問法是問往生者：「死後是不是成為神或成為仙」、「人死後身體沒
了，身體是否變得較輕，人事間的事情也看得更清楚」，以此讓主角站在
更為清明的角度來看人間，提升其看待人間事物的心靈層次。在超個人心
理學中，人都有一較高層次的心靈讓我們可以超脫世俗來看世界、看自己，
清明自己，體悟人生真諦。導演在此就運用超個人心理學的方式協助主角，
並讓主角體會到弟弟過世之後也在成長，自己也會照顧自己，讓姊姊不用
再罣礙。

導演：角色交換，做妳自己。

主角：（主角站回自己的位置）

輔角扮演弟弟：我知道妳很疼我，但是我已經不在了，妳不用再為我操心，
　　　　妳要自己照顧好。

導演：妳的兒子也念大學了，也沒有變壞。（提詞）

輔角扮演弟弟：現在妳的孩子要念大學了，也沒有變壞，所以妳現在不用
　　　　那麼煩惱。妳讀生死學，希望妳也可以在裡面得到一些什麼東西，
　　　　我的人生是我自己的人生，看開一點，我在這裡會修練我自己，請
　　　　妳放心。

導演：妳有聽到嗎？

導演：妳要跟弟弟說什麼？

主角：你就要像你女兒所夢到的一樣跟菩薩念經喔，知道嗎？

輔角扮演弟弟：我會。

主角：你一定要這樣，我才會放心喔！

輔角扮演弟弟：妳就放心就好。

主角：你的人生是這樣我很捨不得，但是日子還是要過。

　　導演讓主角角色交換，聽聽弟弟跟她說的話，同時也確認主角是否接
受弟弟的看法。在面對與接受人生的無常後，人都會找尋心靈的依靠，於
是主角就要求弟弟要多跟菩薩念經。此齣劇進行到此又進入另一境界，可
以感受到主角已能漸漸接受弟弟過世。在劇之初，主角不願選出弟弟來是
不接受弟弟的過世；其後選出弟弟，讓自己面對弟弟的過世、接受弟弟的

過世；之後主角進而告訴弟弟要跟菩薩念經，讓主角心安。此過程中轉化了主角的哀痛，放下憤怒，此四個階段分別符應了面對它、接受它、處理它、放下它的悲傷轉化。

導演：角色交換。

主角替身：你一定要像你女兒夢到的一樣在菩薩旁邊念經喔！

導演：弟弟你會這樣做嗎？

導演：你會和菩薩念經嗎？

主角扮演弟弟：會！

導演：你跟哪一位菩薩？

主角扮演弟弟：我跟地藏王菩薩。

導演：喔，你跟地藏王菩薩。

主角扮演弟弟：嗯！因為姊姊把我放在這裡，把我放在地藏王菩薩旁邊。

導演：喔！

導演：所以地藏王菩薩在你旁邊，讓你感覺怎麼樣？

主角扮演弟弟：讓我可以安心……跟祂念經。

以上，詢問弟弟是否能照主角的要求做，且更具體化弟弟所皈依的菩薩，穩固其心。同時也道出主角為弟弟所做之事，讓弟弟能安心，也讓主角感受到自己為弟弟所做的事對弟弟有用。悲傷輔導中所談的四道之「道愛」，不一定要用嘴巴說出愛，而是能夠表達愛、感受愛。生者往往都想為死者做些事以表達愛，但不知所做死者是否得到或感受到，有時好像將對死者的愛拋向虛空、無所回應，而心有所失落與不踏實，若能知覺生者為死者所做的一切，死者能明瞭與接受，對生者而言，是一大回饋與實在的力量。心理劇就是提供此一超越現實的空間與時間，讓生者可以與死者互動，表達彼此的愛、化解生前的衝突，建立新的連結與新的生命意義。

與地藏王菩薩的對話

導演：把地藏王菩薩請出來。在團體裡面，看一下，誰長得像地藏王菩薩，

看一下，轉一個圈看看。

　　導演讓主角在團體中選出地藏王菩薩出來，是讓主角內心所想的事更為具體化，也從中找尋其心靈的力量。在心理劇中有時會將主角心中的信仰找出來，信仰不一定是宗教，而是心靈的力量，有人的信仰是老天，是上帝、是佛陀、是菩薩、是真主，甚至是生命哲學，對主角而言，這都是人生命的源泉與力量。心理劇中用此些力量讓主角在人生中有所依靠，有所交託，有所撫慰，有所療癒及心靈的提升。有機會與自己的信仰對話、質疑、辯論，找尋新的意義，對主角而言是很重要的。在此，**導演的修為**就很重要，能否具有多元文化視角，以及能以主角的利益為最高準繩來面對主角的信仰，是一個很大的課題。同時，**導演對各宗教的教義與義理及人生的生命哲學需有一定的深化與涵養**，才能適時的協助主角走出生命與人生的困頓。

主角：（從團體中找一位同學當地藏王菩薩，站在主角後面）
導演：所以地藏王菩薩在你身旁，對不對？
主角扮演弟弟：嗯！（點頭）

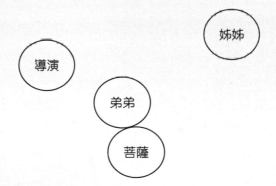

導演：和祂念經，是不是？
主角扮演弟弟：嗯！（點頭）
導演：菩薩讓你了解很多事情，對不對？
主角扮演弟弟：嗯！（點頭）
導演：弟弟，你有沒有什麼事情要問地藏王菩薩的？要跟地藏王菩薩說什

　　麼話？你看地藏王菩薩那麼慈悲的站在你的身旁。

主角扮演弟弟：（主角轉過身來，跪在地藏王菩薩面前）我求地藏王菩薩
　　　　……

導演：嗯！

　　導演的「嗯」一來回應主角所說的話，二來也讓主角感覺是菩薩在回
應她，讓對話持續進行下去。

主角扮演弟弟：保佑我在世的親人可以安心。

導演：嗯！

主角扮演弟弟：不用每日過度牽掛想念，我在這裡過得還不錯！

導演：還有什麼要跟地藏王菩薩求的嗎？要跟地藏王菩薩說的。

主角扮演弟弟：其實說……地藏王菩薩，祈求祢不要嫌棄我這輩子做得不
　　　　好，讓我可以有一個機會可以修行。

導演：把你的需要跟地藏王菩薩說，都跟地藏王菩薩說，跟祂求，地藏王
　　　　菩薩很靈驗，很慈悲的，祂都在聽你說。

主角扮演弟弟：我有一個女兒都沒有好好養，我一輩子都在讓家人操心煩
　　　　惱，我這樣做很不對的。

導演：我在這裡跟你懺悔。（提詞）

主角扮演弟弟：我今天要跟祢懺悔。

導演：我希望地藏王菩薩祢……

　　導演用「語句完成式」導引主角說出心中的話。

主角扮演弟弟：我希望地藏王菩薩祢可以將我渡化。

導演：嗯！

主角扮演弟弟：我會很認真和祢修。

導演：（導演在輔角旁邊向輔角提詞）我一直在你身旁，你說的話我都有
　　　　聽到。

輔角扮演菩薩：我一直在你身旁，你說的話我都有聽到。

導演：你有聽到地藏王菩薩跟你說的嗎？

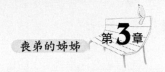

主角扮演弟弟：嗯！

導演：你要跟地藏王菩薩說什麼？

主角扮演弟弟：地藏王菩薩，若是我的心沒有那麼堅定時，祢要給我提醒。

輔角扮演菩薩：好。

主角扮演弟弟：因為我這輩子吸毒沒有好好過，像我這種的人，我可能……

輔角扮演菩薩：好，你放心。

導演：（導演在輔角旁邊向輔角提詞）我就是要來渡化眾生的，而你就是
　　　眾生之一，所以你放心，絕對可以安心的在這裡好好修行。

菩薩：我就是要來渡化眾生的，而你就是眾生之一，所以你放心，絕對可
　　　以安心的在這裡好好修行。

主角扮演弟弟：（點頭）嗯，請地藏王保佑家人，請他們安心。

導演：還有什麼要跟地藏王菩薩說的？

主角扮演弟弟：沒有。

導演：沒有了，是不是？

主角扮演弟弟：對。

導演：角色交換，做地藏王菩薩。

　　劇走到此，主角已進入弟弟的位置及角色中，從弟弟的角色中說出希望菩薩能保佑在世的家人，說出自己現在在另一個世界過得不錯，家人不用牽掛。同時祈求菩薩能不嫌棄，可以給自己一個修行的機會，同時對自己沒有盡到為人父的責任進行懺悔，若自己信心不足時菩薩能加以提醒。這些話語某種程度也是主角內心向菩薩所求的，讓弟弟能跟隨菩薩修行，能不因弟弟在人世做得不好而嫌棄弟弟，當弟弟信心不足時能提醒弟弟，而不是像在人世間一樣就墮落自己、放棄自己。同時主角也祈求菩薩給弟弟有懺悔的機會、渡化弟弟。這些話語透過在弟弟的角色說出，對主角而言是一種悲傷的轉化與祝福，是從悲傷與失落中一種心靈層次與認知的轉化歷程，化解人生中的不圓滿，讓靈性有一新的起點，而非存在惡性循環之中。

　　在宗教上懺悔具有其深厚的意義。以佛家而言，在《六祖壇經》中懺

悔品第六：「云何名懺？云何名悔？懺者，懺其前愆。從前所有惡業、愚迷憍誑忌妒等罪，悉皆盡懺，永不復起，是名為懺。悔者，悔其後過。從今以後，所有惡業、愚迷憍誑忌妒等罪，今已覺悟，悉皆永斷，更不復作，是名為悔。故稱懺悔。凡夫愚迷，只知懺其前愆，不知悔其後過。以不悔故，前愆不滅，後過又生。前愆既不滅，後過復又生，何名懺悔？」懺悔，自性清淨，自心不亂，自心無所攀緣，更重要的意涵是前愆懺，後過可悔，凡夫癡迷，愆過不斷，但自性覺，懺其前愆，悔其後過，生命又有一新契機，而非永沉生死苦海。這就是生命的寄託與轉化，生命有所寄託，生命就有轉圜契機，帶來生命希望。在中國，為往生者念經拔度，死者有所超脫，生者心有所安，安於死者不再受苦，安於為死者盡心力、不愧疚、給祝福。此雖與現代悲傷輔導做法不同，但卻深具悲傷輔導療效。心理劇中，讓生者在劇場中以各種形式有所懺悔之行動，其意在此。

主角：（回到自己的位置）

導演：弟弟（扮演弟弟的輔角）過來。

導演：（導演拿衛生紙給主角）將眼淚、鼻涕擦掉。

　　導演讓主角將眼淚、鼻涕擦掉，目的是協助主角進入菩薩角色與轉換角色。在心理劇中此是細微的動作卻很重要，讓主角在進入某一角色前，將前一角色所帶來的情緒、感受做一處理，有助於主角走入另一個角色。另一方面也協助主角將其內在的悲傷在擦掉鼻涕時，同時從內心帶出，讓其悲傷外化與淨化。

導演：地藏王菩薩，祢看看這個善士，祢的信徒，祢要跟他說話嗎？

導演：好，（導演請弟弟的替身）開始。

輔角扮演弟弟：地藏王菩薩，希望祢能保佑我姊姊，我在世時沒做過什麼好的事情，但希望祢不要嫌棄我，能給我機會讓我認真的修行，我會認真念經，希望能在祢的身旁。

導演：地藏王菩薩。

主角扮地藏王菩薩：嗯。

導演：祢很慈悲的，對不對？

主角扮地藏王菩薩：嗯。

導演：祢有聽到這位善士跟祢求的事情嗎？

主角扮地藏王菩薩：有。

導演：祢要跟他說什麼？

主角扮地藏王菩薩：我……我就是來渡眾生的。

導演：嗯。

主角扮地藏王菩薩：所以你只要有心，肯悔改，跟著我，有一天你一定可以修得正果的，你放心！你家裡面的人我會保佑，這樣子你也可以在這裡和我一起修行，然後迴向給你這個世間的親人，也可以消你的罪業。

　　主角在地藏王菩薩角色上的回應，有助於深化與貞定剛剛主角在弟弟角色上的期待與祝福。

導演：祢要跟他姊姊說什麼？他姊姊都躲在那邊很難過，很傷心，都沒什麼相信她的弟弟在這裡和祢修行，祢要跟他姊姊說什麼嗎？

　　導演見弟弟之事已處理得差不多，很巧妙的將劇又導入主角本身，探索主角應如何面對自己的難過與悲傷。

主角扮地藏王菩薩：你放心吧，他跟著我就對了啦！

導演：嗯！

主角扮地藏王菩薩：緣盡就盡了，不用想那麼多啦！

導演：（導演指著姊姊）祢對這個信徒還要說什麼嗎？

主角扮地藏王菩薩：你若是有時間，也是可以……可以和我一起來修啊。

導演：要怎麼跟祢修呢？菩薩！

　　導演具體化主角如何做。

主角扮地藏王菩薩：有時間可以念《地藏菩薩本願經》。

導演：嗯！

主角扮地藏王菩薩：這樣也算是可以消業障啦。

導演：所以……若是信女念《地藏菩薩本願經》，對他（導演指著弟弟）
　　　也可以消業，對不對？

　　《地藏菩薩本願經》之〈利益存亡品第七〉經文：「是南閻浮提眾生，
命終之後，小大眷屬，為修功德，乃至設齋，造眾善因，是命終人，得大
利益及解脫不？地藏答言：……若有男子女人，在生不修善因多造眾罪。
命終之後，眷屬小大，為造福利一切聖事，七分之中而乃獲一，六分功德，
生者自利。」因主角深信地藏王，因此，導演藉《地藏菩薩本願經》之經
文將主角的念經行為與弟弟做更深的連結。

主角扮地藏王菩薩：對……也可以迴向給她的弟弟。

導演：喔！

主角扮地藏王菩薩：把他……業障……比較重的業障也可以幫助他消。

導演：所以菩薩祢還要不要跟他說什麼的？

導演：對那個校長呢？祢要怎麼跟他說，菩薩！

導演：祢……祢看，她（指主角替身）對那個校長都無法原諒，對不對，
　　　菩薩，祢作為菩薩對不對，祢要對這個信女怎麼說？要怎麼排解他
　　　們兩個人之間的事情。

　　導演藉主角在菩薩位置教導主角如何面對自己的悲傷難過後，又趁勢
引導主角以較高靈性的角度來面對、排解主角與校長之間的糾結。

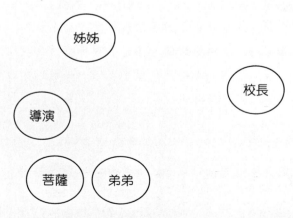

與校長恩怨因緣的消解

主角扮地藏王菩薩：放下吧，人非聖賢啊！又不是說做校長就有多行，他
　　也是凡人啊，說不定就是妳弟弟這輩子欠他的，否則也不會遇到這
　　個校長啊，妳這樣想就好了別再相結怨啦，事情都發生了，一切都
　　應該有因緣的啦！

導演：祢還要對他們說什麼，這對姊弟，菩薩。

　　導演又藉主角在較高靈性（菩薩）的位置，來處理姊弟關係。

主角扮地藏王菩薩：你們兩個，你們兩個姊弟看起來是很有緣分，只不過
　　這輩子也算緣盡了，就不用互相、互相拖磨啦。

導演：喔！

主角扮地藏王菩薩：妳弟弟已經往生了，想要跟我修嘛，就跟我修，OK，
　　妳就放心。

導演：菩薩也會說英語！

團體成員：（笑）

　　放心，是主角內心很深的期望與釋放，此也可以感受到主角的交託與
釋放。

導演：好！角色交換，做姊姊。

　　導演讓主角回到自己的位置，回應剛剛自己在菩薩位置所說的話。這
些動作是很重要的，核對主角對剛剛在較高靈性位置的回應，是讓主角聽
到自己內在的聲音，轉化與構作其內在的感受、思維，強化其轉化後的認
知與見解。

導演：來，菩薩來，菩薩站在這裡，弟弟在……在菩薩面前。

導演：（導演先將剛剛菩薩說的話說一遍給輔角聽，再接著說）菩薩把那
　　些話跟主角說。

輔角扮地藏王菩薩：妳跟妳弟弟，這一世的因緣也很好，很好的姊弟的一

段因緣，可是就是妳和弟弟因緣已經盡了，所以內心也要放下這段
因緣，希望凡事能夠多結善緣。那麼……，那妳弟弟現在跟在我的
身邊修行其實也是一件很好的事，所以不必太擔心，那如果妳有空
的話妳可以誦一些地藏經啊，迴向給他，一方面能夠幫助妳消除一
些業障，那另外一方面也可以迴向給他，希望能夠早日可以去投胎，
去更好的地方。那至於妳跟這個……就是校長，其實，其實他也是
凡夫，他也有犯錯的時候，希望妳能夠原諒他，不要再對他那麼埋
怨，這樣對妳對他都很好，來世也不要再結這份惡因緣。那妳弟弟
……現在跟我修行，嘛……嘛係OK！

團體成員：（眾人再度笑）

導演：聽到菩薩所講的話了嗎？

主角：（點頭）

導演：妳還要跟弟弟或菩薩說什麼的嗎？

主角：（面對弟弟）弟弟……你就要好好的……跟地藏王菩薩去修行喔，
　　　我自己……，我想我應該會……會一天一天越來越接受這個事實啦，
　　　嗯！（主角點頭）

導演：還要跟弟弟做什麼嗎？或說什麼？

主角：你自己認真修啊，既然在這裡來修行，我也會更勤快會念經做功課
　　　來迴向給你。

導演：所以妳想……靠近弟弟嗎？或做什麼？

主角：我……我要跟弟弟抱一下。

主角：（主角從她的位子走向弟弟，抱著弟弟）

導演：好，抱抱弟弟，好好抱抱弟弟。

導演：內心還有什麼話要跟弟弟講的都一起講。

主角：我有時候想到，我會捨不得他啦！

導演：嗯！

主角：不過他本來那麼優秀，人生變成這樣，只不過一切都發生了，我們
　　　也沒辦法，就要接受啊，你在天上，答應我要好好的修行。

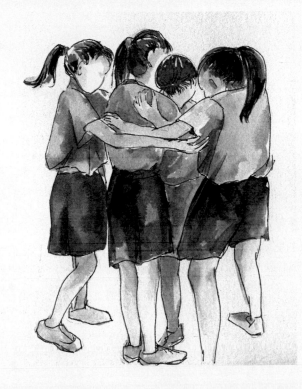

　　導演進一步想用身體的靠近來拉近彼此心理，在心理劇中，往往會從空間與心理的關係來協助主角與他人的連結，身體的靠近有助於心理的拉近。空間距離，在心理劇場中往往是心理的距離，導演在導劇過程中經常運用此空間的位置修復人與人之間的斷裂，增進彼此之間的連結，釋放彼此之間的仇恨，接納彼此的差異，促發愛與感恩在人與人之間的流動。

導演：角色交換，當弟弟。

　　導演見主角已做完道歉、道愛後，接下來引導主角進行祝福與道別。

導演：地藏王菩薩一起坐在弟弟旁邊保佑弟弟。
導演：弟弟現在要跟地藏王菩薩回去修行了。

　　導演說此話是在為主角暖身，將主角暖入即將和姊姊告別的角色。

導演：（導演對主角替身說）現在弟弟要跟地藏王菩薩回去那個地方之前，

　　　　妳有沒有什麼跟弟弟……跟他說的呢？

主角替身：你就好好的跟地藏王菩薩去修行，這樣你姊姊才會放心，我也
　　　　會慢慢的將你放下，我們可以一起念地藏菩薩經，迴向給她，希望
　　　　我們以後還會有好的因緣。

　　　導演藉主角替身說出主角剛剛說的話，協助主角進入弟弟的角色。

導演：弟弟現在要跟菩薩走了，對不對？

主角扮演弟弟：嗯！

導演：在你和菩薩要去修行之前，你要和姊姊說什麼，要和姊姊道別嗎？

主角扮演弟弟：別再罣礙了啦！

導演：嗯！

主角扮演弟弟：我這一次會真心好好的去念經，妳不用再為我罣礙了。

導演：你在天上會為她保佑嗎？

主角扮演弟弟：會！

導演：會保佑你家裡面的人嗎？

主角扮演弟弟：會！

導演：你姊姊想你的時候，要怎麼辦？要做些什麼事情呢？

　　　導演引導主角在思念弟弟時，可以做些什麼。在悲傷輔導時，對喪親
者而言，思念是一種與死者的連結，也是一種牽掛。連結是往生者在生者
心中「未死」，牽掛是在人死後看不見、聽不到、摸不著、無法實體接觸
的掛念與飄搖，那種內心的空蕩與想抓到感受的交雜，一種想見見不著、
想摸摸不著、想聽聽不見，沒有希望，有的只是虛空想實滿的感受。因此，
在悲傷輔導中如何協助生者將其對死者的思念，以一種具體的作為或行動
做為思念的替代非常重要，有助於將思念從無形化為有形、化為行動，讓
生者具體感受到，脫離那摸不著的虛幻與虛空的惆悵。

主角扮演弟弟：妳若想我的時候妳就哭出來也是沒關係啊，或是靜心看一
　　　　些經典的東西，可以幫助妳。

導演：嗯！

導演：角色交換，做妳自己。

主角：（回到自己角色的位置）

輔角扮演弟弟：我現在已經要跟地藏王菩薩一起去修行，要去念經，請妳
　　　可以放心，不要再罣礙，妳若是想我的時候，妳也可以哭出來沒有
　　　關係啦，哭出來對妳應該是有幫助。

主角：嗯（主角點頭），我以後想弟弟時可以哭出來，也可以多念經迴向
　　　給弟弟，可以幫自己靜心。

導演：還要做些什麼嗎？跟弟弟。

主角：這樣我知道，你就是菩薩派你來，來渡化我的。

　　　主角此話，道出主角對弟弟的看法已有很大的提升與轉化。

導演：所以弟弟也是菩薩派來，來給妳渡化的，對不對？

主角：嗯！

導演：所以現在可以讓妳弟弟和菩薩一起去修行了嗎？

　　　導演用「可以讓妳弟弟和菩薩一起去修行了嗎？」來詢問主角是否可
以和弟弟道別，其用意在探詢主角可否與弟弟道別，另一用意是弟弟有菩
薩保佑，主角可以放心。此問話比「可以和弟弟道別嗎」用得更巧妙與有
意義。

主角：嗯，可以！

導演：可以了！（導演用手勢請菩薩及弟弟退出舞台）

導演：這校長怎麼辦？

　　　導演讓主角來面對在舞台上的校長。在心理劇中，心理劇的舞台即是
主角的內心世界，導演問「這校長怎麼辦？」的隱性意涵是「主角現在在
妳的內心世界要如何面對與看待校長」，讓主角加以省思與行動。

主角：如果我跟我弟弟的問題解決了，校長也不重要了。

團體成員：（大笑）

導演：所以妳要將這個校長怎樣？

主角：就……就回去做他自己！

團體成員：（再度大笑）

導演：可以讓那個校長走了，是不是？

主角：（點頭）

導演：好，校長去做你的校長。（揮手示意請校長退出舞台）

失落自我的重整

　　在心理劇中很重要的是處理主角心中的未竟事件，但更重要的是要整合主角自己，因此，在劇的最後都會讓主角與自己對話，在對話中重新發現自己、看見自己、整理與整合自己，從中導演也可以偵測出主角的未竟事項之處理程度。

導演：替身出來一下。（指主角的替身）

主角：（主角與主角替身面對面）

導演：要跟自己說什麼或做什麼，看一看自己。

主角：我都不知道妳……妳那麼久都沒有走出來，可是經過今天這樣……
　　　妳應該要走出來（主角往前擁抱替身），妳應該要放心。可以想，
　　　但是，不是想得很傷心，就是思念就好了，不要再想過去那些懊惱
　　　或指責的事。想本來就一定會想，就想弟弟跟地藏王去修行就好了。

　　主角覺察出自己之前並未走出喪弟的哀痛，並告知自己要走出來，同時以行動（擁抱）跟自己接觸與撫慰，並且在認知上告訴自己弟弟已跟菩薩去修行。

導演：角色交換。

主角：（和替身交換位置）

主角替身：我都不知道妳心裡那麼久都沒走出來，但是妳應該要將這件事
　　　　　情放下，妳就想他已經跟地藏王菩薩去修行了，妳要將他放下。

導演：要想他也是可以的。（提詞）

主角替身：要想他也是可以的，本來就是可以思念的。

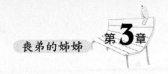

主角：嗯！……知道！

導演：聽到了自己的話了嗎？

主角：（點頭）

導演：要回答自己什麼？

主角：我知道了，我現在會想，但是我應該會比較不會那麼生氣，我會跟
　　　自己說，他這輩子應該是要來渡化我的吧，他應該也是有他的使命。

　　　主角講出經過心理劇後在其內心的氣已減少，同時在認知上也將弟弟
的事件當做是對自己的渡化。

導演：角色交換。

主角：（和替身交換位置）

導演：（對替身說）抱著她，把剛剛那句話跟她講。

主角替身：我知道，他這輩子來就是要來渡化我的。

導演：要跟自己說什麼，妳聽到自己說的話了嗎？

主角：嗯！

導演：要跟自己說什麼……或做什麼？

主角：不要再想那麼傷心啦，嗯！弟弟雖然一生沒有符合社會的期待，但
　　　是他這樣過一生也是有他的意義，他就是要來渡化自己的，也不要
　　　再去怨歎啦，反正妳的心裡真正感恩他，那樣，他就會很好過了，
　　　對他本來就是會思念。

　　　主角轉化對弟弟人生的看法並賦予意義，這是在悲傷輔導中很重要的
意涵。近代生死學學者 R. Neimeyer 認為檢視自己的失落，可以帶來新的意
義建構與轉化。心理劇過程顯然可以看到主角對弟弟過世事件已產生明顯
的意義與建構。

導演：角色交換！

主角：（和替身交換位置）

主角替身：弟弟他一生，這樣過應該也不是說完全沒意義，他有另外一個
　　　責任就是要來渡化妳，這樣想就不會這樣難過，對他也會比較好。

導演：是嗎？

主角：（點頭）

導演：看一看自己，要跟自己說什麼或做什麼？

主角：（主角邊說話邊梳理替身的頭髮）經過今天就是應該要真正要想通啊，（主角頭抬一下思考）……思念歸思念，其他有的沒有的，就不用想那麼多。（主角邊說自己邊點點頭）

　　　　主角逐步的自己整合。

導演：角色交換。

主角：（和替身交換位置）

導演：（對替身說）跟她摸摸頭。

主角替身：過了今天，妳應該要將他放下，不管是思念或不思念，那些都已經過去了，我們要放下。

導演：現在感覺怎樣？

主角：嗯！很好！

導演：還想要說什麼或做什麼嗎？

主角：（主角靠近替身擁抱替身）

導演：好好抱抱妳自己，抱久一點，好好跟自己在一起。

主角：雖然弟弟這樣，但是我也是以他為榮啦！

　　　　主角道出雖然弟弟遭退學走入歧途，但仍以弟弟為榮，換言之，主角對弟弟的誤入歧途已能釋懷。

導演：那些是他的生命雖然走了，但是卻帶不走的東西，是不是？

主角：嗯！嗯！（主角點頭）

　　　　導演的「那些是他的生命雖然走了，但是卻帶不走的東西」這句話，在悲傷輔導中非常重要，其一是生命走了並不是所有的一切都走了，二是生命中有很多是生命失去了但還留在人的內心世界中。此劇協助主角與往生者從實體的連結轉為無形的連結，生命結束並非一切斷裂，可以其他方

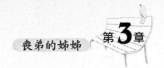

式與人做連結。

導演：跟自己說！

主角：就是說，不論如何，他都是永遠活在我的心中，我也是會珍惜這一
　　　份姊弟情。

導演：角色交換！

主角：（和替身交換位置）

主角替身：弟弟雖然是這樣，但是他在我心目中也是很優秀的。

導演：他永遠都活在我的心目中。（提詞）

主角替身：他永遠都活在我的心目中，我也很珍惜這一段姊弟情。

導演：是嗎？

主角：嗯！（點頭）

導演：還想跟自己說什麼或做什麼嗎？

導演：到這邊可以嗎？

　　　導演在劇結束前可以問一下主角，以確定劇的結束，而非導演想結束
劇就結束劇。

主角：可以！

導演：好！去角。

去角

　　　去角（derole），是去掉在劇中所扮演的角色。此用意有二：一為讓輔
角去掉在劇中的角色、情緒與扮演的行為，協助輔角回到團體中與現實中
（reality）。其二是協助主角去掉對輔角的投射與移情，讓主角與輔角從超
越現實（surplus reality）中回到現實中來。

導演：那個校長要去角喔！

校長替身：我是某某某，不是那個狗屎校長。

主角替身：我是楊某某，但是我不是妳。

弟弟替身：我是某某，不是妳的弟弟

菩薩替身：我是某某某，我不是地藏王菩薩。

導演：上一下洗手間，好嗎？等一下回來分享，喝點水。

參、分享階段

　　分享，是心理劇的第三個階段，其作用是讓主角休息、回到團體來。心理劇的進行如同進行一場心靈手術，分享階段就如同手術後讓主角在恢復室休息一樣，聽聽其他成員在劇中的感受或相同、類似的故事，協助主角從超越現實中回到現實生活中來。

導演：好，坐起來圍一個圈圈。

導演：（示意讓主角坐在導演旁邊的椅子上）

導演：好，分享一下好嗎？

導演：分享的時候只說自己的故事跟主角分享，或在主角的劇中有哪些話或情景觸動到你的部分提出來分享，或者是說你在扮演替身或輔角時的感受可以提出來和主角分享。但要提醒各位的是，只說自己的故事，對主角的劇不要分析！不要比較，不要批評，不要建議，也不用鼓勵，因為每個人都有他自己本身存在的力量，好嗎？

　　導演提醒團體成員對主角的劇「不分析」、「不比較」、「不建議、不鼓勵」的理由如下：「不分析」，若對主角的劇加以分析，猶如再將主角推入手術房進行解剖一樣，對主角是不好的。分享是讓主角休息，聽聽其他團體成員的生命故事或類似事件，協助主角沉澱與整合自己，讓主角體驗到其生命遭遇的普同感。「不比較」，分享時不比較的原因在於，生命事件是不能比較的，人在不同境遇中的遭遇與反應有其特殊性，是要進入主角情境中來體驗與感受、來貼近主角的心靈，而非以旁觀者或評論人或有意無意以高人一等的角色來參與他人的生命故事。「不建議、不鼓勵」，是主角經過心理劇後對自己生命有所洞察與感受，至於其體悟程度與消化時間速度不一，宜尊重主角。有時團體成員在分享時，會想給主角

更多的建議，或鼓勵協助主角好還要更好，但是需審視的是自己是否在不知不覺中覺得自己高人一等，比主角優秀。如同西方諺語中有一句話：「引人進入地獄的都是出於好的動機」（The road to hell is paved with good intentions），或中國人說的「好心成壞事」。

　　因此，在分享時要學會尊重，尊重每一個人的差異性、尊重每一個人的適應速度、尊重每一個人的處境。

導演：有誰呢？

導演：好，來！

甲同學：主角她弟弟的狀況跟我的狀況是有一點類似，就是比較同質。我
　　　　想到我自己，我進入到初中的時候，就發生類似事情。那時我進入
　　　　一流學校，我是那種天真無邪的學生，跟其他同學差異是非常大的，
　　　　為什麼我不懂的東西所有的人都懂，為什麼老師講什麼我都聽不懂，
　　　　那時自己連挫折感都沒有，因為你來不及挫折感。欸！你知道自己
　　　　不懂，然後你就會自我放逐了，就是把自己放棄掉了，這樣，咳！
　　　　對！將自己自我放逐的意思就是說自己也可能不夠努力，那其實另
　　　　外一個講法就是說自己根本不知道從哪個地方開始努力，所以整個
　　　　初中三年，三年的過程自己放棄自己，周遭的人包括師長們也都會
　　　　放棄你。還不到畢業，人家就是想盡辦法要把你弄走，因為他就會
　　　　覺得你就是害群之馬，不然你會影響到大家的聯考，所以自己當時
　　　　就在那樣的一個環境，那時的自己大部分是受壓抑的，而且當時的
　　　　自己又處在一個叛逆的階段。所以我感觸到主角弟弟的處境和我一
　　　　樣，……所以我會特別有感觸，謝謝。

導演：還有誰要分享的嗎？

乙同學：主角叫我演主角替身，其實……主角跟我的故事有點小雷同喔，
　　　　因為我家我也有一個小弟，在高中的時候，因為也是跟朋友好奇在
　　　　廁所裡面偷抽菸，然後就被學校的教官記過吧，然後第二次又為了
　　　　女生，跟別的男生打架就被退學了。那這個事情對我爸媽來講，在
　　　　我們家算是很重的一件事，可是發生這件事情時我在美國，後來，

他就換了三個學校，不是蹺課就是被退學，有點開始自我放棄了，也因為這個原因我爸才中風，倒下來。……（以下略）

丙同學：（略）

丁同學：（略）

戊同學：（略）

己同學：（略）

導演：還有嗎，沒有？

導演：（問主角）現在感覺怎麼樣？

在團體結束前導演再詢問主角的感受，為整個團體的結束做準備。

主角：今天下午在我畫畫的時候，我把弟弟畫上去，但是我五歲時弟弟還沒出生啊，後來有情緒，就出來當主角，感謝大家，我現在輕鬆很多了，謝謝，謝謝。

導演：好，手先牽起來，我想我們在這邊分享的，不管是今天說的還是畫的，或是早上或下午所進行的劇，你所看到、聽到的都留在這邊好嗎？然後尊重自己也尊重別人，當自己的心情還是起起伏伏的時候，記得把它寫下來。寫也是一種很好的方式，如果家裡有一些親人，你現在沒有辦法跟他說，你也可以寫日記、寫心得，下禮拜帶過來，可以嗎？所以我們今天到這邊可以嗎？然後記得保密，尊重自己也尊重別人。手牽起來，好！這邊所看到、聽到的，然後都丟在這裡，對不對？是不是？報自己的名字表示願意遵守保密的承諾。

團體成員：（學員輪流報自己的名字）

導演：好，謝謝大家。

團體成員：謝謝老師。

分享階段，讓主角休息、回到團體，回到現實生活中來，同時也讓團體成員可以將自己在劇中個人的感受或情緒加以表達，若此時團體成員在分享時情緒很大，導演可以考量時間或尊重分享成員的意願繼續導下一個劇。換言之，分享有時也是下一場劇的暖身。

在團體結束前，導演需要對團體成員再一次提醒保密的重要性，讓主角與團體成員間的信任感更為鞏固。

肆、案例解析

就本案例而言，主角弟弟的過世，係屬於死亡以「非常態」的方式發生，讓主角憤怒於死亡出現在錯的時間、錯的人生階段，以及錯的發生方式（李佩怡，2012：28）。一般而言，我們認為死亡發生的對象應該是壽終者而非年少者；主角弟弟成績優秀，進入一流高中就讀，就因為年少輕狂與他人打架，被學校退學，進而對自己期待落空、自我墮落、誤入歧途，走上吸毒、酗酒，導致年紀輕輕就肝硬化而死。主角認為弟弟的人生不應該是如此，弟弟的死亡是在錯的時間、錯的人生階段，以及以錯的方式發生。

此事件讓主角對教育制度憤怒、對弟弟高中的校長憤怒，同時也讓自己擔心。擔心自己的孩子會不會像弟弟一樣走入歧途，同時也讓主角憂慮弟弟在另一個世界是否過得很好，自己為弟弟做的功德是否幫助他離苦得樂。更甚者是讓主角否認弟弟的過世，隱瞞自己的悲傷。這些憤怒、憂慮、悲傷，讓主角開始探求生與死的議題、接觸生死學的知識，然而光是認知上的理解並不能解決其心中的迷惑與憂傷，尚需協助其情緒上的宣洩與靈性上的撫慰，方能讓主角更為踏實與轉化。

心理劇剛好提供主角此方面的不足。因此，在劇中導演隨順主角劇情的發展，讓主角宣洩對校長及教育制度的憤怒與不滿，進而消解對校長的怒與怨。用「超越現實」的手法讓主角與弟弟對話，讓主角看出自己的孩子和弟弟不一樣，對自己的孩子不用過度的焦慮，同時，讓主角與自己的信仰──地藏王菩薩對話，讓主角感受到弟弟已在地藏王身邊修行，對人世間有較清明的看見，消解主角心中的疑慮。更重要的是藉著此劇，讓主角更為整合自己，更貞定自己。

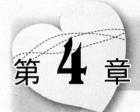

第 **4** 章

失依的柳葉

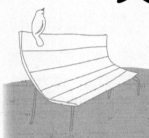

　　本場心理劇是以舞蹈與繪畫治療做為暖身的一場心理劇，劇中療癒主角喪父之痛及主角與母親的過度依戀。

壹、暖身過程

一、放鬆冥想

導演：（請把燈光調暗）

導演：請大家站起來，找一個身體可以伸展、伸展時不要碰到其他夥伴的地方。好，眼睛閉起來，雙腳與肩同寬，雙手自然垂下，深深的吸一口氣，然後慢慢的吐氣，再深深的吸一口氣，慢慢的吐氣，腳站在地上、頭放正，有一種頂天立地的感覺。再深深的吸一口氣，然後慢慢的吐氣，吸氣時由鼻子緩緩吸入天然之氣到自己肚臍底下的丹田，感覺氣吸滿後停留一至二秒，隨後慢慢呼氣，提肛將自己的會陰與命門一起收縮上提，將小腹與命門一同用力內縮，收縮同時

將元氣經過身體前面的任脈與身體背部的督脈，將天然之氣的精華帶入身體的每一個細胞，同時將身上的穢氣帶出，讓自己充滿元氣。再深深的吸一口氣，停留數秒，然後將氣經過會陰導向背部，沿著背部向上經過頭頂，將身上的穢氣從嘴巴吐出來。吸氣盡量深且沉，對，在呼氣與吸氣之間緩與均勻，慢慢的你會感覺到與天地合而為一，身體的小周天與宇宙的大周天連結在一起，漸漸的你感受到你的頭頂熱熱的。（停頓）

此時，有一道金黃色的光芒從你的頭頂貫穿下來，暖暖的很舒服，漸漸由頭頂融入你的身體，來滋潤你的胃與脾臟，有效掌控食物的消化以及從食物中萃取精氣傳送到全身各處，營養全身。（停頓）接著一道白色的光芒從你的頭頂貫穿下來，漸漸由頭頂融入你的身體，來滋潤你的肺部與大腸，讓呼吸順暢，將元氣輸送到全身，同時讓大腸蠕動順暢。（停頓）接著一道水藍色的光芒從你的頭頂貫穿下來，漸漸由頭頂融入你的身體，來滋潤你的腎臟與膀胱，讓你精氣飽滿，生命力旺盛，並有效排泄水分。（停頓）接著一道青色的光芒從你的頭頂貫穿下來，漸漸由頭頂融入你的身體，來滋潤你的肝臟與膽，有效疏導與協調其他臟器的功能活動，使人內在安定，情緒舒暢，同始讓你更有膽力與識見，更有決斷力與行動力。（停頓）最後有一道紅色的光芒從你的頭頂貫穿下來，漸漸由頭頂融入你的身體，來滋潤你的心臟與小腸，使小腸將食物分清泌濁，而在心上感受到被人所愛，並透過血液將愛傳遞到全身所有的細胞，最後這些進入人體的光融合在一起形成為彩虹將整個人籠罩住，滋養全身。讓自己感受與接受來自宇宙的這些能量。（停頓）

接下來老師放一段剪輯的音樂，你們跟著所放音樂的節奏與感受，舞動自己身體直到音樂結束為止。

冥想與放鬆是接近自我的途徑，在接近自我的同時也與天地之間做連結，此種天人合一觀點是中國所獨有，而將天與自我的身心連結更是東方

智慧的結晶，中醫中的五行、五志與五臟六腑亦是生命與哲學的體現。[1]本暖身是龔鉥博士將藝術治療與中醫結合的一大創舉，此冥想與中國的氣功導引密契，在導引中將能量導入人體的五臟六腑，促發五臟六腑的協調與相互滋補，療癒身心。在此之後透過音樂與舞動，以身上的舞動帶動內心世界，用導演自己所剪接融合水的聲音、搖籃曲、安撫、悲悼的音樂，牽引出潛意識中愛的滋潤與生命中的悲、愁、傷、痛、驚、恐感受，讓自己與自己生命接觸，感受生命、渴望接觸。

二、自發繪畫

導演：（音樂漸漸停歇）

導演：好，大家慢慢把眼睛張開，每個人拿一張宣紙與一盒水彩，在宣紙底下墊一張報紙，將剛剛冥想與聽音樂舞動的心裡感受畫出來。

　　自發繪畫，是一種情緒的宣洩與表現，將在冥想與音樂舞動中的感覺感受表達出來。繪畫本身就是一種療癒，同時也是自我內心世界情緒、想法的展現。這種透過繪畫將主角潛意識的想法表達出來的方法，是融合了藝術治療、完形治療等手法的一種心理劇暖身的展現方式。此繪畫過程不僅讓團體成員情緒得以宣洩，同時也讓團體成員深藏在潛意識中之內心事件，透過色彩、筆觸展現出來，並且做為心理劇中探討主角內心事件的媒材。

　　此做法不同於心理分析的做法，由分析師或治療師直接透過圖畫（如羅夏克墨跡測驗）來分析人。心理劇著重的是主角如何詮釋其內心的世界，而非由外在事物來「分析」主角，心理劇重視的是「人」，人的主體是人，而非物，不可以等同物來分析；換言之，人必須透過自己來詮釋自己、了解自己，而非透過外在的事物來「框架」人或「解析」人，將人「物化」

---

[1] 註：有關五行學說可參閱

　　唐雲（2004），走近中醫。台北：積木文化。

　　山田光胤、代田文彥（2000），中國醫學篇。台北：培琳出版社。

　　紫圖（2006），圖解黃帝內經。陝西：陝西師範大學出版社。

　　王冰編註（1992），黃帝內經素問靈樞。台南：大孚書局。

或「學術化」，這樣才能真正理解人如何詮釋自己，以及如何透過不同的詮釋來轉化自己。透過繪畫中的顏色將主角潛意識的內心思維、感受展現出來，而非分析主角的畫，充分展現詮釋學「理解」（understanding）的精神。

三、畫完畫後，分享冥想、作畫過程的感受

導演：好，四個人一組，拿著你剛剛畫的畫與夥伴分享，分享的內容包括冥想時的感覺、隨著音樂舞動的感受以及作畫時的心情，及畫完畫後自己看著自己的畫的感受。注意，只分享自己的感覺、感受，而不分析或批評畫。

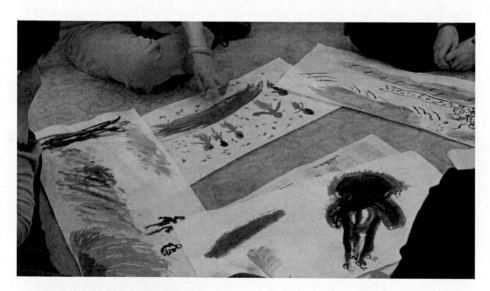

　　心理劇是一團體心理治療，透過分組分享過程，團體成員可以分享自己的冥想與繪圖過程的感受，同時在分享中讓團體成員接觸自己的情緒，產生相互了解與支持的力量。一般人或學過精神分析者很容易落入分析與批判的思維，因此，導演強調是分享與傾聽他人作畫的感受而不是分析與批判，導引團體成員用心與團體成員和自己在一起。

四、選主角

（二十分鐘後）

導演：可以了嗎？每一組裡選出一張畫來。請將每組選出的畫放在舞台前
　　　面。

導演：來，你們大家看一下。好，你們都去看一下，先看看每一張畫，看
　　　你喜歡哪張畫，哪張畫你有興趣想去探索的就站在那張畫的後面。

導演：自己也可以選自己的喔。

導演：好，這張畫最多人選，這張畫的主人是誰？是柳青的，好，等一下
　　　我們就以這張畫來做劇。

　　這是選心理劇主角的一種方式，讓團體成員感受與畫的連結，並以團
體成員連結最多的畫做為心理劇探索的主題，也較容易引起團體成員的共
鳴，同時也展現出此團體的共同潛意識。

貳、做劇

　　導演將主角的畫放於劇場之舞台布幕上，讓主角觀看自己的畫，並將
與畫中的顏色相同的布選出來，依序請主角把自己化成選出來的顏色（擺
出顏色的姿勢、聲音、動作）。

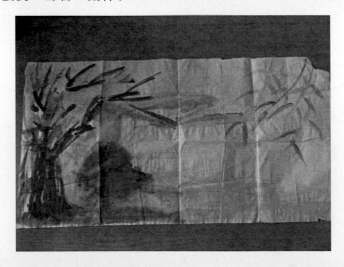

導演：（導演請主角看掛在劇場舞台上主角自己所畫的畫）妳看這裡有多少顏色，有哪些種顏色？那裡有很多布，妳去把那些，跟妳的畫一樣的顏色選出來。

主角：（主角分別選出綠色、黃色、紅色及灰色的布）

導演：妳看一下這張畫，哪一個顏色……最醒目？

主角：綠色。

導演：好。妳整個人變成綠色。把那個綠顏色披在妳身上，妳變成綠的顏色。披在身上，整個人變成這個綠色。好，妳現在就是這個綠色，有什麼動作？妳看一下那個綠的動作是什麼？姿勢有沒有動，有沒有動的？

主角：沒有。

導演：有沒有聲音？

主角：沒有。

導演：沒有聲音就是綠色是不是？沒有聲音對不對？好，妳就做那個綠色，整個人變成那個綠色，跟我完成底下幾個句子。有這樣的動作是不是？OK。

主角：沒有聲音。

　　導演從問主角在畫中哪一個顏色最醒目開始做劇，在劇中主角首先選擇的是綠色，導演要主角變成那個綠色，整個人變成那個綠色，這是一種具體化與形象化的技巧，將平面的作品轉為立體、有生命、有感受、有姿勢、有動作，是間接的將主角內在的事件藝術化的轉化成活生生的、視覺的與行動的、流動的藝術品。在此行動與具體化中，牽動主角內心深處的感受與感覺，將內在心理事件表象化讓主角「看見」。這是促進主角從視覺上自我覺察，進而促進主角轉化與改變。

導演：我覺得……對，妳現在是綠色，妳覺得怎樣？

　　導演運用語句完成法。

主角：我覺得……很溫暖。

導演：我覺得很溫暖，幫我記下來。（導演請團體成員記錄主角所造的語句）

　　　　我覺得很溫暖。我需要……？

主角：我需要……生長！

導演：我需要生長。我怕……？

主角：我怕……凋謝。

導演：我怕凋謝。不要以為我……？

主角：不要以為我……很柔弱。

導演：不要以為我很柔弱。我悄悄的渴望著……？

主角：嗯，我渴望……渴望能夠變化。

導演：我悄悄渴望著能夠變化，是吧？

　　導演透過一些「語句完成式」如：「我覺得……」、「我需要……」、「我怕……」、「不要以為我……」、「我悄悄的渴望著……」讓主角來完成句子。透過此過程將主角內心的感覺、需要、擔心、害怕一一的呈現出來。導演透過「語句完成」來了解主角在內心冰山底下的感覺、感受、觀點、期待與渴望，同時彰顯主角各個次人格（subpersonalities）及其內在語言，將主角的感受、認知、需要、期待、渴望表達出來。此做法可以將主角次人格的內在聲音與處境，及次人格之間的衝突具體展現出來，構成其「全形」（gestalt），讓主角有機會看到「整體的」自己，進而透過學習整合、轉化自己。

導演：找一個人做這個綠色。誰感覺像這個綠色？在團體裡面，看一下每一個人，看一下選一個人做這個綠色。慢慢的看一下、感覺一下……誰可以做這個綠色？

　　導演請主角在團體中找人來扮演綠色，成為綠色的輔角。在心理劇中的輔角，不只是人而已，輔角可以充當主角內心世界的任何事物，如此劇中的顏色，或者主角在劇中所需要的有生命或沒生命的景物、事物或寵物。

主角：我選他。（主角選出綠色輔角）

導演：好，OK，好。輔角來，角色交換，你（被選出來的成員）變成這個
　　　綠色，跟她做的動作姿勢一樣，知道吧？

綠色輔角：（主角與綠色輔角依據導演指示交換位置）

導演：OK！好，站她剛剛的位置，照她剛剛的姿勢這樣做。（輔角模擬主
　　　角動作）好，照她剛剛那個姿勢做，對，變成那個綠色。提詞一下：
　　　我覺得……你跟著念，我覺得……盡量把它記下來。

綠色輔角：我覺得好溫暖。

綠色輔角：我需要生長。

綠色輔角：我怕凋謝。

綠色輔角：不要以為我很柔弱。

綠色輔角：我悄悄的渴望著能夠變化。

　　導演指導輔角如何扮演綠色的輔角，為了使輔角能記住主角剛剛所完
成的語句，一般都會請團體成員記下來，待輔角上台時才提詞提醒輔角剛
剛主角所完成的話，因主角所說出的話語是主角內心極為重要的事件線索，
所以才需一句不漏的記下。此時，輔角盡量記下這些話語，同時揣摩這些
話語的意義與動作，如實的反映主角的狀態，將有助於主角更多的覺察，
所以輔角在團體中擔任團體成員時心要與主角在一起，觀看主角的動作、
感受主角的感受，一旦被主角選上當輔角時才能稱職。

導演：是不是這樣？

　　導演在輔角扮演後須讓主角核對一下輔角是否表達出主角所要表達的。

主角：對。

導演：好，看第二個顏色是什麼？

主角：黃色。

導演：好，黃色。變成黃色，整個人變成那個黃色，好，整個人變成黃色。
　　　黃色有沒有什麼動作啦，或聲音的？

導演暖主角進入另一個角色，同時從聲音、動作中暖身主角。

主角：黃色……沒有動作，也沒有聲音。
導演：嗯……位置呢？

導演也從空間位置上讓主角表達出顏色的狀態。空間是人存活的空間，也是人際關係的空間，各顏色象徵生活中人際關係。因此，要將空間呈現出來。

主角：位置……應該是，我覺得應該是高高的。
導演：高高的是吧？拿一張椅子，（與主角擺設椅子）在這個位置嗎？還　　是在哪裡？

導演須順著主角所說，具體化的展現其空間感。

主角：在這裡。
導演：跟綠色之間的關係是在哪裡？

導演繼續探問此黃色與綠色的關係，此有雙重用意，一為讓主角表達出顏色與顏色在空間上的關係；另一則是進入主角的內心世界，讓主角探索其內心世界次人格的關係。

主角：應該再挨近綠色。
導演：好，就過去一點。綠色不要動。綠色來做剛剛的動作，妳是黃色是　　不是，沒有動作嗎？

導演提醒前一個顏色的輔角所在的空間位置不要改變，一般團體成員不知導演在做些什麼，所以導演需適時的指導輔角。

主角：沒有動作。
導演：有聲音嗎？
主角：嗯……沒有聲音。
導演：沒有聲音……好。

主角：或者是……或者是黃色應是這樣的。（主角用黃色的布把自己包裹起來）

導演：OK！就是這樣，好，它的姿勢這樣就是這樣，是不是這樣子？跟著我造句：我覺得……

主角：我覺得……很冷。

導演：我覺得很冷。我需要……

主角：我需要擁抱！

導演：我需要擁抱。我怕……

主角：我怕……什麼也看不見。

導演：我怕什麼也看不見。不要以為我……

主角：不要以為我……不會哭。

導演：不要以為我不會哭。我悄悄的渴望著……

主角：我覺得還是變化。

導演：我悄悄的渴望著變化，是吧？

主角：嗯。

導演：找一個人做這個顏色，誰可以做這個顏色？

主角：請○○做，謝謝。

導演：OK，好。（對黃色輔角說）上去，做那個姿勢，對。（對團體某成員說）提詞一下。

團體成員（提詞）：我覺得很冷。

黃色輔角：我覺得很冷。

團體成員（提詞）：我需要擁抱。

黃色輔角：我需要擁抱。

團體成員（提詞）：我怕什麼也看不見。

黃色輔角：我怕什麼也看不見。

團體成員（提詞）：不要以為我不會哭。

黃色輔角：不要以為我不會哭。

團體成員（提詞）：我悄悄的渴望變化。

黃色輔角：我悄悄的渴望著變化。

導演：是這樣嗎？

主角：是。

導演：下一個顏色？

主角：（主角拿起紅色的布）紅色。

導演：紅色，來，整個人變成那個紅色。紅色在哪裡？跟他們綠色跟黃色……

主角：紅色在最前邊。

導演：好，在這裡。整個人變成紅色，有什麼姿勢和動作嗎？

主角：我覺得紅色……

導演：感受一下，妳現在眼睛閉下來，整個人變成紅色。紅色的姿勢和動作是怎樣？

主角：紅色……

導演：有沒有姿勢？

主角：紅色應該是飄舞的……

導演：好，飄一下，飄一下。對，動作整個變成紅色，怎麼飄？飄起來。

主角：飄得很高！

導演：好，繼續飄。繼續飄，對，變成紅色。有沒有聲音？

　　導演強化主角的動作，讓主角透過身體的舞動進入顏色的感覺之中。

主角：沒有聲音。

導演：好，那就繼續飄，對。我覺得……

主角：我覺得……很開心！

導演：我覺得很開心！我需要……

主角：我需要……不停的飛舞。

導演：我需要不停的飛舞。我怕……

主角：我怕……沒有了動力。

導演：我怕沒有了動力。不要以為我……

主角：不要以為我……

導演：不要以為我……

主角：不要以為我……很輕柔。

導演：不要以為我很輕柔。我悄悄的渴望著……

主角：我悄悄的渴望著，可以飛得更高。

導演：我悄悄的渴望著可以飛得更高。誰可以做這個顏色？誰？看一下。

主角：請在記錄的成員，啊，我沒有人可記錄……

導演：沒關係！那可以叫別人再繼續記錄，就可以了。好，角色交換。

紅色輔角：（紅色輔角站在剛剛主角所站的位置）

導演：好，做那個動作。看一下，來，（對團體某成員說）提詞。

團體成員（提詞）：我覺得……

紅色輔角：我覺得很開心。

團體成員（提詞）：我需要不停的飛舞。

紅色輔角：我需要不停的飛舞。

團體成員（提詞）：我怕沒有了動力。

紅色輔角：我怕沒有了動力。

團體成員（提詞）：不要以為我很輕柔。

紅色輔角：不要以為我很輕柔。

團體成員（提詞）：我悄悄的渴望著飛得更高。

紅色輔角：我悄悄的渴望著飛得更高。

導演：是不是這樣？

主角：嗯。

導演：還有一個顏色是什麼？

主角：灰色。

導演：好，灰色。（對記錄者）你就把它記下來。

導演：變成灰色。灰色跟其他顏色的相對位置在哪裡？整個變成灰色。

主角：灰色，應該是……應該是在很低的地方（主角整個人用灰色的布裹
　　　著，捲曲在地下）。

導演：好，姿勢動作怎麼樣？姿勢是怎麼樣？

主角：應該是……在很低的地方。

導演：OK，有沒有聲音？

主角：沒有聲音。

導演：就動作就這樣是不是？

主角：嗯。

導演：我覺得……

主角：我覺得，很壓抑。

導演：我覺得很壓抑。我需要……

主角：我需要掙脫。

導演：我需要掙脫，是吧？我需要掙脫。我怕……

主角：我怕……找不到出路。

導演：我怕找不到出路。不要以為我……

主角：不要以為我……會永遠迷茫。

導演：不要以為我會永遠迷茫。我悄悄的渴望著……

主角：我悄悄的渴望著明亮。

導演：我悄悄的渴望著明亮。好，看一下，誰可以做這個顏色？看一下團
　　　體哪一個人？

主角：我覺得妳幫我做這個。（選出灰色輔角）

灰色輔角：（捲曲在主角剛剛的位置上）

導演：好，做那個動作，跟剛剛完全一樣的動作。對，嘴巴沒有笑的，對。
　　　（對團體某成員說）請提詞，我覺得……

團體成員（提詞）：我覺得很壓抑。

灰色輔角：我覺得很壓抑。

團體成員（提詞）：我需要掙脫。

灰色輔角：我需要掙脫。

團體成員（提詞）：我怕找不到出路。

灰色輔角：我怕找不到出路。

團體成員（提詞）：不要以為我會永遠迷茫。

灰色輔角：不要以為我會永遠迷茫。

團體成員（提詞）：我悄悄的渴望著明亮。

灰色輔角：我悄悄的渴望著明亮。

導演：是這樣嗎？

主角：對。

導演：（導演帶領主角在舞台邊的正中間觀看四個顏色的動作與話語）

導演：我要四個顏色做剛剛的動作不要停，依序照著提詞說出各種顏色的
　　　詞。從第一個顏色綠色開始。提詞，第一個綠色來。

　　　待主角將圖畫中四種顏色都具體化、空間化後，導演將主角帶到舞台
邊，讓主角與自己所構做出來的畫面保持距離，以心理劇鏡觀技巧讓主角
在舞台邊觀看具體化後的圖畫。

綠色輔角：（在記錄者帶領下，依導演指示做出動作，並朗誦出提詞。）
　　　　　我覺得很溫暖。

綠色輔角：我需要生長。

綠色輔角：我怕凋謝。

綠色輔角：不要以為我很柔弱。

綠色輔角：我悄悄的渴望著能夠變化。

導演：第二個顏色──黃色。

黃色輔角：（在記錄者帶領下，依導演指示做出動作，並朗誦出提詞。）
　　　　　我覺得很冷。

黃色輔角：我需要擁抱。

黃色輔角：我怕什麼也看不見。

黃色輔角：不要以為我不會哭。

黃色輔角：我悄悄的渴望著變化。

導演：紅色。

紅色輔角：（在記錄者帶領下，依導演指示做出動作，並朗誦出提詞。）
　　　　　我覺得很開心。

紅色輔角：我需要不停的飛舞。

紅色輔角：我怕沒有了動力。

紅色輔角：不要以為我很輕柔。

紅色輔角：我悄悄的渴望著可以飛得更高。

導演：灰色。

灰色輔角：（在記錄者帶領下，依導演指示做出動作，並朗誦出提詞。）
　　　　我覺得很壓抑。

灰色輔角：我需要掙脫。

灰色輔角：我怕找不到出路。

灰色輔角：不要以為我會永遠迷茫。

灰色輔角：我悄悄的渴望著明亮。

導演：妳看到了什麼？

主角：（沉默）

導演：我讓妳再聽一次、看一次，好嗎？來，綠色來。

綠色輔角：（在記錄者帶領下，配合動作朗誦出提詞。）我覺得很溫暖。
　　　　我需要生長。我怕凋謝。不要以為我很柔弱。我悄悄的渴望著變化。

黃色輔角：（在記錄者帶領下，配合動作朗誦出提詞。）我覺得很冷。我
　　　　需要擁抱。我怕什麼也看不見。不要以為我不會哭。我渴望著變化。

紅色輔角：（在記錄者帶領下，配合動作朗誦出提詞。）我覺得很開心。
　　　　我需要不停的飛舞。我怕沒有了動力。不要以為我很輕柔。我悄悄
　　　　的渴望著飛得更高。

灰色輔角：（在記錄者帶領下，配合動作朗誦出提詞。）我覺得很壓抑。
　　　　我需要掙脫。我怕找不到出路。不要以為我會永遠迷茫。我悄悄的
　　　　渴望著明亮。

導演：（詢問主角）妳看到了什麼？

主角：我……覺得我看到的還是迷茫。

導演：Ya！跟妳生活有什麼關聯的？生活有沒有什麼景類似這樣的，或狀
　　　態是這樣的？

主角：嗯！

導演：跟生活上有什麼關聯的？

主角：也許……是我現在……的工作狀態？

導演：所以妳看到了什麼？看到這些讓妳想到什麼？

主角：讓我想到……目前我有些力不從心。

導演：嗯。

主角：感覺到我需要……需要展示可是卻沒有平台。

導演：嗯……整個人感覺怎麼了？

主角：突然感覺到自己很軟弱！

導演：嗯。

主角：但是我覺得好像還沒有放棄希望。

導演讓主角在舞台旁邊看一看自己在舞台上的各種顏色，並詢問這些顏色與生活上有什麼關聯，此為心理劇的一種技巧——鏡觀，讓主角看到自己內心的處境。接著導演繼續探索此處境的內心感受，在這一問一答當中，導演偵探主角的內心事件，讓主角的生活事件顯露出來，這是心理劇讓現象「開顯」的具體做法，同時將主角暖入具體的生活事件之中。

導演：嗯！現在這裡面哪一個最像妳現在的狀態？看看這些顏色。

導演直接切入主角內心感受與顏色。

主角：黃色。

導演：黃色，怎樣？

主角：覺得自己被束縛。

導演：嗯！被什麼束縛了？

主角：（思考導演提問）……

導演：工作？還是……什麼？

主角：（思考導演提問）……

導演：被什麼束縛了？

主角：我想不到被什麼束縛了，但是感覺到自己已經被束縛了很久了！

導演：像怎樣？

主角：像……

導演：這種束縛像怎樣？

主角：像……像蠶繭。

導演：像蠶繭。

主角：對。

導演：把自己捆著，是不是像這樣？（導演指著舞台上捲曲著的灰色）

主角：把自己捆著，對。

導演：像這樣，是吧？

主角：對，自己把自己捆著。

導演：捆在裡面了，是不是？

主角：對，自己把自己困住了！

導演：困在裡面了，是吧？

導演：我要你們（指輔角們）撤，把那床搬過來好了。幫我把燈關掉，放在中間。謝謝，主角過來一下。

導演：眼鏡拿掉、手錶拿掉。

　　導演探查主角的狀態後，想進一步將主角的內心感受具體化，而為了保護主角的安全，將床搬到舞台，同時將燈光關暗以營造氣氛，並且請主角將手錶與眼鏡拿掉避免主角受傷。在心理劇中若工作的場地是水泥或木地板，為了保護主角在身體化的活動，可以用床或睡墊鋪在地上以保護主角，在此同時也須將主角身上可能因身體化活動而受傷的物品，如手錶、眼鏡、飾品等物先拿開。

導演：是被黃色捆著還是灰色的？

　　在舞台上黃色是包裹著身體，灰色是捲曲著身體，兩者都有束縛的象徵，因此導演問主角是黃色或是灰色。

主角：灰色。

導演：好，灰色的那個布拿過來。怎麼捆？包裹的是不是？

主角：對。

導演：整個人包裹的是不是？

主角：對。

導演：好，來。慢慢包裹然後躺在這邊，躺在這邊。整個人，整個人，趴著，趴著，趴著。（引導主角將內心感覺具體表現出來）

導演讓主角將自己的束縛具體化，用布將主角捆住，讓主角透過身體的感受來感受內心的束縛。這是一種「身體化」的技巧，人的身體記憶著人的感受與知覺，透過身體可以激發人的記憶與情感，將主角在處境中的感受與情感透過身體加以呈現出來。

主角：趴著？

導演：Ya！是不是這樣？中間一點，
　　　過去一點。所有人都過來好不
　　　好？幫她這樣拉著（灰色的
　　　布），都拉底下，這邊。每個
　　　人都出很大的力量知道吧？這
　　　邊也要拉。妳來這邊比較有力

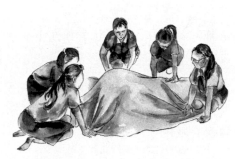

　　　量，這樣拉著……這個布要拉著喔！布不要讓它容易掙脫。每個人
　　　都要拉到布喔！

　　　導演待主角裹住身體後，請團體成員過來幫忙，用力抓住裹住主角的布，讓主角更加感受裹在身上布的壓力與力道。其目的是讓主角能夠更深刻的體驗自己的束縛。

導演：身體的感受是不是這樣子？

主角：是。

導演：是吧？是不是捆得很久了？

主角：是！

導演：捆了幾年了？

主角：記不清楚了。

導演：很多年了，是不是？

主角：很多年了。

導演：這樣舒服嗎？

主角：不舒服！

導演：妳想怎麼樣？

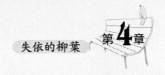

主角：我想掙脫！
導演：掙脫。掙出來給老師看！

　　導演引發主角被束縛的時間與感受，並引導主角以具體行動掙脫束縛。很微妙的是主角所說的話語與在前面灰色的布中的完成語句相同。

主角：（主角在包裹的布裡面用力掙脫）
導演：用妳的力量和智慧掙脫出來，用所有的力量！

　　導演提醒與暗示主角用智慧與力量掙脫束縛。

主角：（主角用力掙脫）
導演：就像繭一樣，對不對？是吧？
主角：（主角用力掙脫）
導演：掙脫出來！還是在裡面就好了？

　　導演用激將法。

主角：（主角用力掙脫）我想掙脫出來！
導演：掙脫出來！掙脫這個束縛！
主角：（主角用力掙脫）
導演：用所有的力量，掙脫出來！想出來嗎？

　　導演鼓勵與探問主角。

主角：想出來。（主角停止掙扎）
導演：幾年了？很多年了，對不對？

　　導演提醒主角已經受很多年的束縛。

主角：很多年了。
導演：舒服嗎？

　　導演讓主角感受自己的感覺。

主角：不舒服！

導演：不舒服！妳想要繼續在這個痛苦裡面嗎？

　　　導演用話探問與鼓勵主角。

主角：我想出來！（主角用力掙脫）

導演：出來！給我看，來！對！

主角：（主角用力掙脫）

導演：自己找出路，自己找一個出路，不被它困著！用所有的力量，不要
　　　被困住了！

　　　導演鼓勵與暗示主角為自己找出路，當人受困時要為自己找出路。

主角：（主角用力掙脫）

導演：對，自己找出路，不被困住。

主角：（主角用力掙脫）

導演：對！很多年了，對不對？對！出來！也許不大容易，但妳想出來妳
　　　一定有辦法的，用妳所有的力量！

主角：（用力）讓我出來！

導演：對！

主角：（用力）讓我出來！

導演：對！自己出來！別人是沒辦法的，只要妳自己出來絕對有辦法的！
　　　用妳所有的力量出來！

導演：（對輔角說）你們越緊越好，知道吧？

導演：那個繭很久了，對！用妳所有的力量！只要妳想出來就可以出來！
　　　對！用妳所有的力量！是不是困很久，很痛苦，對不對？是吧？

　　　導演一方面鼓勵主角脫離困境，另一方面讓團體成員加壓，這是一種
「反而動之」的做法，人在受苦時可以激發自己更多的力量與潛能，讓主
角感受到實際上的苦時，主角要脫離苦，自有一股求生脫苦的力量湧而現
之。

主角：對！（主角用力掙脫）

導演：要再繼續這樣痛嗎？

主角：（主角停止掙脫）可是我怕我出來會傷害到別人。

導演：沒事的，大家都很壯。只要妳想出來最重要！妳自己想找出路最
　　　重要！妳不會傷害到任何人的，最重要是妳自己想不想出來，妳不
　　　出來是不是傷害了自己？

　　主角這句話有兩層涵意，一是怕傷到協助她的成員，二是怕自己出來
之後，束縛她的人會因為沒有束縛他人而受傷（很多受束縛者，只想到他
人的感受，忽略自己的感受，即使被束縛、被控制，心裡只想著控制她的
人的感受，擔心一旦控制她的人沒有控制對象了，是否會因此而受傷。比
如，主角擔心自己不受媽媽控制，媽媽沒有了控制對象而受傷）。導演因
此強調說：「妳不會傷害到任何人的，最重要是妳自己想不想出來，妳不
出來是不是傷害了自己？」

主角：（主角經過幾番掙脫，終於從繭中掙脫出來）

導演：很好，很好，來休息一下，其他人請回座位，

導演：（導演對主角說）趴著休息一下。

主角：（主角趴在床上）

導演：（導演拿一件布給主角蓋上，避免受涼）

主角：啊……嗚……（主角趴在床上嚎啕大哭）

導演：把內在的悲傷都放出來，不憋在心中。

導演：（導演在主角背部的大椎穴上按下，讓主角的氣出來）

　　導演讓主角趴著哭泣，讓主角內心的悲哀發洩出來，並用一條布蓋在
主角身上，在主角的背部用手將主角內心的氣往上面推，按著其大椎穴，
讓主角的氣通暢。人體的大椎穴通往身上的肺，按著此處有利主角將心中
的氣推出來，而導演拿一條布蓋在主角身上，一來是怕主角受涼，二是導
演為男生而主角是女性，隔著一條布是尊重女性。

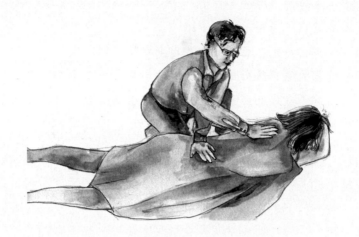

主角：啊～啊～啊～（主角放聲大哭）（約4、5分鐘）

主角：（主角哭聲漸歇）

導演：休息一下，好好休息一下。（導演放安撫音樂）

　　音樂有安撫人心的作用，導演在此時以音樂安撫與疏導主角內在情緒。

導演：（幾分鐘過後）當妳難過悲傷時有誰可以照顧妳？

主角：沒有。

導演：妳心裡面最想誰來照顧妳？

　　導演進一步讓主角心目中可以照顧她的人來照顧主角，讓主角與自己心中的重要他人做連結。

主角：想爸爸、媽媽來照顧我，但爸爸已經過世了。

導演：沒關係，在心理劇妳是可以讓爸爸來照顧妳的，在團體中誰像妳的
　　　爸爸？

主角：○○○。

導演：好，○○○請過來，坐在主角的旁邊陪著主角。在團體中誰感覺像
　　　妳的媽媽？

主角：◇◇◇。

導演：好，◇◇◇也請過來，妳想讓
　　　媽媽坐在旁邊或讓媽媽抱？

主角：我想讓爸爸媽媽一起抱我。

導演：好的，爸爸媽媽抱著孩子，其
　　　他人過來一下，背靠著支撐爸
　　　爸媽媽，一起陪著主角。

主角：（在爸爸媽媽懷中哭泣）

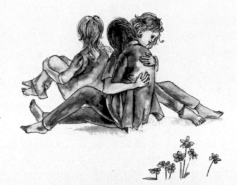

　　　心理劇以超越現實的方式讓主角可以被已去世的父親和活在人世的母親擁抱。在此，導演是以中醫的原理「實則洩之，虛則補之」的原理加諸主角身上。主角之前累積很多的悲哀與情緒，導演以身體化方式讓其宣洩，人在情緒宣洩後一般會感到虛弱，此時就用「愛」來加以補之。元金時代張子和在其《儒門事親》一書中言：「五志所發，皆從心造。故凡見喜、怒、悲、驚、思之證，皆以平心火為主。」心屬火，平心火以愛平之，而擁抱是愛的具體展現，因此，心理劇在主角情緒發洩之後，往往會讓主角找出愛他的人來擁抱主角，以平主角心中之火，讓愛來溫暖主角。除此之外，導演也動用所有團體成員，靠著支撐爸爸媽媽抱著主角，讓主角將身體的重量全部交託給父母藉以得到保護，找到內心的依靠，同時也感受團體支持的力量。

導演：（改播放父母合唱的搖籃曲）

導演：（5、6分鐘過後）現在感覺怎樣？

導演：謝謝你們，爸爸媽媽留下。（其他團體成員離開）

導演：想跟誰說話？（主角啜泣）衛生紙給我，拿一卷過來。來！先把鼻
　　　涕擤掉，鼻涕都擤掉，把內在的悲哀都擤掉。丟在地上。

　　　待主角情緒平穩後，導演請其他支持主角的成員回到座位，並請學員拿衛生紙給主角擤鼻涕，同時用暗示語，讓主角感受到在擤鼻涕的同時，也是將自己內在的悲傷擤掉。

主角：不好意思……

導演：不會的，都擤掉。

主角：（擤鼻涕）

導演：對，太多年了。丟在地上。對，其他人把鼻涕都擤掉，不留在身上。
　　　對，如果有痰也把它吐掉。

主角：（主角把痰吐掉）

導演：對！想跟爸爸說還是媽媽說話？心裡最想跟誰說話？

　　　導演鼓勵主角將鼻涕擤掉，並將擤完鼻涕的衛生紙丟在地上，象徵著
丟掉內心的垃圾，並將鬱積的痰吐掉。然後進一步問主角心裡想跟媽媽或
爸爸說，進一步連結主角與爸媽的關係。

主角：想跟爸爸說話。

導演：好，眼睛閉起來一下，眼睛閉起來一下。爸爸離開妳多久了？幾年
　　　了？

　　　因主角爸爸已過世，所以導演請主角眼睛閉起來回到自己的內在，同
時用時間點來探索主角與爸爸之間的關係。

主角：（歎氣）……三十四年了。

導演：三十四年了！妳幾歲的時候爸爸過世？

主角：四歲。

　　　導演進一步探究爸爸過世時主角幾歲，便於了解主角的處境。

導演：四歲的時候。

主角：（主角深呼吸調整情緒）

導演：妳想像一下爸爸過世了，感受一下爸爸現在人在哪裡？可以感受得
　　　到嗎？有沒有在妳身邊？

　　　導演進一步引導主角是否能夠感受到爸爸。

主角：（壓抑哭泣）從來不去想……沒有想過。

導演：從來沒想過，是不敢想，還是不要想？

　　導演進一步探問不去想爸爸的原因。

主角：我不要想……
導演：不要想。是什麼讓妳不要想？想的時候會讓妳怎樣？

　　導演繼續探問主角不去想爸爸的原因。

導演：想的時候會讓妳怎樣？
主角：會心痛。
導演：會心痛。痛什麼？什麼讓妳感到心痛？

　　導演探究主角心痛緣由，企圖更進一步了解主角與爸爸的關係。

主角：心痛……
導演：在妳內心其實很想想，對不對？是吧？

　　導演講出主角內心未說的感受。

主角：嗯！
導演：妳想像一下，爸爸過世了他會去哪裡？他的魂魄會去哪裡？

　　導演確認主角思念爸爸後，進一步了解主角心目中父親過世後會在哪裡。這是在做悲傷輔導時導演常問的問題，一來了解主角對人過世之後的看法，另一方面在建構一個超越現實的情境來連結逝者與主角之間對話與行動的情境。

主角：我經常告訴女兒，外公去天堂了。
導演：喔！外公去天堂了。妳有感受到爸爸去天堂嗎？有嗎？
主角：以前從來沒想過。
導演：從來沒想過。會感覺到爸爸有時候會回來看妳嗎？沒有？
主角：我小時候覺得會有。
導演：小時候覺得會有，是吧？
主角：現在很久沒有想過了。

導演：很久沒有想過。妳想不想爸爸在妳的面前？

　　導演引導與暖主角漸漸走入建構的超越現實場境之中。

主角：想。

導演：如果有機會，妳想跟爸爸講什麼？看著爸爸，爸爸長得怎樣？

主角：大家都說我長得很像爸爸。

導演：嗯……所以有機會妳跟爸爸講，跟爸爸講什麼？這三十四年來妳過
　　　得好嗎？

　　導演見時機成熟，於是引導主角在超越現實中與父親對話。

主角：有媽媽照顧，我過得很好。

導演：有媽媽照顧過得很好。看著爸爸，妳現在想跟爸爸說什麼？妳剛剛
　　　說想跟爸爸講話，對不對？

　　導演促進主角與爸爸對話。

主角：（主角點頭）

導演：跟爸爸講。

主角：嗚……嗚……嗚……（主角哭泣不止）

導演：妳是要抱著爸爸講，還是要這樣站著？很思念爸爸對不對？把心裡
　　　的話跟爸爸說，不瞞在心裡面。

　　導演站在主角旁邊感受到主角很靠近爸爸，因此，核對主角是否想讓
爸爸抱。

主角：爸爸我好想你……嗚……嗚……嗚……（抱著爸爸痛哭）

導演：想你都不敢想，對不對？

　　導演將剛剛主角說過的話替主角講出來，以引發主角思念的情緒。

主角：嗚……嗚……（邊哭邊說）我好想你！你知道我好想你！媽媽把我
　　　照顧得很好！可是媽媽她其實很苦……

導演：妳不希望媽媽那麼苦，對不對？

主角：我不希望……

導演：想告訴爸爸什麼？

主角：我想有人陪著媽媽！

導演：嗯！但爸爸卻走了，對不對？爸爸是怎麼過世的？

　　導演探究主角爸爸去世的原因。

主角：生病。

導演：生病，所以爸爸……

主角：我怕我有一天會像你一樣早早的離開，那媽媽該怎麼辦呢？

導演：什麼意思啊？

　　因為主角透露會比媽媽早走，其中必有所意涵所以導演進一步追問。

主角：我不知道……

導演：妳害怕妳會比媽媽先走，是吧？是吧？

　　導演將主角的擔心說出來，並詢問是否正確。

主角：因為我現在是媽媽唯一的親人啊……

導演：嗯……所以妳擔心媽媽以後沒人照顧，是吧？

主角：如果你在身邊該有多好，我就可以放心了……

導演：放心什麼？

主角：放心有人照顧媽媽。

導演：嗯，現在媽媽都是一個人，是吧？

主角：這麼多年媽媽一直是一個人……

導演：還有什麼話要跟爸爸說的？還有什麼話要對爸爸說的？

導演：（導演見主角暫時沒有話對主角說）我要妳找一個人做妳，在團體
　　　裡面感覺誰可以做妳的？看一下，像妳的。要戴眼鏡嗎？

與爸爸的會心

　　導演了解主角內心期盼後，就更進一步讓主角與爸爸對話，因此，請主角在團體中找一個人做主角的替身，讓主角進入爸爸的角色，便於探究主角心中爸爸的感受與想法。

主角：不戴眼鏡會看不見。（因之前請主角將眼鏡拿掉，怕主角在掙扎時受傷）

導演：眼鏡給她一下，好嗎？誰可以做妳的？感覺像妳的？選一下團體，看一下每一個人。哪一個人可以感覺像妳的？看一下團體裡面，感覺像妳的。

主角：我感覺她可以（主角指著團體中的某個成員）。

導演：好，OK。來，站這邊。幫我這個墊子搬到旁邊好了，謝謝。

導演：主角過來。好，爸爸過來，OK，好。我要妳角色交換當爸爸，知道吧？知道吧？那是妳的女兒，妳現在是爸爸，知道吧？

　　導演幫主角暖身，讓主角進入爸爸的角色。

主角扮演爸爸：嗯。

導演：眼睛閉起來一下。你是主角的爸爸對不對？

　　導演讓主角眼睛閉起來，讓主角更進入爸爸的角色。

主角扮演爸爸：是。

導演：你在主角四歲的時候就生病過世了，是吧？

主角扮演爸爸：嗯。

導演：女兒都一直覺得你在天堂，是吧？你有沒有在天堂，爸爸？

　　導演透過問話一來將主角暖入爸爸的角色，同時也將主角暖入主角爸爸的處境。

主角扮演爸爸：我在。

導演：你在天堂過得好不好？

主角扮演爸爸：也很想你們……

導演：也很想。你會不會回來看看你的女兒？

主角扮演爸爸：我很想回來。

導演：你有沒有經常在女兒旁邊，守護著女兒？雖然女兒看不到。你有沒
　　　有，爸爸？有嗎，爸爸？

主角扮演爸爸：嗯（點頭）。

導演：你女兒小的時候都感覺你常常在她身旁，是吧？

　　　導演在悲傷輔導時很重要的是要探究主角在她的內心世界中，重要他
人與她的關係，並且讓主角感受到雖然逝者已離開人間，卻用另一種存在
方式與活著的人連結，其中的愛與關懷不會因為身體殞沒了就從此斷裂，
這是很重要的一點。很多人在家人逝世後，因看不到、聽不到、摸不到、
感受不到就覺得與逝者永遠的斷裂，在心中永存著失落。在心理劇中用超
越現實的方式讓主角重新與逝者以另外一種方式連結，可以協助主角產生
一種新的意義與視框。

主角扮演爸爸：在。

導演：你常常守護著她，雖然她看不到，對不對？

主角扮演爸爸：嗯。

導演：聽不到你的聲音，對不對？

主角扮演爸爸：嗯。

導演：你現在身上的病好了嗎，爸爸？你現在身體沒有了。

　　　人對死者因生病過世往往會一直牽掛著死者死後是否健康，因此，導
演替主角發問。

主角扮演爸爸：我很健康。

導演：你很健康了，是吧？身體比較輕，對不對？

主角扮演爸爸：嗯。

導演：人世間的事情也看得比較清楚，對不對？

主角扮演爸爸：嗯。

導演：你看你女兒現在過得怎麼樣，爸爸？

　　導演用漸進式一層一層的問法來問扮演爸爸的主角：「身體比較輕」、「人世間的事情也看得比較清楚」是在為後面的問話「你看你女兒現在過得怎麼樣」鋪路。這是讓主角站在比較清明的自己（Self）來看自己（self），此為綜合心理學（psychosynthesis）的一種整合自我（self）與大我（Self）的技巧。

主角扮演爸爸：（不捨的語調）唉……唉……她盡力了。

導演：她盡力了，是吧？

主角扮演爸爸：嗯（點頭）。

導演：還有呢？你想跟女兒說什麼？看你女兒，想跟你女兒說什麼？她這
　　　三十四年來是不是都很辛苦？一直陪著媽媽。

主角扮演爸爸：是。

導演：你看你女兒很擔心哪一天她先走，媽媽就很孤單。你知道嗎，爸爸？
　　　你知道嗎？

　　導演試圖讓主角在爸爸的角度上來回答主角對自己的提問。

主角扮演爸爸：知道。

導演：爸爸，你想跟女兒說什麼？你希望你女兒比你太太先走嗎？爸爸？

　　導演又將剛剛主角說「自己走了媽媽怎麼辦」的問題向扮演爸爸的主角提問，讓主角站在爸爸的位置上回答自己的問題。

主角扮演爸爸：我希望你們一直在一起。

導演：嗯……她跟她媽媽相處得好不好？

　　導演又進一步讓主角在爸爸的角度上來看主角與媽媽的關係，此一做法比主角在自己角色上來提問時更有效果，讓主角從第三者的角度來觀照自己，以一種較客觀的角度來審視自己，這是角色交換很有療效的功能。

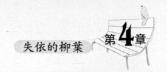

主角扮演爸爸：很好。

導演：她會不會覺得媽媽綁著她，或怎麼樣，會不會？

　　導演依前面的問話，感受到主角與媽媽有共依戀的感受，因此，用家族治療的觀點介入其中來提問探究主角與媽媽的關係。

主角扮演爸爸：有時候會。

導演：什麼時候會？

主角扮演爸爸：當媽媽傷心的時候。

導演：喔！當媽媽傷心的時候。所以當媽媽傷心的時候，女兒也很傷心，
　　　是吧？

　　導演順著主角的回應，導入母女共依戀的現象的提問：「當媽媽傷心的時候，女兒也很傷心。」

主角扮演爸爸：是。

導演：是吧？

主角扮演爸爸：是。

導演：所以女兒都把媽媽自己的傷心都放在自己的身上，是吧？

　　導演更進一步指出主角與媽媽共依戀的關係。

主角扮演爸爸：是。

導演：當媽媽快樂的時候，女兒會怎樣？

主角扮演爸爸：她也很開心。

導演：她也很開心。所以你看，她們母女都連在一起，是吧？

主角扮演爸爸：對。

導演：所以相對的，女兒有時候會覺得好像被媽媽的情緒綁住了，對不對？
　　　是吧？

　　導演指出主角與媽媽共依戀的過程中，主角也不知不覺被媽媽的情緒綁住，這是回應前面主角被「布」綁著的狀態。

主角扮演爸爸：對。

導演：是吧？

主角扮演爸爸：是。

導演：所以你在天上看得很清楚，你可以教教女兒。你以前都沒有機會，
　　　對不對？是吧？那麼小就離開她，如果有機會你教女兒，你教女兒
　　　要怎麼辦？要怎麼面對媽媽這些情緒？

　　導演借力使力，藉主角在爸爸的角色上，教主角面對媽媽的情緒。

主角扮演爸爸：（沉默）

導演：爸爸你以前是做什麼工作的？

　　當主角不知如何之時，導演進一步詢問爸爸的工作，藉以了解主角的
背景是否可以協助主角來面對自己心理的糾結。

主角扮演爸爸：醫務工作的。

導演：醫務工作的，也是高學歷的，對不對？是吧。

主角扮演爸爸：對。

導演：所以你是一個很有知識的人，是吧？

主角扮演爸爸：嗯。

　　導演說出主角父親是醫務工作者也是高學歷者的目的，是讓主角以較
高智慧的角度來回應自己的問題。

導演：特別你現在在天上，人世間的事情看得很清楚，是吧？你有什麼建
　　　議給你女兒？看著你的女兒。

　　導演又提示主角以父親在較高的位置來看主角與媽媽的關係，提供較
高智慧的看法。

主角扮演爸爸：盡妳全力去做就好了。

導演：嗯……如果做不到的時候怎麼辦？

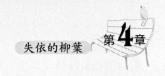

　　導演站在主角的位置為主角發問。

主角扮演爸爸：告訴妳媽媽，讓她知道。
導演：嗯……告訴媽媽什麼？

　　導演讓主角能提出較具體的回應。

主角扮演爸爸：妳想做到最好。
導演：嗯。
主角扮演爸爸：妳會一直努力的去做。
導演：嗯。
主角扮演爸爸：讓她感受妳的心情。
導演：嗯。
主角扮演爸爸：即使妳沒有做到，她會諒解。
導演：嗯……還有呢，爸爸，你會教女兒什麼？當女兒在難受孤單的時候
　　　怎麼辦？教教你女兒。

　　導演再度將焦點放在主角身上，讓主角在爸爸的角色上來教導主角。

主角扮演爸爸：我會陪在妳身邊。
導演：嗯……除了爸爸你會陪在她身邊之外，她身旁有沒有好朋友？

　　導演很有技巧的引導主角，除了父親之外，在主角身旁有無資源來協
助主角，這是在悲傷輔導時要運作的一部分，人往往在逝者過世，就覺得
無依無靠或忽略身邊可以支持的人。因此，導演在此點出這一點。

主角扮演爸爸：有。
導演：有哪些好朋友？

　　導演更進一步確認主角支持系統的狀態。

主角扮演爸爸：有很多好朋友。
導演：她可以不可以去找她的好朋友？她平常時會不會去找她的好朋友？

你的女兒？

導演引導主角去運用支持系統，同時也了解主角與支持系統的互動狀態。

主角扮演爸爸：會。

導演：她會不會把心事都藏在心裡面？

導演又將焦點聚焦在主角處理內在心事的方式，雖然有支持系統，但會想去使用又是一回事，因此導演問主角「會不會把心事都藏在心裡面」。

主角扮演爸爸：會。

導演：所以你要告訴你女兒什麼？

導演又引導主角在爸爸的角色教女兒如何使用支持系統。

主角扮演爸爸：偶爾妳也可以向他們傾訴一下。

導演：嗯。

主角扮演爸爸：雖然別人也許不能理解妳這種感覺，但是，就當是找人宣洩一下也會舒服很多的。

導演：嗯……而且爸爸你在天上看，當你女兒跟別人一起宣洩心情的時候，是不是跟別人關係更近了？

導演肯定與強化此做法。

主角扮演爸爸：是。

導演：用你的話跟你女兒講。

導演讓主角在爸爸的角度上說出來，並確認主角是否認同此做法。

主角扮演爸爸：妳的朋友都是值得信任信賴的，妳放心的去把妳的痛苦告訴他們。不要怕影響到他們的心情。這幾個朋友……他們會給妳很大的安慰。

導演：是不是也更交心了，是吧？

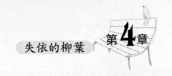

導演強化向朋友傾訴的好處。

主角扮演爸爸：嗯。

導演：用你的話跟你孩子說。

主角扮演爸爸：這樣的話，你們的心會貼得更近……你們會在今後的日子
　　　裡彼此安慰。

導演：嗯……

主角扮演爸爸：放下更多的負擔。

導演：嗯。

主角扮演爸爸：找到更多的快樂。

導演：嗯。

主角扮演爸爸：希望妳能夠越來越快樂。

　　從前面幾句話可以感受到主角能接受去尋找支持系統，有助於自己的
情緒宣洩，同時可以讓自己放下負擔且更加快樂。身為一位導演也是一位
諮商師，要會借力使力、因勢利導，適時擴展主角的視框或是提醒主角身
邊所擁有的資源，人困於問題時，往往忽略身邊的資源，導演就要借勢、
借力、借位的協助主角看見自己的資源，運用自己的資源。

導演：Ya！所以爸爸，你會不會祝福她？

　　導演接下來就導引主角做悲傷輔導中很重要的工作──「祝福」，這
是一種強化和延續逝者與生者很重要的方式，是逝者給予生者力量與愛的
方式，同時強化彼此之間更深的連結。

主角扮演爸爸：我一直在祝福妳！

導演：嗯……

主角扮演爸爸：祝福妳和妳的媽媽，健康、快樂。

導演：嗯！

主角扮演爸爸：希望妳們永遠的開心。

導演：嗯！角色交換做妳自己，轉過身來，聽聽爸爸跟妳說的話。

　　導演見主角祝福話語說出之後，角色交換的目的是讓主角能夠聽到爸爸剛剛與自己所說的話，加以「固化」主角新的洞見與認知。

主角：（站回自己的位置）
導演：（對爸爸替身說）剛剛那些話對她說。
輔角扮演爸爸：女兒，爸爸知道妳盡力了，做得很不錯了。妳和媽媽以後要多溝通、溝通好，高興的時候讓她知道，悲傷的時候也要讓她知道。請多溝通，媽媽的悲傷妳才知道，媽媽高興的時候妳一定也會高興的，悲傷的時候妳一定會悲傷的。
導演：對，很好，繼續。

　　導演鼓勵輔角，讚許輔角做得很好，有助於輔角更自發扮演好輔角的角色。

輔角扮演爸爸：再來就是，爸爸就在妳身邊看著妳，知道妳生活得很好，那樣我也放心了。其他有什麼情緒要跟妳身邊的好朋友交流一下，生活中也不要拒絕別人的幫助。
導演：當妳跟他們多交流的時候，就會更交心了。

　　導演協助輔角講出剛剛主角扮演爸爸角色時的話，並強調所需說的重點。

輔角扮演爸爸：當妳跟他們多交流的時候，會相互交心，然後妳都會得到很大的支持。宣洩一下感情，把一些負面的情緒給宣洩掉。學會更好的愛自己、愛媽媽，爸爸在這邊看著妳們幸福的生活，就心滿意足了。
導演：爸爸會祝福妳跟媽媽的（提詞）。

　　導演協助輔角講出剛剛主角扮演爸爸角色時的話。

輔角扮演爸爸：會祝福妳們，身體健康，平安快樂。
導演：聽到了嗎？聽到了嗎？

主角：聽到了。

導演：聽到爸爸在嘉勉的話，還要跟爸爸說什麼？爸爸講的對不對？

主角：對。

導演：嗯……妳想回應爸爸什麼？

主角：謝謝你，請你放心。

導演：嗯！

主角：我會一直努力的。

導演：嗯！

輔角扮演爸爸：我相信妳。

導演：爸爸一直都在妳身旁的！

　　　導演再度強化主角的爸爸與主角是在一起。

輔角扮演爸爸：爸爸一直在妳身旁。

導演：角色交換做爸爸。

　　　導演讓主角角色交換，促進與爸爸更進一步交流。

主角：（主角換到爸爸的位置）

導演：爸爸也聽一下你女兒跟你說的話。

　　　導演用簡單的話讓主角進入爸爸的角色。

主角替身：謝謝你，我會一直努力的。

導演：（詢問主角，主角扮演爸爸）爸爸，當你聽到你女兒這樣說，你感
　　　受到怎樣，爸爸？

主角扮演爸爸：我就放心了。

導演：你放心了。爸爸我問你喔，當你女兒想你的時候，可以做些什麼？
　　　她都不大敢想你。她想你的時候可以怎樣？可以告訴你女兒嗎？你
　　　有沒有相片在她的手上？你女兒有沒有相片？

　　導演接下來所做的是悲傷輔導中的另一個重點，就是主角思念逝者時，如何運用象徵物或運用什麼方式與逝者連結。相片是很直接的睹物思情之物，因此導演問主角是否有爸爸的相片，這也是處理之前主角說「不大敢想爸爸」的一種處遇方式。

主角扮演爸爸：沒有……

導演：都沒有？

主角扮演爸爸：嗯。

導演：當你女兒想你的時候，可以怎樣？你教教你女兒，她有上你的墳前嗎？

　　因為主角沒有父親的相片，於是導演從另一種方式讓主角可以和父親連結。

主角扮演爸爸：有。

導演：有。她是不是可以寫寫信給你？把她的心事……想你的時候寫信，爸爸你覺得這樣可不可以做到？

　　導演又從另一種方式（寫信）讓主角可以和父親連結。

主角扮演爸爸：可以。

導演：你女兒文筆是不是很好？是吧？

　　導演知道主角是一位文創者，所以強化主角此優勢寫信給主角的爸爸。

主角扮演爸爸：（笑）一般吧。

導演：但是也是在做這樣的工作，對不對？她是不是可以透過書寫，把對你的思念寫出來？

主角扮演爸爸：（面對女兒替身）其實妳每次寫給我的郵件，我都收到了。

　　主角還運用現代科技寫郵件給爸爸，給導演一種新的方式。

導演：喔……非常好！

主角扮演爸爸：我知道妳不敢寫郵件寫得太多，這幾封郵件我全都收到了。

導演：你希望你女兒寫多一點？

主角扮演爸爸：妳有不開心，就寫給我吧！

導演：嗯！

主角扮演爸爸：我希望這種不開心越少越好，我希望妳今後的日子煩惱少
　　　一些，快樂多一些。

導演：嗯！但是偶爾難過傷心的時候可以怎樣？

　　　導演提醒人是可以適時傷心難過的宣洩情緒。

主角扮演爸爸：但是當妳難過傷心的時候，一定記得寫給我。

導演：當妳寫信給爸爸的時候，會讓爸爸感受到怎樣？

　　　導演強調寫信的功能。

主角扮演爸爸：當妳寫信給我的時候，我就在妳身邊。

導演：爸爸會不會感覺到女兒是信任你的？

主角扮演爸爸：對啊！我知道妳一直信賴我。

導演：嗯……所以爸爸，你希不希望你女兒有空就多寫信給你？

主角扮演爸爸：只要妳需要，隨時寫信給我！

導演：嗯……因為爸爸隨時都在怎樣？

　　　導演強化父親對女兒的關照。

主角扮演爸爸：隨時都在關注妳。

導演：嗯。

主角扮演爸爸：隨時都會來到妳的身邊。

導演：嗯……還有什麼要跟女兒說嗎，爸爸？

主角扮演爸爸：爸爸也相信妳。

導演：嗯……相信女兒什麼？

　　　導演順著主角，並引導主角說更多。

主角扮演爸爸：相信妳有能力。

導演：嗯。

主角扮演爸爸：使妳自己快樂。

導演：嗯。

主角扮演爸爸：使媽媽快樂、使家裡所有的人都快樂。

導演：嗯……而且當妳快樂的時候，媽媽就跟著快樂，是吧？

　　導演見到主角自我肯定與正向力量出來之後，導演更進一步抓住主角與媽媽正向連結，於主角內心之中強化「當妳快樂的時候，媽媽就跟著快樂」的觀點。

主角扮演爸爸：是。

導演：因為是母女連心，是吧？

　　導演強調依戀關係的善用。

主角扮演爸爸：對。

導演：跟你女兒講。

　　導演讓主角在爸爸的角度上來詮釋母女連心的意涵。

主角扮演爸爸：我希望妳一直都快樂，發自內心的快樂。因為妳快樂，所
　　　　以妳身邊的每一個人、妳的媽媽、妳的丈夫和孩子都會快樂。

導演：爸爸你可以具體一點教你女兒，女兒做些什麼事情，可以讓她覺得
　　　快樂的？你在天上看得很清楚。

　　導演讓主角具體講出來，讓主角將思維轉化成行動的具體作為。

主角扮演爸爸：陪伴著他們，和他們溝通，把妳的快樂告訴他們。

導演：第一就是陪伴他們跟他們溝通，第二個呢？可以做些什麼活動？她
　　　會去旅遊嗎？或是什麼嗎？

　　導演協助主角將具體的事條例化，有助於主角更為明悉可操作之事。

主角扮演爸爸：會。

導演：告訴她一下，提醒一下你女兒。

主角扮演爸爸：經常和家人一起出去旅遊。

導演：嗯。

主角扮演爸爸：你們可以一起經歷很多事情。

導演：嗯。

主角扮演爸爸：陪媽媽去逛街。

導演：嗯。

主角扮演爸爸：帶女兒去看電影。

導演：嗯……這樣是不是可以使家裡的氣氛更好了，是吧？

主角扮演爸爸：妳能騰出更多的時間，只要妳願意。

導演：嗯！

主角扮演爸爸：跟他們一起去旅遊，帶他們去享受一個陌生的環境。

導演：嗯。

主角扮演爸爸：感受全新的心情。

導演：嗯。

主角扮演爸爸：在家的時候妳可以多擁抱他們。

導演：嗯。

主角扮演爸爸：親吻他們。

導演：嗯。

　　當主角自發性與創造性出來時，此時導演就以簡單的「嗯」來回應與肯定，讓主角能自發的創造出具體行動方案。

主角扮演爸爸：讓他們感受到妳內心對他們的愛。這樣你們的家庭就會變得更溫暖、更溫馨，你們彼此就會更加的愛對方。

導演：嗯。

主角扮演爸爸：珍惜現在的每一分鐘，不要過多的去考慮未來的不幸和災難。抓住現在，快樂每一時、每一刻，我相信妳有能力做到最好。

導演：角色交換做妳自己，聽聽爸爸跟妳說的話。

導演用角色交換，讓主角自己聽清楚在父親角度上所說的話。

主角：（換到自己的位置）

輔角扮演爸爸：寶貝，妳已經三十多歲了啊！相信妳有能力照顧好自己、照顧好媽媽、照顧好家庭。有時候情緒不好的時候，就給爸爸寫信吧！以前寫的信我都收到了，我希望妳悲傷少一點、快樂多一點，然後就是閒的時候，帶上媽媽、兒子、老公去旅遊，到最喜歡的地方看一下，陪媽媽，讓她享受到家庭的天倫之樂。另外與家人其樂融融的，在一個陌生的地方去感受一些新鮮的東西，會給妳工作、學習和生活帶入些新的新意。另外在工作中不要給自己太大的壓力。爸爸不再關心妳飛得高不高的時候，是關心妳累不累。不要飛得太累，工作嘛就是一碗飯，沒有什麼大不了的。觀念是讓自己快樂、讓媽媽快樂、讓家庭快樂。我相信妳有這個能力，如果妳自己先快樂起來，會感染周圍的親人、朋友，他們都會快樂。

導演：有空也可以帶媽媽逛逛街啊！

導演提醒扮演爸爸的輔角，說出剛剛主角在爸爸角色上說出的內容。

輔角扮演爸爸：有空帶媽媽逛逛街啊，買點媽媽想吃的東西啊！蛋絲、蘿蔔漿，都可以去買，相信妳。

導演：聽到爸爸這樣說，感覺怎麼樣？

主角：（笑）我很開心！

導演：很開心。爸爸講的對不對？

主角：對！

導演：妳會照爸爸給妳的建議去做嗎？

主角：會。

導演：跟爸爸講。

主角：你放心吧！我會按你說的去做。我會想到更多的點子，讓大家都快樂；我一定會有更多的新花樣，讓大家吃驚。

導演：嗯。

主角：博得大家的歡樂。

導演：爸爸相信妳！

導演：現在感覺怎樣？還想跟爸爸說什麼、做什麼嗎？

主角：想說……放心吧！

導演：嗯。

主角：我可以做到！

導演：還想跟爸爸說什麼嗎？那爸爸暫時先回天上，爸爸隨時在妳身邊，
　　　對吧？

　　　導演見主角與爸爸對話已完成，因此問主角爸爸是否可以暫時先回天
上，同時也提醒爸爸隨時在主角身邊。

主角：對。

導演：好，退（請爸爸替身退場）。媽媽出來一下。替身妳在旁邊（主角
　　　替身退到一旁）。（對主角說）想跟媽媽說什麼或做什麼？

與媽媽的共依戀

　　　導演根據主角在爸爸的對話中，知道主角與媽媽在情緒上有所糾結。
因此，讓主角與媽媽對話，處理主角與媽媽的糾結。

主角：我會努力做到最好。

媽媽：我相信妳。

主角：以前對妳的一些傷害，不是我有意的，別放在心上。

媽媽：媽媽不會放心上的，妳是我的孩子。

主角：其實爸爸一直在我們身邊，他真的很愛妳，真的！

媽媽：我知道！但我……媽媽想要妳過得輕鬆一點。

導演：媽媽會說這些話嗎？會嗎？

　　　導演見主角面部表情有點遲疑，因此，導演直接問主角：「媽媽會說
這些話嗎？」以核對輔角所說的是否正確。在心理劇中，輔角能自發的說

出在主角位置上的話是件很好的事，但是，此時導演也要觀察與細膩的感受主角的回應，若感受到狀況不確定時，就直接問主角。

主角：（主角搖頭）
導演：不會。角色交換做媽媽，轉過來。

　　在導劇時，若輔角自發所說的話，不是在角色上會說的話時，導演可以用角色交換，讓主角進入對角的位置說出對角心中會說的話，這也是角色交換的時機之一。

主角：（主角變成媽媽的角色，站在媽媽的位置上）。
主角替身：以前對妳的傷害都是無心的，請妳原諒。
導演：媽媽妳會原諒女兒嗎？

　　導演見主角有所遲疑，因此追問。

主角扮演媽媽：我會原諒妳的。
導演：妳知道女兒是無心的嗎？

　　導演重複主角剛剛所說的話來問媽媽。

主角扮演媽媽：我知道妳是無心的。
導演：嗯。
主角扮演媽媽：但是我只是希望妳能過得更好！
導演：女兒現在不夠好嗎，媽媽？媽媽，女兒現在做得不夠好嗎？

　　導演應用諮商時的解釋技巧，提供主角一個概念架構，解釋主角的問題。

主角扮演媽媽：我知道妳做得已經很努力了，但是……
導演：妳需要的是什麼，媽媽？告訴妳女兒。是不是女兒很努力，但是可能不知道妳需要的是什麼，對不對？告訴一下女兒，妳需要的是什麼？

　　在Satir的冰山理論中（如下圖），人的行為、情緒、感受、觀點、期待、渴望、自我，如冰山般，由外而內呈現，人的自我狀態影響人的渴望，渴望影響人的期待，期待影響人的觀點，人的觀點影響情緒的感受，情緒的感受促發情緒的展現，情緒影響外在的行為。人有所失望、生氣、傷心等情緒都是人更內在的觀點所影響或是對自己、對他人的期待落空所致。因此，探索內在的需要、期待、觀點，有助於人際關係上的釐清與增進。於是導演將問題更深層次化，問媽媽的需求為何，了解媽媽對女兒的需求為何。

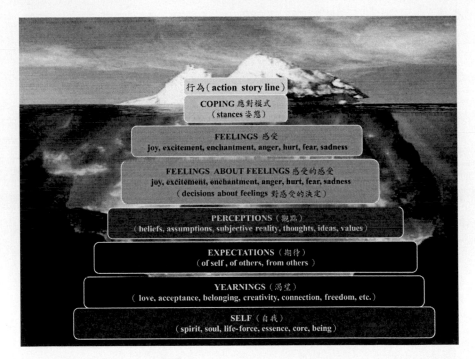

資料來源：Satir & Baldwin（1983）

主角扮演媽媽：我需要妳……盡妳自己的全力。我相信妳的能力應該做得
　　更好。
導演：做什麼做得更好，媽媽？具體一點。

　　主角在媽媽的位置上說出媽媽的期待。導演讓此期待說明得更清楚、具體，便於相互間的互動。

主角扮演媽媽：工作上、生活上做得更好。
導演：這樣聽起來，媽媽妳好像對妳女兒不大滿意，對不對？是吧？

　　導演面質媽媽，面質的諮商技巧經常可以用於心理劇對話之中，助於澄清問題的面貌與事實狀態，讓主角有更深的覺察。

主角扮演媽媽：我對妳不算完全滿意。
導演：妳對妳女兒期望很高，是吧？

　　內在期待影響著觀點、情緒、行為，導演透過面質協助主角釐清主角面對媽媽的期待，並找出與媽媽適當的對應方式。在導心理劇時是有所為、有所不為，偵測出主角內在糾結時，導演就須以其專業透過心理劇技巧走出內心的糾結與困境，而非單純的就只用「角色交換」技巧，角色交換來，角色交換去的。導演內心要有法，但不被法執，應無所住而用其心的法，法於無形，順勢而為。有法就有術，術由何來？古云：「不學無術」，要有術就要學，學就有術，因此導演須學習各家治療方式與技術，屆時應用於無形，方能協助主角走出生活中的困境與糾結。

主角扮演媽媽：是。
導演：當妳一直對妳女兒期望那麼高，妳沒有看到妳女兒都一直在努力、
　　　努力，但是好像達不到妳的標準。

　　父母對孩子的期待很容易轉為孩子對自己的期待，甚至比父母對自己的期待還要高。換言之，父母對孩子的期待內化到孩子身上，這本是對孩子教化的目的，但是過高的他人期待或自我期待，很容易轉為強迫性的自我要求者、完美主義者，這樣過高的期待對孩子由益轉害，讓孩子感覺到好像一直無法達到父母的期待與要求，自己猶如希臘神話之薛西弗斯（Sisyphus）推石球一般，一直在推球，拚命做一件無止期、無所成就的事情。

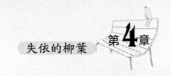

導演點出此問題，挑戰扮演媽媽的主角。

主角扮演媽媽：因為我相信妳的能力可以做到更好。

「因為我相信妳的能力可以做到更好」，精益求精，好上加好，是父母在教育上常有的要求，實無對錯之分。沒有一位父母願意傷害自己的孩子，也有很多父母不知自己所做的事是在傷害孩子，每位孩子不同，有的孩子自我要求高，有的孩子自我要求低，父母的要求與管教成為一種藝術，同樣是自己所生的孩子，方法、要求就要因人而異，要藝術性的相待與調整。心理治療的目的就是讓當事人看到自己，看到自己的要求、他人的期待，適時的重新調整與因應，自發性的生活。

導演：但是媽媽，妳現在女兒幾歲？三十八歲，對不對？她是不是付出她的全力了？

導演提出「妳現在女兒幾歲？三十八歲，對不對？」的目的是，讓主角看到自己已經是三十八歲，而非幼時的自己。幼時父親過世需時時體恤媽媽，為媽媽分勞解憂，但事與時遷，媽媽已度過艱難日子，將孩子扶養長大，孩子也能自立，結婚生子。媽媽的重擔與負荷已減輕，相對子女也須調整，過著與媽媽互賴但獨立的生活，而非像小時候母女緊緊的綁在一起，必須用新的方式來面對新的生活處境，而非謹守著舊有的互動方式來過新的生活，缺乏生活的自發性與創造性。清楚一點講，就是不要一直用悲苦的生活方式來過現在可以快樂地過的生活。

主角扮演媽媽：我總覺得妳沒有付出全力。
導演：喔……所以妳想跟女兒說什麼？

導演探究媽媽如此要求女兒其中更深的意涵。在心理劇中面對此狀況的另一種做法是，用多重替身的方式探究媽媽內心更深處的看法與想法。但囿於談話的脈絡，導演就沒有從此角度切入。

主角扮演媽媽：不是想讓妳這麼辛苦，但是我真的認為妳可以更好。

導演：嗯。

主角扮演媽媽：所以我可能會不停的要求妳。

導演：嗯。

主角扮演媽媽：我們之間也會有一些衝突。

導演：嗯。

主角扮演媽媽：但是我真的是希望妳能夠更好。

導演：嗯。

主角扮演媽媽：這樣的話，妳就可以更幸福。

導演：嗯……還有呢？還有什麼要跟女兒說的？

主角扮演媽媽：可是我也希望妳很開心的生活。

導演：嗯。

主角扮演媽媽：不要妳這麼大的壓力。

導演：嗯……還有嗎？還有嗎？媽媽？

　　導演見問話奏效，只以「嗯」來回應，讓主角在媽媽的位置上說出媽媽更多內心的想法。

主角扮演媽媽：也許我更加的是不放心妳吧？

導演：不放心女兒什麼？

主角扮演媽媽：我害怕妳以後會過得稍有一點不開心，或是不如意……

導演：嗯。

主角扮演媽媽：我都會很難過。

導演：喔……嗯，還有呢？

　　導演繼續催化主角說出其心中媽媽可能的想法。

主角扮演媽媽：所以，我才會不停的要求妳。

導演：嗯。

主角扮演媽媽：做得更好。

導演：嗯。

主角扮演媽媽：就算只有這樣。

導演：嗯。

主角扮演媽媽：將來妳才可以更有保障。

導演：嗯。

主角扮演媽媽：所以，我給妳帶來很大的壓力。

導演：嗯。

主角扮演媽媽：也許，妳現在會很累，但是，妳再努力的往前走一走、再努力的往前走一走、再很努力的往前走一走。有一天，我不在妳身邊，那個時候，也許妳身邊有更多的東西可以支撐妳，那時候也許我就會放心了。

導演：嗯，角色交換，做妳自己。（主角恢復女兒身分，媽媽替身上場）

　　在一系列話語中，主角說出媽媽如此要求主角的目的是想讓主角將來更有保障，當哪一天媽媽走了之後有很多東西可以支撐主角，媽媽走了就較為安心。導演想讓主角聽到媽媽內在的聲音，因此，讓主角角色交換，聽一下媽媽內在的聲音。

主角：（換回自己的位置，主角恢復女兒身分）

輔角扮演媽媽：女兒，媽媽原諒妳。但是媽媽總想讓妳做得更好一點，雖然我對妳的要求有點高，（主角開始哭泣）但是我覺得憑妳的能力，妳可以做得比這個更好、更好。妳現在雖然累一點，但是將來會更好一些。媽媽就是不放心妳，等我不在了……我是想讓妳更好，不想讓妳受一丁點委屈。當妳受委屈的時候，媽媽就會很難過、很難過。媽媽知道這樣會讓妳壓力大，但是我想讓妳更好一點。

導演：妳想回應媽媽什麼？妳想回應媽媽什麼？媽媽是不是很矛盾？

　　導演讓主角聽到媽媽內在的聲音與矛盾。

主角：是。

導演：妳想跟媽媽說什麼？剛剛爸爸怎麼教妳的？

　　導演讓主角回應媽媽，並提醒剛剛爸爸教主角的方法。這是一種前後呼應的方式，主角陷在媽媽的關係中不能清楚的看到自己，導演藉前面爸爸的話語來協助主角走出來。

主角：（深呼吸，調整情緒）媽媽我愛妳！我希望我們倆在一起開心。
輔角扮演媽媽：媽媽就是擔心妳。
主角：可是現在我們不是很開心嗎？
輔角扮演媽媽：媽媽就是怕將來。
輔角扮演媽媽：將來……
輔角扮演媽媽：我走了，妳如果不開心了，過得不好，我就不放心了。
主角：可是我們總是因為擔心將來，讓自己現在不開心的話，將來妳離開
　　　我，或者我離開妳，我們都會很傷心。所以讓我們在一起的時候，
　　　就彼此的愛著對方、彼此的安慰對方，一起快樂的在一起，不好嗎？

　　主角用剛剛爸爸的方法來回應媽媽的要求。

輔角扮演媽媽：媽媽希望……
主角：媽媽我來抱妳，我們一起快樂。不要擔心我，我現在……我現在已
　　　經長大了！

　　主角將爸爸說的話內化，以行動來回應媽媽的要求。

輔角扮演媽媽：媽媽也很矛盾，想讓妳能夠更好一點，我就放心了，又怕
　　　給妳壓力很大。媽媽也很矛盾，不知道該怎麼辦，就會擔心妳，不
　　　過已經不重要了。
主角：我也擔心妳，我擔心妳不快樂。可是越是擔心越使我們不快樂！
輔角扮演媽媽：媽媽不知道該怎麼辦……
導演：看著媽媽。好好跟媽媽說，嗯！

　　導演看主角力量又式微了，因此，鼓勵主角眼睛看著媽媽來面對媽媽
所提的問題。

主角：讓我們過好現在，不要……不要被未來的不可測的東西，干擾了我
　　　們現在的幸福。

輔角扮演媽媽：媽媽不習慣……

主角：那告訴我我該怎麼做。

輔角扮演媽媽：妳教媽媽，媽媽老了，我就是不放心妳。

導演：我問妳，妳是一直被媽媽綁著，是吧？

　　導演再度點出主角與媽媽共依戀的關係。

主角：是。

導演：自從爸爸過世之後，妳們兩個幾乎都是這樣，對不對？

　　導演點出主角的處境。

主角：嗯。（主角點頭）

導演：妳們像連體嬰了，對不對？兩個相依為命了，對不對？是吧？

主角：是！

導演：是吧？

主角：是！

導演：所以媽媽高興妳就高興，媽
　　　媽不高興妳就不高興，妳們
　　　這樣綁著（導演拿一塊布讓
　　　媽媽與主角綁在一起），對
　　　不對？是吧？

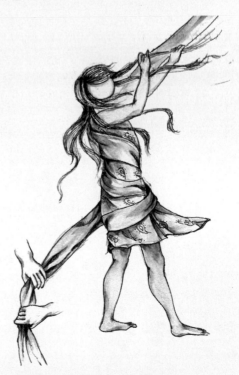

　　導演點出主角與媽媽共依戀的
狀況，並邊說話邊將主角與媽媽綁
在一起，用「束繩」的技巧具象化
主角與媽媽的關係。讓主角的身體
直接感受到與媽媽綁在一起，進而
讓主角內心有更深的體悟。

主角：（主角點頭，對媽媽說）妳只要一點不高興，我就很難過。

導演：是不是？兩個一起走！

　　導演讓束繩行動化，讓主角體悟現實生活中與媽媽就是這樣的一起行動過生活。

主角：（主角與媽媽綁在一起走）

導演：這樣綁著有沒有辦法走路？

主角：（主角與媽媽綁在一起艱難的走著）

導演：繼續走，現在兩個綁著，以後的人生會怎樣？

　　導演從行動中，讓主角從身體的感受說出心理的體悟。

主角：會很艱難走的。

導演：嗯……妳希望這樣子嗎？

　　導演探究主角的感受與期待。

主角：不希望！

導演：媽媽是不會鬆綁的，但是妳呢？

　　導演點出現實的狀態，同時點撥主角媽媽不易改變，但主角卻有自主性。

主角：可是……

導演：其實媽媽綁著妳，妳也綁著媽媽，對不對？是吧？

　　導演見主角的回應，因此更進一步面質主角也綁住媽媽。

主角：是……

導演：所以呢，繼續走，帶著媽媽走，帶著媽媽走。現在還年輕，才三十八歲對不對？還可以四、五十年，繼續這樣走，對不對？是吧？

　　導演見主角陷入僵局之中，於是用激將法以激起主角更深的體悟與行動。

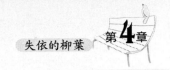

主角：可是……我如果鬆綁的話……媽媽會不習慣的。

導演：所以啊，所以媽媽不習慣，妳就繼續適應這樣的習慣，好不好？繼續走著。

　　　導演繼續強化母女共依戀的狀態。

主角：媽媽已經習慣，我不要放。

導演：妳鬆綁是不要她，還是跟她保持有一點距離。嗯？

　　　在結構治療學派的家族治療理論，「界線」甚為重要，此派認為大多數家庭系統介於糾結（enmeshment）（鬆散的界線）和疏離（disengagement）（僵化的界線）之間（參考王大維、翁樹澍譯，1999：280-281）。本劇主角係屬於「糾結」的類型。糾結意指家庭互動中極端接近和強烈的情感，導致其中成員過度關切和涉入彼此生活。在缺少分化狀態下，使得脫離家庭被視為背叛的行動。家庭歸屬感凌駕於一切經驗之上，阻礙著每個成員自我發展，無法產生自主性。導演說「妳鬆綁是不要她，還是跟她保持有一點距離」的目的就是在鬆動主角的糾結。

主角：可是……

導演：對，就繼續走下去，這樣繼續走好了，舒服嗎？

　　　導演再用激將法。

主角：不舒服。

導演：所以呢，我問妳，妳是不是有老公？是不是有孩子？

　　　因之前主角與主角爸爸對話中有提到主角的老公與小孩，所以，導演進一步想運用家庭動力的關係，讓主角對自己的處境有更多的覺察，讓主角與媽媽適當的分化。

主角：有。

導演：哪一個人可以做妳的老公？看一下……感覺一下。

　　導演想藉助主角現有的家庭讓主角看到自己已成家，必須有所自主與分化。

主角：（主角指著團體中某一個成員做主角的老公）
導演：誰可以當妳女兒？
主角：穿黃衣服的。
導演：好，那個老公跟女兒在這邊。
導演：是不是都這樣？妳是不是心裡都一直跟著媽媽，對不對？

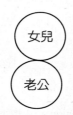

　　導演以空間距離的遠近讓主角體悟現有家庭與原生家庭的關係，讓主角體悟主角雖然結婚了但都跟媽媽在一起。

主角：對。
導演：老公、女兒咧？老公、女兒咧？

　　導演指出主角在照顧媽媽時，將老公與女兒放哪裡。

主角：會拉著他們走。
導演：妳拉著他們走，但是他們會讓妳拉嗎？嗯？是不是有時候都忽略了
　　　妳自己的家了，會不會？會不會？

　　導演面質主角。

主角：會。

導演：媽媽是不是很不高興、很不幸福，所以妳靠近媽媽，當女兒長大後，妳也是不是一樣會拉著女兒，對不對？

主角：是。

導演：妳是不是也承襲了媽媽，對不對？

主角：是。

導演：以後妳女兒呢，是不是也會模仿妳，妳希望你們一代一代這樣被傳承下去嗎？

　　導演指出依戀關係代代複製的現象，一步步讓主角看到依戀的傳承。

主角：不要。（主角慢慢走向女兒那邊）

導演：繼續走過去妳……女兒那邊。妳想不想靠近妳老公、女兒？

主角：想。（主角繼續慢慢走向女兒那邊）

導演：靠過去……靠過去……靠過去。（主角停下來）還是算了？因為媽媽不習慣，對不對？是吧？

　　主角走一下停下來，因此，導演以激將法再度激將主角。

輔角扮演孩子：媽媽……（扮演孩子的輔角自發的叫媽媽）

導演：對，叫媽媽，孩子。

輔角扮演孩子：媽媽，過來吧！

主角：我們在一起我很幸福的。

輔角扮演孩子：媽媽我需要妳。

輔角扮演媽媽：我不習慣……

導演：媽媽繼續講，那孩子繼續講。

　　導演讓主角更深刻的體驗對媽媽與孩子之間的糾結。

輔角扮演孩子：媽媽，我愛妳，我需要妳。我想讓妳對我……

主角：（對媽媽替身說）妳會也會很愛他們，他們也會很愛妳的。

輔角扮演媽媽：媽媽不習慣……

主角：妳會多一個人愛妳的。

輔角扮演媽媽：媽媽不想……

輔角扮演孩子：媽媽，我愛妳。

輔角扮演媽媽：媽媽是在乎妳的，妳對媽媽最重要。

導演：我問妳，妳跟媽媽的臍帶是不是都一直沒斷？是吧？是吧？

　　導演指出主角與媽媽過度的依戀成為毒性連結。

主角：是。可是，可是我怕鬆開以後，媽媽會很孤單……（哭泣）

導演：鬆開是什麼意思？都不理媽媽嗎？

　　導演點撥主角鬆開與不理會是不一樣。

主角：不。

導演：妳是不是跟媽媽黏太緊了？叫妳有點距離，不是跟媽媽鬆開，了解
　　　吧！還是一樣可以關心她，但是不受她情緒影響，是吧！這條線是
　　　不是媽媽的情緒勒索？是不是？是不是？

　　導演指出主角媽媽的「情緒勒索」（emotional blackmail）。情緒勒索
指的是他人的言語讓自己覺得充滿罪惡感；自己逼自己滿足別人對自己的
要求，可是他人對自己的犧牲卻無動於衷，視為理所當然（可參閱杜玉蓉
譯，2003）。

主角：是。

孩子：媽媽，妳不要我了嗎？過來吧。媽媽，我希望妳……

導演：老公也講一下話。

　　導演讓主角老公發聲，讓主角也感受到老公的存在。

老公：親愛的，讓我們一起來照顧媽媽，好嗎？

主角：（詢問媽媽替身）讓我們一起照顧妳，行不行？

老公：我和孩子需要妳。

孩子：媽媽，我也需要妳。

主角：我們會一起照顧妳。

主角的媽媽：我最在乎妳，妳有什麼難過的？

導演：是不是生活都困在這裡面了，對不對？妳出來一下，替身進去。妳
　　　人出來一下，替身進來。

主角：（主角與主角替身依導演指示移動位置，主角替身站在舞台中央）

導演：（對主角說）坐到這邊來（舞台的邊緣），坐到這邊。看一下妳現
　　　在的生活。

　　導演用鏡觀技巧，增進主角的覺察與洞見。

導演：好，媽媽拉過去。（導演指導扮演媽媽的輔角拉著主角的替身）

孩子：媽媽，我需要妳，過來吧！我想讓妳愛我。

老公：親愛的，妳能和我們再近一點嗎？一起來照顧媽媽，好不好？

導演：妳看到了什麼？妳看到了什麼？好，暫停一下。妳看到了什麼？妳
　　　看到了什麼？

　　導演讓主角跟自己有所距離的看自己，並詢問主角看了之後的看法。

主角：媽媽不是有心的。

導演：嗯……然後呢？主角是不是都一直陷在那邊？是吧？

　　導演也指出主角被卡住的處境。

主角：是。我忽略了孩子和老公。

導演：嗯。所以呢？怎麼辦？

　　導演讓主角以較客觀的方式觀看自己的問題，尋求處理之道。

孩子：媽媽一塊來吧。

老公：親愛的，再離我們近一點吧！我不想妳離開我。

導演：爸爸，站在女兒後面。

　　導演請主角的爸爸也進入舞台之中，站在主角替身後面。

導演：以後有機會跟妳媽媽多溝通。（導演對爸爸替身提示台詞）提醒女
　　　兒，講剛剛那些話。

主角的爸爸：妳是否跟媽媽多溝通一下？把妳的心裡話跟媽媽說一下，把
　　　　　　妳的想法說一下。

　　　導演此做法是借用爸爸智慧的話語來協助女兒，讓在靜觀中的主角記
起爸爸剛剛的教導。

導演：還有剛剛說的話，爸爸都跟她講一次。

主角的爸爸：就是……帶媽媽出去玩一下，開心一下，或是……陪媽媽逛
　　　　　　逛，跟媽媽享受一下天倫之樂。相信妳有這個能力，但是妳必須先
　　　　　　愛自己，讓自己先快樂起來。

導演：而且妳剛剛告訴爸爸說，妳有很多點子，會讓他們意想不到的點子
　　　會做出來。

主角的爸爸：就是……妳不是跟爸爸說會有很多點子，為什麼不嘗試一下？
　　　　　　做一下，讓爸爸看一下。

導演：看到了嗎？是不是主角平常時都這樣？

主角：是。

導演：妳要讓主角的生活繼續這樣持續下去嗎？妳看這樣持續下去會怎麼
　　　樣？

主角：會很痛苦。

導演：而且孩子會慢慢長大，長大之後會怎樣？

主角：會……會覺得對不起孩子。

導演：老公呢？會怎樣？

主角：老公會覺得……我不愛他。

導演：Ya！所以妳希望這樣的家庭下去，這樣家庭以後會發展得怎麼樣？

　　　導演讓主角在舞台邊，和她一起客觀的討論，並讓主角思考此情境往
後發展的狀態。

主角：會斷開。

導演：Ya！去告訴一下自己怎麼辦。去，去告訴一下自己，妳很有智慧了，
　　對不對？

主角：（主角走入舞台面對主角替身）

　　導演讓她就所見告訴主角，協助自己以智慧面對處境。

主角：（主角面對替身說）妳能不能不要用它（布），媽媽跟它！

主角：（主角用行動拉開主角替身與媽媽之間的布）

主角的媽媽：媽媽害怕。

主角：我會拉著妳的，讓我拉著妳的手。

主角的媽媽：媽媽害怕。

主角：讓我拉著妳的手。把手給我。（主角拉著媽媽的手）

導演：替身退。（導演請主角替身先退場）

　　導演看主角已有所行動，所以請替身退場。

主角的媽媽：會有點奇怪。

主角：我會陪著妳慢慢的習慣。

導演：可以帶媽媽去做些什麼？剛剛爸爸教妳的。

　　導演用爸爸的話給主角力量。

主角：我們一起……先帶孩子去動物園，好不好？

主角的媽媽：好。（對孩子替身說）外婆最疼妳！

老公：親愛的，我們一起去，好嗎？

主角：我們一起去！

導演：去動物園逛逛，你們變成動物園裡面的動物，好不好？

學員：（學員模仿動物姿態）

導演：都變成動物園裡面的動物或是遊客。

　　導演採用未來景，讓主角體驗新的嘗試。未來景在心理劇中極為重要，
不僅讓主角有機會進入生命的新經驗之中，也讓主角將新學到的認知具體

化，讓主角具體的感受到想法轉為行動的效應，同時建立新的生命經驗與感受。此中導演也運用團體的自發性，讓未來景更為具象、生動及有趣。

遊客1：你們嗯！好漂亮的樹！

遊客2：這裡有什麼？

遊客3：這是什麼？

遊客4：什麼動物？

遊客們：小青蛙！呵呵……

媽媽：紅色的青蛙？

老公：還沒見過有紅色的青蛙呢！這動物園真是……從哪兒引進來的？

主角：這還有小兔子呢！

主角的媽媽：好可愛的小兔子！媽媽，年齡大了真是，好多稀奇事都沒見過。

老公：媽媽妳累不累啊？累了我們坐這休息一會兒吧。

主角的媽媽：還行還行，挺好的，挺好的。

導演：（經過五分鐘後）現在感覺怎樣？

　　導演讓主角體驗未來可能的情境後，詢問主角從中體驗、覺知行動與新行為帶來的感受。

主角（問媽媽替身）：妳快樂嗎？

主角的媽媽：嗯，挺好！

主角：我也很快樂。

導演：所以跟媽媽可以怎樣？不一定要彼此綁著對不對？

　　導演再次鞏固主角新的感受。從中也讓主角體驗、感受可以與媽媽一起走、快樂一起走、一起享受人生的樂趣，「不一定要彼此綁著」。

主角：嗯。

主角的媽媽：你們一家三口高高興興的，真幸福。我都高興了！

導演：聽到了嗎？

　　導演再度確認主角的感受。

主角（詢問老公替身）：你高興嗎？
老公：高興。
導演：（導演請爸爸站在主角後面）爸爸在後面。

　　導演提醒主角爸爸在主角身旁支持著主角。

主角（對媽媽說）：妳快樂的和我們都在一起。
導演：而且爸爸也都在妳身旁。妳看看妳後面有誰？
導演：看妳，看妳背後有誰？
主角：爸爸一直跟著我們在一起。

　　導演再一次提醒主角爸爸在主角身旁支持著主角，導演之所以如此做的目的是在潛移默化主角之前感受不到爸爸，現在有爸爸加入主角的生活，生活其實可以不一樣。

主角的爸爸：希望你們都快樂，不是一個人快樂，是全家都快樂。
導演：感受到了嗎？
主角：感受到了，我喜歡一家人一起出去玩。
主角的媽媽：媽媽也高興啊！你們是一家三口樂呵呵的，我就高興，我就
　　　　　放心了。
主角：我們快樂，其實我也一直都沒有離開妳。

　　這是主角很好的體悟與體驗。

主角的媽媽：放心吧，媽也不會離開妳。
主角：好。
主角的媽媽：好吧！好吧！
導演：媽媽可能剛剛不習慣，但要常常跟媽媽說這句話。再講一次。

　　導演再次鞏固主角新的認知。

主角：我們很快樂，但是我永遠不會離開妳！

主角的媽媽：好吧！

主角：永遠都不離開妳！

主角的媽媽：媽媽年歲大了，就怕你們都不要我了，沒啥用了。

主角：不會的！

導演：主角現在感覺怎樣？

主角：覺得……輕鬆很多。

導演：好，其他人退。跟自己講講話，自己過來一下。

主角：替身！（替身向前，站在主角對面）

導演：能跟自己說什麼？看一下自己。

　　導演讓主角與自己的替身說話的目的是在對主角做自我整合，心理劇有一個很重要的任務是協助主角做自我整合，讓自己將所學到新的認知與體驗整合在內心之中，讓自己內在更為統整與和諧。

主角：（對主角替身說）妳是有辦法的。也許妳以前太懶惰了，一味的順從自己的一些情緒。其實仔細想一想，有時候……不是任何時候都是只有一種選擇，不是 A 就是 B。其實有時候，生活當中也有很多多選題，沒有必要為了一個答案放棄更多的答案。多動動腦筋，妳可以想出辦法的。

導演：還想跟自己做什麼？

　　導演鼓勵主角多說一些。

主角：妳一定可以的！

導演：角色交換，聽聽自己跟自己說的話。

　　角色交換的目的是讓主角聽到自己內在的聲音。

主角替身：妳是有辦法的，只是有時候有點懶惰，被情緒所左右。其實生活中不單單是單選題，不是 A 就是 B，可以做多選題的。相信妳一定有辦法和能力的。

導演：現在感覺怎樣？

　　導演核對主角的感受。

主角：好像有些信心，也很輕鬆，輕鬆很多。

導演：回到第一幕。剛剛那些顏色出來一下，好不好？妳（指主角）在那
　　　旁邊坐著。剛剛所有顏色都出來，站在原來的位置，還有一張椅子，
　　　是不是？剛剛那些顏色都出來，做剛剛那些姿勢。（顏色演員依暖
　　　身位置就位）

導演：（對主角說）看看妳剛剛畫的畫，知道吧？

　　回到第一幕的目的是讓主角在經歷心理劇後，重新來觀看之前所畫的
圖。

導演：提詞，綠色。

綠色輔角：我覺得好溫暖。我需要生長。我怕凋謝。不要以為我很柔弱。
　　　　我悄悄的渴望著能夠變化。（由記錄者帶領綠色輔角複誦）

導演：黃色。

黃色輔角：我覺得很冷。我需要擁抱。我怕什麼也看不見。不要以為我不
　　　　會哭。我渴望著變化。（由記錄者帶領黃色輔角複誦）

導演：紅色。

紅色輔角：我覺得很開心。我需要不停的飛舞。我怕沒有了動力。不要以
　　　　為我很輕柔。我悄悄的渴望著可以飛得更高。（由記錄者帶領紅色
　　　　輔角複誦）

灰色輔角：我覺得很壓抑。我需要掙脫。我怕找不到出路。不要以為我會
　　　　永遠迷茫。我悄悄的渴望著明亮。（由記錄者帶領灰色輔角複誦）

導演：看，這是妳畫的圖，對不對？如果妳重新畫一幅圖，哪些要留下？
　　　哪些要去掉的？去看一下，如果重新畫的話，妳可以去調整一下，
　　　這是妳的人生，妳是可以調整的。看看這些圖，它們這些怎麼重新
　　　做？如果重新畫的時候妳要怎麼改變？哪些要留下？哪些保持原狀？
　　　哪些把它去掉？妳可以去雕塑的，再念一次，來。

　　這是讓主角面對人生時可以有一種新的選擇，去掉可以去掉的，加入可以加入的，人生是有所選擇的，人生的色彩是可以加以修整與彩繪的。也許在現實生活中並不能如此，然而人的心，人的心境是可以調整的，心一轉，相就跟著改變，特別是對自己固著的認知、行為、感受能夠有所覺察、洞察與新的體悟，人生是可以轉向，處境也可以改觀，這也是讓主角更具體的自我整合方式。

導演：來，第一個怕凋謝，現在怕不怕？

　　導演一個一個讓主角重新雕琢與彩繪。

主角：覺得……綠色會更多。
導演：會更多，好，去把它弄更多一點。讓主角弄，去把它弄多一點，再
　　　找一些人做那個綠色，是不是綠色更多？是吧？

　　導演讓主角以行動去調整心中的色彩。

主角：對。
導演：可以把那個綠色張開，再找一些人來做，來。在團體裡面再找一些
　　　人做綠色。

　　導演讓主角心中的顏色更具體化。

主角：我覺得綠色應該跟黃色……（主角將綠色與黃色拉在一起）
導演：是的。
主角：合在一起。
導演：嗯……還有呢？他們的姿勢動作呢？

　　導演提示主角也可以從姿勢動作上調整。

主角：會靠得更近。
導演：好。還有呢？其他呢？
主角：我覺得紅色應該也靠得很近。紅色應該低一些。

導演：灰色呢？

主角：灰色也會靠得近一些。

導演：怎麼靠？妳去雕塑。

主角：嗯……灰色……

導演：不再是在捲在底下，是不是？

主角：對。

　　導演見主角最核心的已改變，給予支持與肯定。

導演：來這邊看一下，還有什麼要調整？妳去幫她拍張照給她，讓她知道
　　　一下。是不是這樣？

　　導演善用新的科技，除了讓主角將自我改變的畫面放入自己腦中之外，
也以相片留存此畫面來提醒自己的改變。

主角：嗯……有更多的……打開……（主角擺弄顏色位置與結構）

導演：嗯。

主角：這邊也是展開。

　　主角觀看之後，更自發的調整自己。

導演：這張照片給她知道吧，讓她看到。照了嗎？來中間照，比較清楚。
　　　到這個位子來照，照大一點，讓她可以看得到。對，是不是這樣的
　　　畫面？妳自己來調，來。

主角：對，我覺得應該是。

導演：是不是這樣子？

主角：對。

導演：這樣子，是吧？

主角：嗯！

導演：看看這張圖畫，感覺到怎樣？

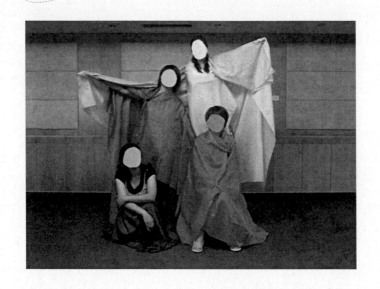

主角：會⋯⋯靠得很近。

導演：嗯！

主角：然後更溫暖。

導演：嗯⋯⋯那感覺到怎樣？

主角：也會有更多的開心！

導演：Ya！

主角：更豐富！

導演：嗯！

主角：（主角欣賞自己雕塑出來的畫面）很美。

導演：很美，Ya！現在整個心情感覺怎樣？

　　　導演核對主角整合的狀態，以便結束劇。

主角：好像⋯⋯好像放鬆了很多（笑）。

導演：我們劇做到這裡可以嗎？

　　　導演最後核對主角是否可以結束此劇。

主角：好。

導演：去角！

　　去角，就是去掉在劇中的角色，讓團體成員回到自身的身分與角色，同時也去掉主角對劇中角色的投射。

輔角：（各個演員與輔角紛紛至主角面前完成去角）
導演：好，都站起來，手牽起來，進來吧，快點進來。手牽起來，我們這
　　　邊所聽到看到的要怎樣？

　　導演最後做專業倫理上保密的承諾，提醒團體成員做保密的工作。

眾學員：保密！
導演：保密，好不好？好，好好休息。

第 **5** 章

流浪街頭的美容師

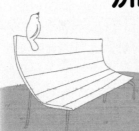

壹、暖身

本齣劇是主角在「失依的柳葉」劇後分享時講到其生父也是在自己小時候過世，媽媽帶著他和弟弟改嫁，受到繼父的虐待，悲從中來，嚎啕大哭。因此，邀請主角來探討生命中的故事。在心理劇中前一齣劇，往往是下一齣劇的暖身，導演可以從團體成員的分享中直接切入導劇，本劇就是在此一情況下產生。

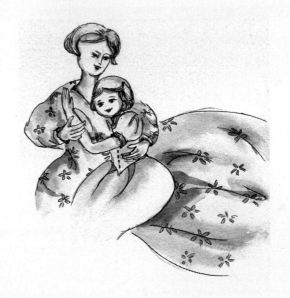

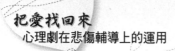

貳、做劇

導演：好，都進來了嗎？都來了嗎？好，做劇的時候，剛剛講，你們就是
　　　呢，你們心跟主角在一起，好嗎？在看劇時，可能你們會有一些想
　　　法、看法，但是請不要在底下講話，在做完劇後我們會有時間來分
　　　享，好不好？

　　在做劇前，導演請團體成員的心與主角在一起，是對團體成員暖身，
讓團員的心回到團體來，同時請團體成員一起支持主角，陪伴他一起經歷
生命中的事件，一起走過生命中的苦痛，同時也讓主角知曉有很多人陪傍
著她一起走過人生的幽微處境。因此，導演說這些話，一來是暖團體成員，
二來也在暖主角、支持主角。

導演：來，彩萍（主角的化名）請過來，請妳將眼睛閉起來，眼睛閉起來
　　　一下，現在感覺……在妳的生命裡面，哪些人對妳是重要的？

　　眼睛閉起來讓主角與自己內在接觸，並直接切入主角生命的主題。這
是一種快速切入主角內心世界的方式。導演之所以如此做，是因為主角已
經被上一場劇暖身了，且情緒也都出來了，所以導演就依勢單刀直入的切
進主角內心。

主角：媽媽。
導演：媽媽，還有呢？
主角：爸爸。
導演：爸爸，爸爸是生父還是繼父？

　　導演會如此問，是因為主角在「失依的柳葉」劇後分享時說過主角生
父已經過世，所以導演問主角是生父或是繼父。這是導演很自然的反應，
因為導演在導劇或團體成員分享時，都很仔細的聽主角和團體成員所說的
話，在必要時就能靈活的運用。

主角：繼父。

導演：媽媽、爸爸，還有呢？

主角：他們兩個影響最大。

導演：他們影響最大，眼睛睜開一下，找一個人做妳的媽媽，找一個做妳的爸爸，在心理劇，男生可以當女生，女生可以當男生。

主角：（從團體中找一位成員出來）

導演：嗯，他當妳的誰？

主角：媽媽。

導演：誰可以當妳的爸爸？

主角：（手指著團體中的一位成員）

導演：可以嗎？（導演問一位團體中的女成員）

導演：找一個人做妳，感覺像妳的。

主角：（主角在團體中找一位成員做主角的替身）

　　導演請主角選出主角心中的重要他人的目的，是在具體化主角內心的世界，讓心中的人物具體展現在主角面前，一來讓主角看見，二來藉以展開主角生命中的故事。接下來，導演開始以社會原子圖來探索主角與爸爸、媽媽間的關係。

導演：妳（主角的替身）站在中間來。

主角替身：（依導演指示站在舞台中間）

導演：我要妳（主角）先跟媽媽角色交換，如果妳是媽媽的時候，妳跟彩萍（主角替身）之間角色距離會是怎麼樣？

媽媽（主角扮演）：（主角走到離主角替身約有七步遠的位置）

導演：這樣子，妳是彩萍的媽媽對不對？妳會面對著彩萍嗎？還是背對著？還是側著？

媽媽（主角扮演）：（側對著主角替身）

導演：有點側著，是吧？妳覺得妳這個孩子怎麼樣？媽媽？

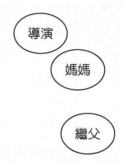

　　導演以上的做法是將主角的社會原子圖立體化與具象化，其做法是讓主角將自己的替身選出來，放在團體的中央，再請主角扮演其生命中的重要他人，一一的以距離表示主角與重要他人的遠近親疏關係，擺放姿勢表達其與他人的互動模式，並用問話讓主角走入重要他人的內心世界，表達出與主角的關係、看法或期待。在此劇中，導演雕塑媽媽與主角的關係，以姿勢的擺放、問話將主角暖身入主角媽媽的角色與關係之中。

媽媽（主角扮演）：不聽話。
導演：怎麼不聽話？

　　導演繼續探問。

媽媽（主角扮演）：我不讓她上學，她去上。
導演：妳不讓她上學，她一直上。

　　導演用重述技巧讓主角更進入媽媽的角色。

媽媽（主角扮演）：嗯。
導演：是什麼讓妳不讓她上學？
媽媽（主角扮演）：人家家的孩子都出去打工賺錢，她還在家裡一直花錢，
　　　　我們家孩子多，比較窮。
導演：你們家有多少孩子啊？

　　導演循著主角的話繼續探問主角的家中組成。

媽媽（主角扮演）：四個。

導演：四個，她排行老幾？

　　排行序對人在家中所賦予的責任、期待有所不同，故導演問之。

媽媽（主角扮演）：現在是老大。

導演：老大是吧。現在是老大，指的是什麼意思？之前還有兄弟姊妹嗎？

　　導演在問話中若主角的回應有與常理不同之處，導演須加以細心追問，這其中必蘊含著某種意義。

媽媽（主角扮演）：改嫁之前她有一個姊姊去世了。

導演：哦，她本來有一個姊姊已經去世了，是吧？

媽媽（主角扮演）：嗯！

導演：媽媽，我想問妳一下，如果妳心裡有一句話想對妳的女兒彩萍說的，
　　　妳想說什麼嗎？

　　導演將主軸拉回媽媽與主角的心理層面，進而了解媽媽對主角的期待。

媽媽（主角扮演）：我想讓她……讓她……能幫我分擔一點負擔。出去賺
　　　點錢增添給家裡面。

導演：我希望妳幫我分擔一點負擔，出去能賺點錢，對不對？

　　導演確認主角所說的話，其目的一在確認主角所說，二是複誦給團體成員，讓團體成員進入劇情，三是給扮演主角媽媽的輔角聽，讓輔角揣摩與聽清楚媽媽所說的話。

媽媽（主角扮演）：對。

導演：貼補家用，是吧。還有呢？還想對妳女兒說什麼？

　　導演想多探問媽媽對主角的關係與期待。

媽媽（主角扮演）：我希望她能夠照顧好弟弟妹妹，不要自己出去玩，要
　　　帶著弟弟妹妹一起幹活。

導演：她現在是幾歲？（導演指著主角的替身）彩萍幾歲了？

　　導演探問主角那時的年歲，便於了解故事的時空背景。

媽媽（主角扮演）：七歲。
導演：啊？七歲時候的彩萍是吧。OK。還有什麼要跟她說嗎？
媽媽（主角扮演）：（啜泣）唉，沒有了。
導演：沒有了。
導演：妳（導演面對扮演媽媽的輔角說）記住她的話。
導演：妳（面對主角說）在旁邊一下，看看她講的對不對哦，來。
扮演媽媽的輔角：（走入剛剛主角的位置扮演主角的媽媽）

　　導演讓主角在舞台外，讓主角確認輔角所扮演的像不像。

媽媽（輔角扮演）：人家的孩子都早早去打工賺錢了，妳還是老上學上學，
　　　我們家孩子多，妳不知道嗎？妳出去賺點錢，補貼家用，還老出去
　　　玩兒，玩兒，不帶弟弟妹妹，幫幫我，別老出去玩。
導演：媽媽講話是這樣的語調嗎？還是更大聲一點？

　　導演聽輔角說話的語氣很是溫柔，與之前主角說話的語氣不同，於是
導演問主角輔角講話的聲調是否像媽媽。

主角：不是
導演：是怎樣？來。妳（主角）再做一次，來。

　　導演請主角再進入媽媽角色示範給輔角。

媽媽（主角扮演）：人家的孩子都出去賺錢，妳看妳姨家的孩子，妳看妳
　　　表姊，在外面都賺了多少錢，妳還上學？妳上學有啥用啊？再出去
　　　玩，回來要打死妳，看看弟弟妹妹都在家裡面，妳還出去玩，妳上
　　　學回來，趕快回家來給我照顧妳弟弟妹妹，要回來做飯，飯妳也不
　　　做……
導演：好，妳（扮演媽媽的輔角）再扮演一次。

媽媽（輔角扮演）：人家的孩子都出去賺了多少錢，妳看妳姨家的表姊，
　　　　都賺這麼多錢，家裡都花她的錢，妳就知道上學上學，有什麼用啊，
　　　　回來之後還玩兒，弟弟妹妹妳也不管，趕快給我放學回來，再出去
　　　　玩，我打死妳。

導演：是這樣嗎？

主角：是！

導演：跟爸爸角色交換，爸爸跟彩萍之間的位置距離呢？

主角：（進入爸爸的角色，開始扮演爸爸）

主角：（主角走入舞台，站在舞台上離主角替身約七、八步之遠，側對著
　　　主角的替身）

導演：你是彩萍的繼父是嗎？

繼父（主角扮演）：嗯！

導演：你喜歡彩萍嗎？

　　導演用距離與話語暖主角進入繼父的角色。

繼父（主角扮演）：不喜歡。

導演：你不喜歡她什麼？

　　導演質問。

繼父（主角扮演）：她不是我的。

導演：她不是你的，那你為什麼要養她？

繼父（主角扮演）：因為我跟她媽媽結婚，所以要養她。

導演：你知道你跟她媽媽結婚，是一定要養這個孩子的，是吧？

繼父（主角扮演）：是！

導演：你們是不是談好了？

繼父（主角扮演）：是。

導演：那既然談好了，為什麼反悔了？

　　導演質問。

繼父（主角扮演）：沒有反悔，那就讓她多幹點活兒。

導演：讓她多幹點活兒，你喜歡她嗎？

　　導演探問繼父與主角的關係。

繼父（主角扮演）：不喜歡。

導演：你有照顧她嗎？

繼父（主角扮演）：平常沒有。

導演：你想跟她說什麼？

繼父（主角扮演）：看你長得醜的，眼睛小得跟米蛆兒似的，長得醜的跟
　　　　……能幹啥事？妳有啥用啊，走路慢，螞蟻都踩不死，叫妳幹活也
　　　　不趕快幹，妳看一個早上啥都沒幹，地也沒掃，什麼東西都沒做好，
　　　　能幹啥用呢？打死妳算了，妳有啥用啊？

導演：爸爸替身過來，站在爸爸（主角扮演）的後面。

爸爸（輔角扮演）：（站在扮演爸爸的主角後面）

　　導演為讓繼父替身能更清晰的聽到與感受到主角繼父的角色，所以請
扮演繼父的輔角站在主角後面。

導演：還有什麼話要跟彩萍說的？還有什麼話要跟彩萍說的？爸爸。

繼父（主角扮演）：沒事跑遠一點，別在我眼前晃來晃去！

導演：還有嗎？

繼父（主角扮演）：大概就沒有了。

導演：（對扮演爸爸的輔角說）說看看，剛剛說的那些話。

繼父（輔角扮演）：我一點兒都不喜歡妳，我養活妳，就是因為跟妳媽結
　　　　婚，妳看妳長的醜樣，眼睛小得跟米蛆兒似的，以後站我遠一點，
　　　　一點都不想看見妳。

導演：（導演頭轉向主角）是不是這樣子？還是聲音更大一點？

　　導演確認輔角是否如實的表達。

主角：比這個兒。

導演：比這個兒，來。

主角：（主角走回繼父的位置）

導演：妳（主角）示範一下，妳（輔角）盡量記住她說的話。

導演：爸爸都用什麼語氣講？

　　　導演請主角再示範一次繼父說話的聲調語氣，讓輔角能抓到繼父的角色。

繼父（主角扮演）：妳看妳長的，醜得不得了，眼睛跟那米蛆兒似的一點大，有啥用啊？走路跟螞蟻似的，踩不死一個螞蟻，叫妳幹活不快一點，妳看一大早在家裡面，什麼事兒也沒有幹，妳這也幹不好，那也幹不好，要妳有啥用啊？殺死妳算了。

　　　（講完後回到自己的位置）

輔角：（走到繼父的位置）

導演：（對扮演爸爸的輔角講）沉澱一下，感覺一下，沉澱感覺像爸爸說的才講出來，對……對。

繼父（輔角扮演）：妳看妳，眼睛長得那麼小，醜死了，走起路來，慢慢騰騰的，連螞蟻都踩不死，妳早點回來，多幹點活兒。

導演：妳學她，慢慢一句一句，然後聲音放出來，用大聲，知道吧，用最大聲，一個生氣的父親這樣講，妳再聽聽她的話，好吧，再講一次，爸爸，來。

　　　導演對輔角暖身。

繼父（輔角扮演）：妳看妳長得醜的，眼睛那麼大一點點兒，長大也嫁不出去，妳看妳走的路，慢騰騰的，螞蟻都踩不死，讓妳幹點活兒，就慢吞吞的，啥也幹不了，要妳啥用啊？在家裡，一早上，一點活都沒幹完，飯也沒做好，地也不掃乾淨，妳看要妳啥用？再這樣殺死妳算了。

導演：後面那些話要記得，沉澱一下，沒關係，慢慢來，這是給妳訓練……

放大聲，眼睛閉起來，這是挑戰，後面記得，因為這很重要。

導演鼓勵輔角，讓輔角也能突破自己的角色限制。

繼父（輔角扮演）：我怕記不得，我沒辦法扮演這個角色。

導演：千惠（團體的另一成員）妳可以嗎？因為這個角色很重要……

千惠：（千惠走上舞台）

導演：爸爸是很生氣的，因為這個很重要的，來，試看看，看這裡。

因為繼父的角色對主角而言很重要，而且輔角感覺無法扮演此角色，所以導演換一位較有經驗的團體成員來扮演。在心理劇中，最好是用主角所選出來的人來扮演主角生命中的重要他人。但有時為了治療上的考量，導演會請較有專業的成員來擔任重要的角色。

繼父（輔角扮演）：妳看妳長得醜樣的！

導演：大聲一點。

導演要輔角的說話語氣與主角扮演繼父的說話聲調一致，方能讓主角感受到繼父的生氣。

繼父（輔角扮演）：妳看妳長得醜樣的！

導演：更大聲一點！

導演要輔角強化語調，讓輔角進入角色。

繼父（輔角扮演）：妳看妳長得醜樣的！

導演：再更大聲一點。

繼父（輔角扮演）：妳看妳長得醜樣的，眼小得跟米蛆兒似的，要妳啥用啊，幹活不會幹，走路慢得連螞蟻都踩不死，要妳幹嘛？還不如殺死妳！

導演：是不是這樣？更像對不對？

主角：是，爸爸就是這樣。

導演：（導演對第一個扮演繼父的成員說）不是妳做不好，因為這個角色

　　真的很困難，好（導演用手勢請第一個扮演繼父的成員退出舞台），
謝謝。

　　導演撫慰第一位扮演繼父的成員，在心理劇中每一位成員都很重要，
輔角扮演不了劇中的角色可能會覺得自己不好、沒有幫上忙，所以導演加
以撫慰並請其退出舞台。

導演：（導演請主角做自己，站在自己的位置上）妳會面對著媽媽，面對
　　　著爸爸嗎？還是背對著？（主角背對著繼父）

　　導演以姿勢了解主角與繼父的關係與位置。

導演：好，從媽媽開始。

　　導演讓輔角知道在輔角位置上說話的內容後，開始將主角的社會原子
圖具象化、具體化與立體化的上演出來。

媽媽（輔角扮演）：妳看人家的孩子都出去賺多少錢，妳看妳姨家的表姊，
　　　都賺多少錢，回來給家用，妳天天上學上學，有啥用啊？咱家孩子
　　　多，妳不知道？回來之後，還玩兒玩兒，也不知道帶帶弟弟妹妹，
　　　再這樣，打死妳算了。

導演：爸爸。

繼父（輔角扮演）：妳看妳那醜樣兒，眼小得跟米蛆兒似的，走路慢慢騰
　　　騰的，螞蟻都踩不死，妳再這樣，要殺死妳。

導演：（問主角）他們在講這些話，妳心裡在想什麼？

　　這是切入主角感受的問話，導引主角具體與其社會原子圖中人物互動。

主角：（啜泣）其實我已經改了很多了。

　　主角進入劇中情緒。

導演：想跟誰說？

　　導演確認此句話是主角向誰說，便於切入主角內心事件。

主角：（啜泣）跟媽媽。

導演：跟媽媽說。（導演同時細語的提醒扮演主角替身的輔角，要記住等
　　　一下媽媽所講的話）

　　在心理劇中，特別是第一次參加團體的成員在扮演輔角時，往往都不
知要做些什麼，所以導演提醒扮演主角替身的輔角記住主角所說的話。

主角：（主角面向著媽媽）（啜泣）我在學校一直努力學習，我想學好，
　　　就是想將來有個好前途，可以孝順媽媽，我已經做了很多，我天天
　　　有跑回家抱了我妹妹，還煮飯。人家都在睡覺，我不敢睡覺，還掃
　　　地，可是我怎麼也做不好，你們都不滿意（哭泣），你們都不滿意，
　　　（啜泣）……我真的也做了很多了，我妹妹我一直抱著，我給他們
　　　做飯吃，我也沒敢在路上玩，我跑著很快回家去……跑回家幹活（啜
　　　泣）。

　　對話是心理劇中重要的一環，心理劇創造出主角對話的舞台與情境，
讓主角有機會說出在日常生活中無法說的話與心聲，除讓主角情緒得以宣
洩外，亦提供主角改變人我互動的處境。

導演：是不是很委屈？跟媽媽說。

　　導演導引主角說出更多內心的感受。

主角：（哭泣）其實我上學，不是為了我自己，我們家……我也想將來能
　　　有一個好的前途，能好好的孝順您……

導演：所以我這麼努力讀書是為了家，是不是？

　　導演將主角心裡未講出來的話說出來。

主角：是！

導演：不是為自己，是不是？

主角：是……

導演：妳卻說我在為自己，是不是？

　　導演引導主角說出心中不敢說出的話。

主角：是。

導演：所以想跟媽媽說什麼？

　　導演引導主角進入內心更深的感受。

主角：（哭泣）我不是為了自己，我只想有個好前程。我不想像妳一樣生
　　　活，爸爸老是打妳，老是打妳，我看了很心疼，可是我又不敢，他
　　　打妳，我又不敢拉，怕他打我，他打我……

　　主角說出心中的話，並導引出被繼父責打的事件。

導演：爸爸都怎麼打妳，告訴媽媽！

　　導演要主角告訴媽媽的目的是延續主角與媽媽對話的脈絡與情緒，這
一問話讓主角繼續在情緒之中，可避免主角轉向與導演對話的情境。

主角：他把我一腳踩得挺遠的。

導演：用腳踢妳是嗎？

主角：嗯。

導演：還有呢？會不會拿東西打妳？

　　導演順著主角的回答更細緻的了解主角被責打的情形，一來讓主角更
進入劇中，也讓之後的繼父責打主角劇的演出動作更為具體。

主角：拿棒子打我，拿棒子打我……打我……打我……我不想再這樣過下
　　　去。可是我沒有地方可以去，媽媽，我沒有地方可以去，真的沒有
　　　地方可以去（哭泣）……沒有地方可以去……

　　主角說出被繼父責打時無處可逃的處境。

導演：我問妳，妳對那個繼父（導演手指著繼父輔角），妳想怎樣？妳對
　　　那個繼父，想怎樣？

　　導演探問主角，面對繼父的責打，內心想做什麼？此一問話，是在探
索主角內心未竟事項（unfinished business）。這是處理家庭暴力的一種手
法，讓主角能去除自己內心陰影的一種方式，換言之，就是去掉主角在其
心中被欺凌卻無法還擊的影像。底下這一系列的問話就是為後面主角的行
動暖身。

主角：（揩鼻涕）我不想要他回家，他打我……

導演：他是不是一直打妳？其實讓妳一直很害怕，對不對？

主角：（啜泣）是……

導演：到現在其實還是很害怕，是不是？

主角：（啜泣）是！

導演：很怕的，對不對？是吧！

主角：嗯！（主角點頭）

導演：是不是？

主角：（啜泣）是！他很偏心，他每次從外邊回來，都會給弟弟妹妹錢，
　　　從來不給我，還打我……帶回東西總不會給我。

導演：他怎麼打妳？

　　導演問此話除了知道繼父如何打主角外，一是讓扮演繼父的輔角了解
繼父如何責打主角，如何罵主角以及罵主角的話語，便於對後面的行動更
能具體的演出以幫助主角，特別是那些罵主角的穢言穢語。因為這些都是
可以做為激發主角情緒，進而引導主角面對情緒的工具，所以，導演會引
導主角將那些罵人的話講出來。在心理劇中有些不堪入耳的話會讓主角講
出來，並不是導演沒有社會道德規範，而是協助主角進入原先的處境並從
處境中走出來，且從心理學角度來看，主角心中所記憶的話語對主角一定
有其意義，故導演應用之。

主角：（哭泣）他拿巴掌甩我，用腳踢我，用棍子打我。

導演：會不會罵妳什麼？

主角：會。

導演：罵妳什麼？

主角：（哭著說）他說我長得醜，沒用。

導演：長得醜，沒用，還有呢？

主角：沒本事，帶不好弟弟妹妹，總是嫌我做事慢。

導演：妳做事慢，帶不好弟弟妹妹，還罵妳什麼？

主角：說我醜，叫我滾遠一點。

導演：說妳長得醜，叫妳滾遠一點，是嗎？還有呢？

主角：（哭著說）還有不讓我上學，上學還花他的錢。

導演：妳還花我的錢，還去上學，是不是？是不是？

主角：他還罵很髒的話給我。

導演：嗯，他罵哪些髒話給妳？

主角：我罵不出來。

導演：講一下，大概都罵些什麼？

主角：你他媽的，妳上啥學就花我的錢！

導演：你他媽的，妳上什麼學就花我的錢，還有呢？

主角：也不會做事，長得醜得要命，幹啥呀！

導演：長得那麼醜，也不會幹啥，有什麼用？還有嗎？

主角：（哭著說）妳什麼也不會幹，要妳幹啥呀，

導演：妳什麼事兒也不會幹，還有呢？還罵妳什麼？

主角：罵我長得醜，罵我長得醜。

導演：罵妳長得醜，是啊！

主角：罵我沒本事。

導演：罵妳沒本事，是啊！

導演：我要媽媽先退。

媽媽（輔角扮演）：（走下舞台）

導演：（導演帶著主角到舞台邊的椅子）妳（主角）坐在這邊，坐下來。

主角：（主角坐在椅子上）

　　導演蒐集主角被繼父家暴的情形後，發現主角與繼父之間有很多情緒需要處理，因此，請主角媽媽退出舞台，接下來處理主角被繼父家暴的劇。在處理家暴的劇時，導演需要很小心，不能讓主角二度創傷，因此，不能讓主角再度走入被害者角色之中，要用替身進入舞台，讓主角以鏡觀的方式在舞台旁邊，此時，導演也需要在主角旁邊給予支持和給予力量。

導演：當爸爸打妳的時候，妳會躲嗎？妳會跑嗎？

主角：（啜泣）我害怕啊，我害怕啊！

導演：有沒有人可以救妳？

主角：（啜泣）沒有！

導演：都沒有人救妳，是不是？

主角：沒有！

導演：就隨便讓爸爸怎麼打，是不是？

主角：是！（啜泣）

導演：是吧？

主角：是！

導演：那時候妳會哭嗎？

主角：會哭啊，但不敢哭啊。（主角咳嗽）

　　導演探問主角被繼父打時的反應，便於讓替身知道主角被繼父打時的反應，讓輔角知道如何扮演主角的角色。

導演：（導演走入舞台告訴扮演繼父與主角替身的輔角如何演出繼父打主角的劇，如繼父做的動作、罵的話、聲調等，並請輔角將眼鏡與手錶拿下來，避免在扮演角色時受傷。）

　　心理劇在處理家暴事件時，主要是要去除主角受到暴力的陰影，協助其將心中的陰影與受害的影像拿掉，因此，在劇場中會讓主角將加害者推出門外，以象徵將加害者推出自己的內心，同時讓主角從身體上感知到，其已有能力而非只能無奈的接受欺凌。因此，在進行推拉之前須將可能會

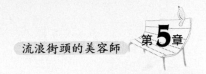

傷到主角與輔角的手錶、眼鏡摘下。

導演：（對扮演主角的替身說）妳可以扮演那個孩子嗎？感受那個孩子，

　　　哭出來，知道吧！知道吧！

主角替身：我可以。

　　在導家暴的劇時導演要很小心，除了不要讓主角二度創傷外，對於扮
演被家暴的替身也需詢問，若替身自己有被家暴過也不想擔任此被家暴的
角色時，導演須尊重輔角的意願，不能造成輔角的二度創傷。

導演：（對扮演繼父的輔角說）記得哦，罵那些話，知道吧！

扮演繼父的輔角：嗯！

導演：扮演這個角色，可以嗎？

扮演繼父的輔角：嗯！

導演：可以哦，好不好？試看看，因妳就是要幫忙她。

　　導演為扮演繼父的輔角暖身。

導演：（對扮演主角的替身說）妳在角色中感受到什麼反應就怎麼反應，

　　　妳感受她的反應，知道吧，哭的，然後叫的，這很重要……

　　導演為扮演主角的替身暖身。

導演：（導演將舞台的燈調暗，回到主角旁邊）

　　燈光的明暗影響人的情緒，較暗的燈光有助於主角進入情境之中。

導演：妳（主角）眼睛可以閉起來一下，看看小時候。

主角：嗯。（啜泣）

　　此時導演要主角眼睛閉起來，是要讓主角進入自己的潛意識之中喚起
感受與記憶，進而處理此創傷。在心理治療過程中，常有個案提出「為什
麼要讓我看過去的傷口，我已經忘了，為什麼要再提起」的疑問。此疑問
可以從兩方面來說，一是如果舊有的創傷個案已經化解、寬恕甚至轉化成

生命動能，此創傷當然不用提，即使再提此創傷，個案也能以新的視框來
看待，即使有情緒，其起伏、波動也不大。二是如果此創傷個案從來沒有
處理過，但隨著年紀的增長，或與加害者的互動中隨著相互的成長而創傷
消弭，此也不用提起。在治療中之所以會提起創傷或處理創傷，是當個案
本身對此創傷情緒上有很大的波動，影響人際互動，甚至影響生活運作時，
治療師就必須適時的介入。心理創傷，猶如人身體的受傷，輕者隨著時間
的療癒漸漸平撫，也可能因受傷讓身體鍛鍊得更為強壯。只是有些創傷深
入肌理或骨髓，留有餘毒，雖傷口看不見，卻經常隱隱作痛，或身體麻木
不仁，進入麻痺狀態，一旦有其他病菌入侵，生癤發腫加重其病。人之心
理創傷亦然，生命中的一些挫折或傷害讓我們更會適時的保護自己、強壯
自己，增強生命的韌度，使生命中的挫折成為我們「增益其所不能」的淬
煉。但是生命中有些不想遇到的重大創傷，像性侵、性虐待、家暴等創傷，
若沒有處理或適當的處理，很容易形成心理的怨毒與恨業，形成邊緣性人
格、反社會人格或酗酒、藥物成癮，造成人際上的困擾或生活上的阻礙。
本劇之主角因繼父的家暴與強暴，造成對男友不信任便是一例。

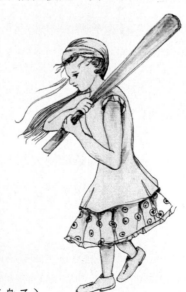

輔角扮演繼父：（繼父手裡拿著出氣棒當做棍
　　　　棒，兇狠地邊罵邊搥打在替身旁邊的地
　　　　板）妳看妳那個醜樣，眼小得不得了，
　　　　啥都不會幹，走路慢騰騰的，弟弟、妹
　　　　妹都帶不好，我要妳幹啥啊？我打死妳
　　　　了，我要妳幹啥啊？我打死妳了！
導演：出氣棒打地上，出氣棒打地上！（導演
　　　指導輔角）
導演：（回過頭來問主角）是不是都這樣？
導演：是吧？
導演：是不是？是不是都這樣？
主角：嗯。（主角害怕得眼睛閉起來，緊縮著身子）
導演：妳是不是小時候都沒辦法，妳現在幾歲？（導演說話音量加大，給

　　主角壯膽）
主角：七歲。

　　主角整個人解離（disorder）在七歲時的狀態。

導演：啊？（導演質問主角）
導演：暫停一下。（導演讓舞台上的責打動作暫停）

　　主角陷入七歲時的情境，害怕得緊縮著身體，導演讓舞台的情景暫停的目的，是協助主角能以新的反應來面對舊有的情境。人遭逢害怕、恐怖的情境時，很容易將此情境的畫面深烙在心像之中，並將當時恐懼的情緒儲存在大腦的海馬迴之中。心理劇的治療就是協助這些創傷者在面對舊有的創傷情境時，有新的反應，改變創傷者的心像與轉化面對此創傷的情緒。導演此時喊暫停的目的，就是協助主角有機會重新面對創傷的情景，以新的方式來加以反應。我們在現實生活中的情境，都是一閃即逝，無法暫停，然而在心理劇場創造出此暫停的時間空間，讓主角有機會加以調整與改變，是心理劇超越現實的妙用之處。

導演：妳現在幾歲？那時候是七歲，對不對？妳現在幾歲？張開眼睛看著老師，妳現在幾歲？

　　導演試圖用年齡來區隔主角與小時候的自己不同。

主角：七歲。

　　主角因極度的害怕，整個人還存在七歲的記憶與感受中。

導演：妳現在還七歲嗎？

　　導演用反問句問主角，試圖讓主角在認知上認知到主角現在的自己。

主角：七歲。
導演：妳現在幾歲了？（導演說話音量加大，給主角壯膽）妳站起來一下，老師陪妳。

　　導演試圖以身體的高度讓主角覺知自己已長大，來克服內心的驚嚇與害怕。

主　角：（主角眼睛閉著，身子還緊縮著）不行，不行，不行，他都一直打
　　　　我。

　　主角生命中經歷繼父無數的打罵，本能的捲曲著身子來保護自己。

導　演：是不是一直很害怕，所以長大了，還一直很害怕，對不對？

　　導演從話語中點撥主角已長大。

主　角：嗯，不去，不去，我不去，我不去……他會一直打我……
導　演：所以一直讓妳很害怕對不對？妳要這樣一直害怕下去嗎？老師問妳，
　　　　妳想這樣嗎？眼睛睜開看著老師，眼睛睜開看著老師，我是誰？我
　　　　是誰？眼睛睜開著老師，我是誰？

　　導演激將主角來面對，但主角因過度害怕而與現實脫離，進入解離狀態。因此，導演要主角眼睛睜開看著導演，讓主角從解離中回到現實。從心理學而言，解離是一種自我防衛，用來保護自己。在心理劇中就是協助主角面對威脅害怕時，能以一種新的反應來面對威脅與害怕，而非只用解離或逃避的方式來面對，讓主角創造出一種新的面對威脅的方法，而非一再的逃避。而面對主角解離時的做法是要主角眼睛睜開，眼睛睜開是回到現實（reality）的一種做法，所以導演要主角眼睛看著導演，與導演說話，是協助主角回到現實來。

主　角：（主角身體捲縮，哭泣）……啊……我不去，我不去……我不去，
　　　　我不去……啊……啊……（主角身體捲縮，哭泣）
導　演：對，妳都不去，妳一直很害怕對不對？是不是？
主　角：是……
導　演：彩萍妳來，站起來。（導演扶起主角，但主角過度害怕又坐在地上）
導　演：我是誰？彩萍來，深呼吸。

主角：我不行！

導演：深呼吸，我是誰？

主角：我不去，我不去……我不去，我不去……

導演：對，妳不去，妳不用去，對不對？對，沒關係妳不去，沒關係，妳
　　　看著，我是誰？我是誰？（導演扶著主角，讓主角站著看著導演）

　　處理解離的個案需要有經驗，導演首先要了解解離的狀態，了解解離
者的處境，導演才能淡定的借力使力，協助主角走出解離的狀態。倘若導
演不了解解離狀態及因應方式，焦慮、緊張、害怕起來，全場的成員也會
跟著焦慮、緊張、害怕、不知所措。因此，導演要主角睜開眼睛並從問話
中讓主角回到現實來。

主角：（哭泣）

導演：我是誰？

主角：老師，老師！

導演：我是誰？

主角：老師！老師！

　　導演如此反覆的問主角，主要是讓主角從解離狀態回到現實中。

導演：我是游老師是不是？

主角：嗯。

導演：眼睛睜開看著老師，眼睛睜開看著老師，妳相信老師嗎？

主角：我害怕。

導演：我知道妳害怕，妳是不是從小到現在都很害怕？常常莫名其妙的恐
　　　慌，對不對？是不是？

主角：是。

　　導演同理主角的害怕，而且讓主角了解導演了解她，有助於讓她覺得
有人在支持她，跟以前獨自一個人面對的處境不同。

導演：在別人面前裝得很堅強，對不對？是不是？

主角：是。

導演：其實妳心裡很害怕，都受到這個影響，是不是？

主角：嗯。

導演：常常害怕有人會傷害妳，是不是？

主角：是！

導演：妳要這樣一直活在恐懼裡面嗎？老師問妳。

主角：不要！

導演：真的嗎？看著老師，妳要一直活在恐懼裡面嗎？

主角：不要！

導演：妳來這邊的目的是什麼？

主角：我想要過得快樂一點！

　　導演用談話的方式減緩主角的恐慌，讓主角一步一步從情緒中走回認知，這是一種協助主角走出解離與增進主角改變的方式。在心理劇中情緒宣洩甚為重要，但同時也要帶動主角認知上的改變。二者相互運用很重要。而在問話中導演運用支持、面質、挑戰等技巧，讓主角生出力量。

導演：對，妳想要老師幫妳嗎？

主角：嗯。

　　導演與主角取得同盟。

導演：妳要老師幫妳，就要跟老師一起合作，可不可以？妳現在幾歲？先
　　　告訴老師。

主角：二十八歲。

導演：二十八歲了，不再是七歲了，對不對？

主角：嗯！

導演：站起來一下，站到老師面前（主角站起來但仍顯得無力），先不要
　　　看爸爸，二十八歲是怎樣的人？有沒有力量？

主角：沒有。

導演：妳現在是不是做美容的？

導演從主角現有的職務角色中激發主角內心的力量。

主角：是。

導演：妳現在做什麼職務？

主角：講師。

導演：講師是不是？講師是不是很有氣魄。

主角：是。

導演從主角職務角色中的行為，激起主角內心的力量。

導演：要面對很多人，對不對？

主角：對。

導演：講師的樣子站給我看，妳上課的樣子站給我看，妳怎麼講課的？

主角：（沉思）

導演：妳怎麼講課的？妳怎麼講課的？

主角：（主角擤鼻涕）

導演：妳怎麼講課的？有沒有自信？

主角：（主角點頭）

導演：妳要面對多少人？妳講課的時候？

主角：幾十個人。

導演：嗯，幾十個人，對不對？深呼吸一下，再吸氣。

　　導演一步一步以問話來增強主角的能力，並以深呼吸讓主角回到此時此地。呼吸，雖屬平常動作，但呼吸是讓自己與自己接觸很好的方式。特別是深呼吸，讓人注意到呼吸，在專注呼吸之中，將心神放在當下，同時將人從焦慮之中轉移，不被焦慮帶著走，脫離當下、脫離時空。因此，導演運用呼吸的方式，讓主角在深呼吸中回到當下，回到現實中。

主角：（吸氣）

導演：講師是不是很有力量的？能夠面對群眾，對不對？

主角：嗯。（主角有力量的回應）

導演：老師問妳，妳要一直受這個爸爸的陰影，在妳的內心裡面嗎？想不
　　　想？

　　　導演看主角力量出來，趁勢激發主角面對爸爸的意願。

主角：不想！
導演：妳想把這個陰影趕出妳心裡嗎？
主角：嗯！
導演：真的嗎？
主角：嗯！

　　　導演激發主角改變的力量。

導演：妳是不是還怕著他？
主角：他老了，但是我不敢回家。
導演：我知道，妳心裡還是像七歲一樣，很害怕，對不對？

　　　導演點出主角害怕時的心智年齡，讓主角看見。

主角：嗯。
導演：妳要想一直當七歲的孩子嗎？還是當現在已經二十八歲的人？
主角：我不要當七歲的人。

　　　導演用年齡找回主角的力量與現實感，讓主角回
復二十八歲應有的力量，脫離七歲時的無助。

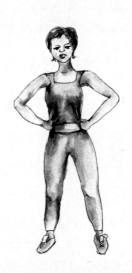

導演：呀！現在二十八歲了，對不對？跟老師一起
　　　做，插腰，插腰，然後跳起來，哈！
學員：（團體中一位老學員說）我來教她。
導演：對，妳來教她，來，跟她一起做，來。
學員：氣從丹田出，氣從丹田出。（學員雙腳與肩同
　　　寬站立，然後跳起來，當腳落地時，口中喊出
　　　「哈！」）

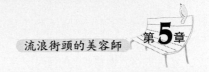

導演：來，跟她一起做！

　　從中醫上而言，主角過度驚嚇害怕傷及膽，故導演以壯膽之氣功壯主角的膽，導引主角將身體的能量轉為心理的能量。

主角：我做不出來。
導演：妳做得出來的，試看看！
主角：我做不出來。
導演：還是算了吧，好不好？讓自己永遠在害怕裡面算了，好不好？

　　導演用鼓勵與挑戰的話語來刺激主角的能量。

主角：（搖頭）
學員：好，插腰，氣從丹田出，哈！
導演：我說 1、2、3，就跳起來，1、2、3！
主角：（跳起來並以微弱的聲音喊）哈！
導演：大家起來跟她一起做，來，大家一起做，圍著她，給她一些力量，
　　　來，圍在她面前，在她面前，近一點，大家跟妳一起做。
學員：（團體成員從座位上起來走入舞台，圍在主角周圍）

　　導演運用整個團體的力量來激發主角，《易經》上說：「同聲相應，同氣相求」，讓主角在團體氛圍中找回自己的力量，同時也讓主角感受到團體成員的相互支持。壯膽功的動作是人站直，雙腳與肩同寬，手插腰，原地跳起來，同時從口中喊出「哈」的聲音，而喊出的氣須從丹田出來。此功法可將人忍氣吞聲的氣加以宣洩，同時壯膽。從身體上做此功法，讓人的腳與地接觸，人站立著可調整人的穩定性，當身體穩定，同時也帶動心理的穩定與力量。換言之，是由外而內，由身體的穩定帶動心理的穩定。人在創傷或驚嚇時，往往身體也跟著凍結與僵化，此做法先將凍結與僵化的身體鬆動、活化，進而帶出動力，強化內在的心理力量。

導演：我說 1、2、3，跳一下，然後從丹田中喊出「哈」！
主角：嗯。

主角：（主角擤鼻涕）

導演：來（導演拿衛生紙給主角），再擤出來。

主角：（主角擤鼻涕）

導演：好，來，插腰，我說1、2、3，你們「哈」！知道吧！

導演：1、2、3。

全體學員：哈！（眾喊）

導演：對！跟他們一起做，1、2、3。

導演：哈！對，跳起來，很好，做起來了，1、2、3。

全體學員：哈！（眾喊）

導演：對，跟他們一起，眼睛瞪大了，看著對方，來，1、2、3。

全體學員：哈！（眾喊）

導演：1、2、3。

全體學員：哈！（眾喊）

導演：來，動作跟他們一起，來，1、2、3，哈！（眾喊）很好，1、2、
　　　3，哈！（眾喊）1、2、3，哈！（眾喊）1、2、3，哈！（眾喊）

導演：現在加一點，加一句，我不怕，知道吧！1、2、3。

主角：哈！我不怕！

導演：來，惠蘭（團體的另一成員）接著來做一次給她看，1、2、3。

學員：哈！（眾喊）我不怕！（眾喊）

導演：來，預備，開始！

全體學員：哈！我不怕！

導演：1、2、3大聲講出來。

主角：我不怕。

導演：真的不怕嗎？妳現在幾歲？

主角：二十八。（主角聲音又變小，眼睛微閉）

導演：眼睛睜開，像二十八歲的樣子。

　　導演讓主角睜開眼睛，不要回到害怕的感覺。

導演：來，1、2、3。

全體學員：哈！我不怕！

導演：對，跟他們一起，大聲一點，嘴巴張開，1、2、3。

全體學員：哈！我不怕！

導演：1、2、3，哈！（眾喊）我不怕！（眾喊）很好，1、2、3，哈！
　　　（眾喊）我不怕！（眾喊）

主角：（動作與聲音漸漸加大）

導演：對，聲音從丹田出來，很有信心，很有膽量，1、2、3。

　　導演適時的給主角打氣。

全體學員：哈！我不怕！

導演：1、2、3，哈！（眾喊）我不怕！（眾喊）

導演：妳幾歲啊？妳知道老師幾歲嗎？老師五十歲，（導演示範）哈！我
　　　不怕！

導演：比老師聲音更大，知道吧！妳要不要去除妳心理的恐懼？

　　導演用宏亮的聲音引導團體一起做，增強主角內在的能量。

主角：嗯。

導演：想不想？

主角：想。

導演：大聲一點，跟老師說，想不想？

主角：想！（主角聲音漸大）

導演：更大聲一點！

主角：想！（主角聲音更大）

導演：更大聲一點！

主角：想！（主角聲音增大）

導演：大聲一點！

主角：想！（主角聲音更大）

導演：真的想對不對？

主角：對！

　　導演加入「自我肯定」訓練的方式，逐漸激發主角心理的動機與力量。

導演：大家陪妳一起鍛鍊，好不好？知道壯膽，讓妳不會那麼沒膽子，好
　　　不好？

主角：好！

導演：來，1、2、3，哈！（眾喊）我不怕！（眾喊）很好，1、2、3，哈！
　　　（眾喊）我不怕！（眾喊）1、2、3，哈！（眾喊）我不怕！（眾
　　　喊）1、2、3，哈！（眾喊）我不怕！（眾喊）1、2、3，哈！（眾
　　　喊）我不怕！（眾喊）1、2、3，哈！（眾喊）我不怕！（眾喊）
　　　1、2、3，哈！（眾喊）我不怕！（眾喊）1、2、3，哈！（眾喊）
　　　我不怕！（眾喊）

導演：現在有沒有比較有力量一點了？

主角：嗯！

導演：再加強幾下來，1、2、3，哈！（眾喊）我不怕！（眾喊）1、2、
　　　3，哈！（眾喊）我不怕！（眾喊）1、2、3，哈！（眾喊）我不
　　　怕！（眾喊）好，謝謝你們。

　　當主角聲音越來越大也顯得更有能量、更有力量時，導演請其他團體
成員回座，繼續導劇。

導演：（低聲交代演繼父的替身如何扮演繼父打主角的動作）你要打她的
　　　嘴巴，要這樣打，抓著她的手，這樣打，打手知道哦，……

繼父：知道。

繼父：（繼父在舞台上一手抓著主角替身的手，另一手用出氣棒打在地上
　　　象徵打主角。）

導演：看一下，那是小時候七歲的妳，對不對？是沒有力量的，是不是？

　　導演再度讓主角以鏡觀的方式看自己被繼父責打的畫面。

主角：嗯。

導演：那個繼父都在欺負她，打她，對不對？

繼父：（兇狠的打）妳這樣窩囊，窩囊廢，我打死妳（持續打的動作……）

導演：是不是都這樣子？一個爸爸可以這樣嗎？可以這樣嗎？是不是小時候都沒有辦法？

主角：沒有。

導演：現在長大了，對不對？妳想不想保護自己？

主角：嗯。

　　導演讓主角長大的自己來保護自己，用意是讓主角有力量來保護自己，除卻心中的無助與無力。

導演：去保護她，去救她，去把他棍子搶起來，去救她，老師陪妳去，去！

主角：（主角還是在原地不動）

繼父：我打死妳！我打死妳！我打死妳！我打死妳！……

導演：（問主角）一個爸爸可以對孩子這樣嗎？

主角：不可以！

導演：是不可以！

主角：是不可以！（哭泣）

導演：是不是這樣子，小時候沒辦法被保護，妳長大了，對不對？妳想不想救自己？

主角：想！（主角站起來）

導演：去救助！把那個爸爸拉走（大聲的語調），拉出妳的心裡面！

導演：把他拉出去，老師陪妳去，老師陪妳去。

主角：（主角向前走拉住繼父的手）

導演：對，妳有能力了，請把棍子搶起來，把他推出去，去救自己，對！

導演：對！用妳的力量！

主角：（主角用力搶繼父手中的棍子）

繼父：（用力不讓主角搶走棍子）我打死妳！

主角：（主角邊搶棍子邊講）你不要再打了！

導演：對！

主角：（主角邊搶棍子邊講）你不要打我了！

導演：對！你憑什麼打我？對！還去打媽媽對不對？

　　導演適時的用話語幫襯。

主角：（主角邊搶棍子邊講）你不要打我了！

導演：對！

主角：（主角搶下棍子丟在地上，並抓著繼父往教室門口方向拉）

導演：對！把他趕出去，把他趕出去，把他趕出去！

主角：（繼父、主角糾纏著）

導演：把他趕出去！

主角：（主角用力抓著繼父往教室門口）

導演：對！把他推出去！

主角：你給我滾！（主角用力推繼父）

繼父：妳這醜樣，沒用！

主角：你滾！你滾！你這個壞蛋，你給我滾蛋！（主角用力推繼父）

導演：對，妳用妳的力量，把他拖出去！

主角：你滾！你滾！（主角用力將繼父推向門）

　　此時，導演邊說或邊在旁邊用手腳保護著主角與輔角，避免因拉扯撞到門。導演有責任保護團體的成員，特別是有激烈動作時更要小心，要在旁邊加以保護及守護，同時，在主角要將輔角拖出心門前，需將可能會危及到成員的物品搬開，讓出一條通道出來。

導演：對，不要讓他進來了！

主角：你給我滾蛋，你這個壞蛋，你給我滾蛋！（主角用盡全力將繼父推出門）

導演：不要讓他進來，把門鎖起來。

　　導演要主角將門鎖起來象徵將繼父趕出自己心門，內心不再受繼父干擾。這是協助主角改變內在影像，人在受創時將受創影像固著在大腦之中，導演讓主角用行動將傷害他的人趕走的目的，就是用具體行動改變主角心

裡的影像，同時也展現出自己是有力量來面對昔日無法面對的情境，讓自己的自發性展現出來，創造出一種新的心理經驗，一種有能力的心理經驗。

主角：（主角將門鎖上並放聲大哭……）

導演：（導演指示其他成員將床墊搬到舞台中央）

導演：對，把墊子放在中央。

導演：跟老師站起來（導演把主角牽起來，走到舞台中央的床墊），躺在這裡。

主角：（主角躺在床墊上，放聲大哭……）啊……啊……啊……

導演：（指示主角）趴著，趴著，趴著。

導演：（對團體某一成員說）拿一塊布給老師。

導演：（導演用布蓋在主角身上，並用手在主角的背部由脊椎往大椎穴推，協助將其內心的氣放出）

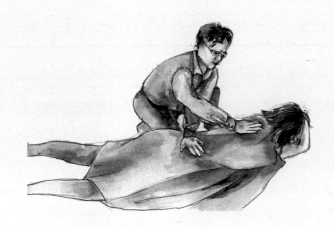

　　用布蓋住主角是導演為男性，主角為女性，不能直接碰觸主角身體，需要遵守專業倫理。導演按住主角「往大椎穴推」的原因是大椎穴通人的肺部，當人忍氣吞聲時都將悲哀存於肺，壓大椎穴有助於主角深埋在身體裡的氣加以導引出來，協助主角可以大聲哭出來。

主角：（放聲大哭）啊……啊……啊……

導演：（導演用手掌按在主角背部的大椎穴上）把心裡的悲哀喊出來，啊

……啊……

　　導演以聲導聲，協助主角將聲音放出來。

主角：啊……啊……啊……

主角：（放聲大哭）啊……啊……嗚……啊……

主角：啊……啊……啊……啊……（咳嗽……）

導演：啊出來，對！

主角：（放聲大哭……）啊……啊……嗚……啊……

導演：對，哭出來，不要憋在心裡面，大聲哭出來，對！

主角：（放聲大哭……聲嘶力竭）啊……啊……嗚……啊……

導演：對，把氣啊……啊出來。

主角：啊……啊……嗚……啊……（主角放聲大哭，幾分鐘之久）

導演：對，把難過都哭出來，不憋在心裡面。

主角：啊……啊……嗚……啊……（主角擤鼻涕……）

導演：老師要妳翻身過來一下，翻過身來。

主角：（主角將身子轉過來）

導演：中間一點，來。

主角：（主角擤鼻涕……）

導演：我要妳的手半握拳，手半握
　　　拳，兩手，對，把所有東西
　　　丟掉，半握拳，睡上面一
　　　點，那個腳像踩腳踏車，另
　　　外一隻腳抬起來，就這樣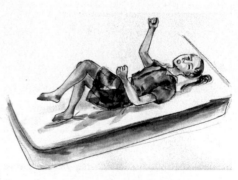
　　　踩，知道吧，然後搥，把妳的氣都出來，是不是很氣妳那個繼父，
　　　對不對？是不是？

主角：嗯！

導演：用那個手慢慢敲。

主角：嗯！（主角用雙手的拳頭敲床墊）

導演：對，雙手敲，把那氣都出來，對！對！兩手敲。

主角：嗯，（主角用雙手的拳頭敲床墊）你這個壞蛋！

導演：（導演大聲的說）對，是個壞蛋，對不對？

主角：欺侮人！（主角用腳踢，邊用手搥）

導演：對！腳踢，就像小孩子，對，怎麼可以這樣欺負，對不對？

主角：（放聲大哭，喃喃自語）……他欺負我，他欺負我媽媽……他打我，
　　　他打我……他是個壞蛋……

導演：是個壞蛋，對不對？對！腳踢，把他踢走！

　　導演讓主角躺在床墊上用其手腳在床墊上敲打，宣洩其心中的怒氣。在中醫上，金（五臟於肺，其情為悲）克木（五臟於肝，其情為怒），人過多的悲哀會抑制人的怒氣，所以當主角的悲哀宣洩之後，導演進一步引導主角的怒氣，讓鬱積在主角體內的氣得以宣洩。當怒氣宣洩時又反過來帶動主角的悲哀，在相互牽動之下，淨化主角的憤怒與悲哀情緒。

主角：（放聲大哭，喃喃自語……）他是個壞蛋……，他打我，他打我……

導演：對，腳繼續踢，大力踢，太可惡了，對不對？

　　導演繼續導引主角的情緒。

主角：（放聲大哭，喃喃自語）他打我，他打我……

導演：這什麼爸爸嘛？

主角：（主角放聲大哭，手邊敲邊喃喃自語）他打我，他打我……

導演：對，手繼續敲，大力敲！

主角：（主角放聲大哭，喃喃自語）他欺負我，他欺負我，他欺負我……

導演：對，手敲，把氣都出來，對，對，大力敲！

主角：他欺負我，他打我，他罵我……他是個大壞蛋……

　　動作、情緒帶動主角舊時傷痛的記憶，將隱忍在內心不敢說的事都宣洩說出來。在現實生活中對於長輩不合理的要求與打罵，受制於倫理，一般都以忍氣吞聲的方式帶過，不能回應、不能言說，回應了就等於不肖、回應了就等於違反倫理，因此，將氣放在心上，將怨毒埋在心裡，形成親

子之間的隔閡與不親。心理劇中允許主角將心中的氣與怨發洩出來，並不
是要主角對長輩不敬，而是讓其心中的怨與氣有一出口發洩出來，當氣與
怨消解後，方有機會讓彼此之間的隔閡化解。

導演：我一大早就起來煮飯掃地了，對不對？

主角：我給他幹活，他不給我吃，不給我，他說我長得醜……

　　導演用主角前面說過的話來引導主角的怒氣。

導演：還罵我醜，是不是？

主角：他說我長得醜……他嫌我長得醜……他是王八蛋，是壞蛋……

導演：他是壞蛋、王八蛋，是不是？把氣都出來，手大力敲，不憋在心裡，
　　　對！

主角：他是壞蛋！

導演：大壞蛋，哪有資格當爸爸，是不是？是吧！

主角：對呀，地都是我掃的，弟弟妹妹的屁股也是我擦的……他欺負我媽
　　　媽……

導演：我什麼事都做，對不對？

主角：妹妹都要我照顧，我抱的，他還打我……我都沒有玩，我從來都沒
　　　有玩，他還打我。

導演：看妹妹都要我照顧，對不對？我七歲的孩子就要做那麼多的事情。

主角：爸爸是個壞蛋！

導演：很壞，對不對？對，腳踢，用腳踢！對，把氣都出來！

主角：他是壞蛋，他們吃飯從來不讓我坐著，都是我自己一個人。

導演：很不公平，很偏心，對不對？

主角：（放聲大哭，喃喃自語）他打我，他打我，他欺負我，他欺負我，
　　　他不是個人……，我想我的爸爸，我的爸爸為什麼走了，他為什麼
　　　不管我？他為什麼不管我？……

　　主角悲從中來，想起自己的生父，沒有人可以保護自己，受他人欺凌。

導演：妳想妳的生父，是不是？

主角：他為什麼不管我，為什麼不管我，別人都欺負我，沒有人跟我玩兒
　　　……他們都欺負我，我爸他不管我……別人都欺負我，沒有人跟我
　　　玩，啊……他們都欺負我……我爸爸不管我了……啊……（哭泣）

導演：妳是不是都很孤單？

主角：（放聲大哭，喃喃自語）我在家裡都沒有地方去，我不敢洗澡……，
　　　他欺負我。（主角腳一直踢）

導演：他欺負妳，對不對？是不是？

主角：我不敢上廁所……他老跟著我！

導演：他還跟著妳上廁所，是不是？

主角：我不敢洗澡，他跟著我……我……我沒有地方可以去了，……我爸
　　　爸不救我了，我爸爸不救我了，……啊……

導演：是不是別人都欺負妳，是不是？

主角：別人都欺負我了……啊……啊……媽媽也不幫我，媽媽也不幫我，
　　　……啊……啊……家裡都沒人管我了，都欺負我，……我沒有地方
　　　可以去了，……啊……啊……我不敢洗澡了……不敢洗澡了，不敢
　　　上廁所，他欺負我……

導演：誰欺負妳？

主角：那個男的，他欺負我……他是個壞蛋！

導演：哪一個男的？鄰居嗎？

主角：不是啦……啊……啊……

導演：是誰？

　　　導演確認欺負主角的是主角的繼父或是他人，這樣的診斷做為導演進
一步處遇的方向，若是其他人，有必要時要將此人找出來一併處理，但主
角指的他就是繼父，而且主角都用「他」來稱呼繼父，不把繼父當做爸爸，
因為繼父除了要主角工作外還侵犯她，讓她無處可逃，主角處境甚為悲淒，
令人扼腕。

主角：他欺負我……啊……啊……

導演：妳想對那個男的怎樣？妳對他是不是很氣？

主角：他不是人……幹嘛要……（放聲大哭）

導演：妳可以慢慢起來一下嗎？慢慢起來一下啦，來，聽老師的，來，慢
　　　慢起來一下，來，慢慢起來一下。

主角：（主角邊動作邊哭）……啊……啊……

導演：我要妳轉過來，對，慢慢……

主角：（放聲大哭）……啊……啊……

導演：後面一點，後面一點，好，妳把腳放直，趴下來，腳放直，對！對！
　　　對！先休息一下，把腳放平平，先躺一下，先休息一下，（請其他
　　　學員）幫她蓋一下。

　　導演讓主角趴著，讓主角較容易哭出來。

主角：（放聲大哭）……啊……啊……

導演：對，哭出來，把心裡的難過都哭出來！

主角：（放聲大哭，喃喃自語）他欺負我，他欺負我！

導演：常常欺負妳，是不是？

主角：他欺負我，他欺負我，他欺負我，他欺負我，……他打我，他侮辱
　　　我，他，王八蛋……啊……啊……媽媽都不跟他離婚，他欺負我……

　　主角道出其悲淒的處境──被打、被欺侮、被侮辱。導演此時沒有再
處理主角被侮辱的事，是因為主角情緒已高漲，不宜再擴張。但至少主角
能說出來已是不容易的事。

導演：媽媽都不跟他離婚，是不是？都一直欺負了妳，對不對？

主角：（放聲大哭）……啊……啊……

導演：休息一下，好嗎？讓妳休息一下，休息一下。

導演：（導演放電影《畫皮》的主題曲音樂，讓主角休息）

　　導演感受到主角有很多的委屈及受苦，播放音樂的目的是讓主角在悲
淒的音樂中繼續宣洩其情緒，也讓主角在音樂中安撫情緒。

主角：（哭泣……）……啊……啊……

導演：休息一下……（導演拿枕頭給主角趴著）頭趴著枕頭，比較舒服一點，休息一下（主角擤鼻涕），擤了就丟了，休息一下。

主角：啊……我一直想逃都逃不了。

導演：一直想逃都逃不了，是吧！

主角：啊……我一直想逃都逃不了……他都一直打我……嗚……嗚……

導演：老師問妳，當妳難過的時候，妳希望誰能夠保護妳？有人可以保護妳嗎？

　　在中醫裡提到：「實則洩之，虛則補之」，所以當主角宣洩情緒後，導演問主角有誰可以保護她，協助主角有愛來補主角空虛的心靈。主角回應是爸爸媽媽都不管主角，所以導演更進一步的詢問主角其內心渴望誰來保護她。

主角：沒有。

導演：沒有，是不是？

主角：媽媽都不保護我……

導演：媽媽都不管妳。

主角：媽媽都不管我，爸爸也不要我。

導演：媽媽都不管妳，爸爸不要妳，那妳心裡渴望誰能照顧妳？妳心裡？妳最想有誰能夠保護妳？妳心裡面？

主角：媽媽。

導演：媽媽，是不是？是吧！

主角：媽媽……，但是媽媽都一直批評我，從來不說我的好……啊……（哭泣）

導演：那妳是不是渴望媽媽能夠照顧妳。

主角：但是，但是媽媽從來不說我的好……啊……（哭泣）

導演：從來不說妳的好，是不是？媽媽有沒有對妳好過的時候？

　　導演試圖協助主角搜尋主角成長中媽媽照顧她的記憶，來撫慰主角。

主角：都沒有，媽媽有時候跟爸爸一塊兒打我……啊（哭泣）……啊……

導演：媽媽也打妳，是不是？妳想不想妳的生父可以抱抱妳？

主角：（點頭）

導演：在團體裡面，妳感覺誰像生妳的爸爸？有誰呢？感覺像的，一個可以疼妳的，照顧妳的！看一下，在團體裡面，誰比較感覺像是可以疼妳的爸爸？

因為主角現實生活中的父母讓主角感覺到不能保護主角，因此，導演從附加現實（surplus reality）上著手，試圖用主角剛剛提到的生父來抱主角，一則彌補主角失去親生父親的愛，一則給予主角撫慰。

主角：（放聲哭泣）……啊……啊……

導演：讓妳覺得可以信任的，有沒有？

導演應用 Tele 的方式，讓主角在團體中找出主角心目中像生父的人。

導演：都沒有半個人，都沒有半個人，是不是？

主角：（放聲哭泣）……啊……啊……

導演：看一下，哪一個人感覺是可以保護妳的，是有力量的，在團體裡面，有嗎？

導演：（導演指著一位較為和善的成員）○○○可以嗎？他可以扮演妳爸爸嗎？

導演找一位團體成員，徵詢主角是否可以扮演主角的生父。

主角：（主角搖頭）喀……喀……

導演：（主角一直咳，導演拿一杯溫開水給主角喝）喝一點水，喝一點水，來，含著，慢慢喝，慢一點，慢一點。

主角：（主角咳痰）

導演：來，再喝一點，慢慢喝，來！

主角：（主角咳痰、吐出痰，主角擤鼻涕，咳嗽……）

導演：休息一下，休息一下，讓自己好好休息一下，沒關係，等一下再喝。

　　主角開始有身體反應，在治療場域中這是好的現象，將因情緒鬱積在身體的阻塞反映出來，痰瘀、鼻涕的疏通，有助於主角情緒的疏通。

導演：（導演改放安撫的音樂）

　　之前的音樂是協助主角宣洩與淨化情緒，在此主角需要撫慰時，導演改換撫慰情緒的音樂來撫慰主角。

導演：休息一下！身旁有好的朋友嗎？

　　導演試圖探問主角身旁是否有好友可以支持。

主角：（主角搖頭）
導演：都沒有，休息一下，休息一下，太累了。（音樂聲響……）
主角：（主角躺在床墊上休息）

　　導演用音樂陪伴主角，讓主角心靈上與身體上先休息，過了片刻之後導演才繼續導劇、問話。

導演：妳生父是長得高或瘦？妳有沒有他的相片？
主角：（主角搖頭）
導演：生妳的爸爸，都沒有？
導演：你們其他人過來一下，好不好？讓她看一下，來，妳稍坐一下，看一下，來，妳心目中會疼妳的爸爸，大概會長得什麼樣子，來，看一下，來，慢慢看一下，誰可以當妳爸爸？妳很希望生妳的爸爸抱妳，對不對？
主角：（主角點頭）

　　在主角情緒較為平撫時，導演繼續尋找主角的支持系統，試圖再探究主角是否想讓主角生父撫慰。導演之所以要搜尋主角身邊或生命中的支持系統，主要是想讓主角經驗被支持與被愛的經驗，這是在心理療癒上很重要的經驗，讓人的存有不是一直在孤單、傷害裡。

導演：老師幫妳找一個，好不好？來，妳看他可以嗎？像不像？可以嗎？

主角：（主角點頭）

導演：來，過來一下，來，妳站起來一下，坐起來一下，讓他坐著抱妳，來，妳坐這邊，來，坐著，妳腳……，妳腳伸那邊，對，就這樣，對，來，對，這邊來靠個人，來，對。

　　導演讓生父與主角坐在床墊上，以心對心的方式，將主角放在生父懷裡，將全身力量交託給生父，讓主角回到很小很小的時候被懷抱、被照顧的記憶中。

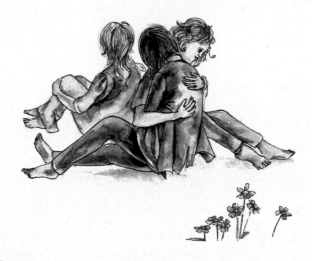

主角：（主角讓扮演生父的人抱，並放聲大哭……）

導演：（導演請人靠在生父輔角的後面，藉以支撐輔角抱主角的力量）靠這裡，旁邊一點，坐人，好不好？給她靠著。

主角：（放聲大哭……）啊……啊……

導演：對，讓妳的生父可以好好照顧妳。

主角：（放聲大哭），你不要我了，喔……啊……啊……你不要我了，他們都欺負我，你不要我了，喔……啊……啊……你不要我了，你不要我，你不要我了，沒有人要我，他們都欺負我，你不要我了，喔……啊……啊……不要我了，沒有人要我……喔……啊……啊……

啊……啊……啊……沒有人要我……喔……啊……啊……啊……，
他們都看不起我……他們都看不起我，我不敢回家……我流落街頭，
都不敢回家……啊……啊……我在外面十幾年，……啊……啊……
我都不敢回家……你不要我了，……我永遠都不敢回家……喔……
啊……啊……沒有家……我不敢回家……沒有人要我（悲切的哭泣
著）……啊……你不要我了……喔……啊……啊……啊……我沒有
家，……沒有人要我，沒有人要我，……喔……啊……啊……沒有
人管我……

主　角：（喃喃自語，哭泣……擤鼻涕）……啊……啊……他們都說我優秀
　　　　……但都沒有人要我……沒有人關心我……我沒有家……啊……啊
　　　　……沒有人要我……沒有人要……

主　角：媽媽都向我要錢……她把錢都給兒子花了，又向我要錢（主角喃喃
　　　　自語的說著）……啊……啊……啊……她跟爸爸吵架也找我……我
　　　　像個罪人一樣……沒有人……啊……啊……哦……

導　演：好好休息一下，在妳生父的懷裡，好好休息一下，就像妳剛出生兩
　　　　歲之前，妳爸爸還沒有過世之前，抱著妳一樣，在爸爸的懷裡，好
　　　　好休息一下。

主　角：（主角聲音停歇）……

導　演：（導演將安撫音樂調大聲一點）對，好好休息一下。

主　角：（主角輕啜）

導　演：太累了，都沒有地方可以休息，對不對？好好在生父的懷裡，好好
　　　　休息一下。

　　　當主角身體被照撫時，心理相對的也較為安全。因此，將其平日累積
在心中的悲哀、委屈、痛苦、難過、遭遇、感受……一一放聲的哭出來、
釋放出來，將從小到大所際遇的事說出來，也將平日不能言的事講出來，
這是一種宣洩、一種療癒，能哭、大聲的哭、大聲的宣洩，不再顧忌的傾
訴，是心靈的一種釋放。特別是生活在桎梏中的人，時時提心吊膽，時時
注意他人對自己的評價，時時監禁著自己以免犯錯遭受責罰，讓自己活在

時時警惕、時時驚恐不安、時時神經緊繃的處境之中。這種現象，讓人容易傾向情感性疾患，形塑出邊緣性人格，對人不安與不信任，有著顯著的憂鬱情緒、顯著的焦慮、顯著的情感變化。因此，需循序漸進的協助他們找回安全感，讓他們經驗被照顧的經驗，讓他們逐漸放下自己的不安與焦慮，讓他們認知到自己不是不好，自己也不必一直去討好他人以求得他人的照護。所以，在心理劇中的照撫與擁抱是讓主角重塑與經驗人是可以相信、可以信任，人是可以相互照顧且不必用犧牲來得到關照。

主角：（主角咳嗽吐痰）

導演：對，吐出來，對，吐出來，對，吐出來，丟掉了，對，吐出來！

主角：（主角吐痰……主角擤鼻涕）

導演：對，都擤出來，都不要了……，好，在爸爸的懷裡，休息一下，像剛出生的嬰兒一樣……，對，把全身的力量放在爸爸身上。（主角在生父懷裡休息）

主角：（主角輕聲的間歇啜泣）

導演：好好休息，好好的休息一下……（音樂聲……）

　　導演讓主角軀體的反應反映出來，吐出其心中的塊壘。並在認知上引導主角像剛出生的嬰兒一樣可以無條件的受到愛撫與保護。

主角：（主角又悲從中來的哭泣）……喔……啊……啊……

導演：對，是可以哭出來的，很好！

主角：（主角放聲大哭）……喔……啊……啊……（音樂聲……）

主角：（主角低泣）

主角：（主角咳嗽吐痰、擤鼻涕、嘆一口氣……）

主角：（安撫音樂聲中，主角在生父懷裡低泣）……（持續數分鐘）

導演：好好休息一下，那個爸爸把你的腰躺在後面身上，就不會那麼累了，對，後面有人靠著，對，可以好好休息一下……（安撫音樂聲中，主角靜靜的休息……持續五分多鐘）

　　主角所受的生命衝擊很大，相對的需要較多的時間來安撫主角，而擔

任生父的輔角相對也耗力，因此，導演讓輔角調整姿勢。

導演：對，每個人都休息一下……
導演：（導演換音樂〈悠悠扎〉，為北京天使之音合唱團演唱之歌曲，……
　　　媽媽的寶寶睡覺啦……）

　　心理劇是一團體心理治療，在參與主角的劇時，團體成員亦會勾起內心的傷痛，也需要受到撫慰與休息，因此，導演讓團體每一個成員一起休息。

主角：（主角靜靜的休息，持續約十分多鐘）
導演：彩萍，現在感覺怎麼樣？

　　導演見主角情緒較為平撫，所以問主角的感受，確認主角的感受。

主角：舒服多了。
導演：可以慢慢坐起來，不要急，好嗎？
導演：（對其他團體成員）謝謝你們！
導演：（導演請其他團體成員退出劇場，關掉音樂）
導演：對，慢慢坐起來，幫我床墊搬開一下，謝謝。
導演：謝謝你們，彩萍過來，燈幫我打開，OK，好。
導演：（導演指著生父對主角說）妳的生父，是不是？兩歲就離開妳了，
　　　是不是？妳要對生妳的爸爸說什麼？

　　導演繼續導劇，將生父請到舞台，處理主角與生父的關係。依Moreno而言，心理劇是在修復人與人之間的關係，因此，導演再度從此著手，讓主角以超越現實的方式與生父對話。

主角：你不應該那麼早離開我的，離開我了，我就沒有地方去了。
導演：嗯，不應該那麼早離開妳的，離開妳了，妳就沒有地方去了，是吧，
　　　還要跟妳的生父說什麼？

　　導演附和主角的話，一來讓主角感受到父親聽入她的話，二來繼續引

導主角。

主角：你好像一直在身邊保護我。

導演：哦……妳也感覺生父一直在身邊保護妳，是吧！

　　　導演強化主角的感受。

主角：嗯！

導演：所以妳看一下妳生父，妳想跟妳生父說什麼？爸爸是不是兩歲的時
　　　候就過世了？

主角：嗯！

導演：是吧，在妳兩歲的時候就過世了，妳想跟爸爸說什麼話？

主角：（主角輕泣、流淚）

導演：把眼淚擦掉，妳想跟爸爸說什麼？

　　　將眼淚擦掉，是引領主角從悲泣中走出來。

主角：我不想讓他走，我想讓他保護我！

導演：爸爸是不是都在妳身旁？妳現在想要爸爸怎樣？看著爸爸。

　　　引發主角內在的需求與行動。

主角：我要他保護我。

導演：妳希望爸爸保護妳，是不是？是吧！

主角：嗯！

導演：還有呢？

主角：他走了，我和弟弟都沒有人要。（主角擤鼻涕）

導演：弟弟也沒有人要！

主角：嗯，弟弟也沒有人要。

主角：繼父他對我不好，他打我，侮辱我！（擤鼻涕）

　　　主角向生父傾訴繼父對她的打罵與侮辱，這是很重要的，當一個人被
欺負時沒人可說、沒人可訴，是很悲楚的。昔日主角向媽媽傾訴，媽媽置

之不理，今日可向生父說出，對主角而言是一很大的心理出口。

導演：把鼻涕都擤掉，眼睛睜開！

　　觸及到主角極為傷痛之事，主角眼睛又緊閉起來，陷入解離狀態，所以，導演要主角將鼻涕擤掉與睜開眼睛。

主角：（主角咳嗽，吐痰）
導演：對！眼睛睜開，對！把鼻涕都擤掉，把內在的悲哀都拿掉。
主角：沒有地方可以去。

　　主角說出被打、被侮辱時無處可逃的處境。

導演：嗯，都沒有地方可以去，嗯，現在妳幾歲了？告訴爸爸！

　　導演避免主角又陷入七歲時的狀態，用年齡引導主角回到現實中來。

主角：我二十八了！
導演：二十八歲，跟小時候七歲有什麼不一樣？跟爸爸講一下，妳跟以前有什麼不一樣？

　　導演引發主角的自發性。所謂自發性，就是對舊的情境有新的反應，對新的情境有好的適應，導演讓主角在認知上區分出自己已經是成人，面對舊有的情境應有新的回應。

主角：繼父打不著我了！
導演：哦……繼父打不著妳了，還有呢？他還有沒有力氣打妳？

　　導演附和與強化主角新的處境。

主角：他打不動了！
導演：嗯，因為妳怎樣？
主角：我長大了！
導演：長大有什麼？

主角：有力量！

　　導演引導主角看到自己與以前的不同。

導演：有力量了，是吧，跟妳爸爸講，用妳的話跟爸爸講，告訴爸爸妳剛
　　　剛做了什麼事？跟爸爸講。

　　導演固化主角有能力來面對繼父。

主角：繼父他打不著我了！
導演：而且妳把那個壞的爸爸怎樣？

　　強化主角有能力，而且有能力趕走心中的陰影。

主角：趕走了！
導演：趕走了，是吧！
主角：他打不著我了！（主角擤鼻涕）
導演：嗯！妳也不用那麼擔心害怕，是吧！小時候的自己，出來一下！主
　　　角小時候的替身。
扮演主角小時候的替身：（扮演主角小時候的替身走進舞台）
導演：（跟主角講）看一下，這是以前很害怕的自己，小時候的自己，妳
　　　要跟小時候的自己說什麼？
導演：先看一下，妳想對小時候的自己怎樣？妳會不會照顧小時候的自己？

　　導演以具體化讓主角看到自己與小時候的自己不同，同時是有能力保
護自己的。

主角：嗯！
導演：妳會怎麼照顧她？還是都看著她而已，妳會怎樣？

　　導演引發主角從認知走向行動。

主角：陪她一起玩，我陪她玩。
導演：妳想要帶她玩什麼？她小時候最想玩什麼遊戲？

主角：沒有啊！

導演：小時候其他玩伴都在玩遊戲，對不對？人家都玩什麼遊戲？

主角：跳橡皮筋兒，抓石子。

導演：跳橡皮筋兒，抓石子，還有呢？

主角：玩沙子。

導演：嗯……，會玩老鷹捉小雞嗎？

主角：沒有玩過。

導演：沒有玩過，有沒有看過人家玩過？

主角：有，自己都沒玩。

導演：老師讓妳體驗一下，讓妳玩一下，好不好？

主角：嗯！

　　玩，對一個人是很重要的經驗，玩是一種自由與自發的展現，主角隨媽媽改嫁到繼父家，整日需要幹活，即使想玩也怕被挨打，因此，導演讓主角有盡情玩耍的機會，一者可以彌補童年的遺憾，同時也激發主角的力量。

導演：來，讓妳玩一下，來，退一下，來，所有的小朋友都出來，你們現在都是她的玩伴，知道吧。來，一起去玩老鷹抓小雞，教她怎麼玩，來，誰當老鷹？你們會玩吧？會吧？好，你們開始玩，來，教她怎麼玩，來，帶著她一起玩，誰當老鷹？

成員：（對主角說）我當老鷹，誰當母雞！他們都得站在一起，妳（主角）當母雞，保護你們的孩子，你們一個一個的拉住她（主角），然後呢我要抓妳的孩子，妳要保護，好，來啦！

所有成員：（一起玩老鷹抓小雞，整個劇場充滿尖叫嬉鬧聲）

　　玩遊戲是在增進主角的能量，同時也是在提升整個團體的動能。人長大後都忘了人可以玩，可以歡笑，可以像小時候一樣的天真、有趣，團體成員一起嬉笑，也在增進與重拾每一個團體成員的自發性與創造力。

導演：（主角玩得很盡興、很投入）妳（主角）是很有力量的媽媽，對！

所有成員：（大家一起玩老鷹抓小雞，玩十幾分鐘）

主　角：（主角玩累了想休息）

導　演：慢慢坐下，對，慢慢的，慢慢的，休息一下，休息一下，給她一杯
　　　　水，好嗎？休息一下，你們好久都沒玩了，對不對？

所有成員：對！

導　演：心理劇也有快樂的時候，知道吧。（主角拿水來喝）加點水，對，
　　　　補充一點體力，很好，人是可以玩的，知道吧。喝慢一點，不要那
　　　　麼急，喝慢一點，然後再慢慢吞下去，不要那麼急。

主　角：（咳嗽……）

導　演：好，彩萍來！

導　演：小時候的妳自己出來一下。（小時候的替身到舞台）

導　演：看著小時候的自己，七歲時候的自己，現在想跟小時候的自己說什
　　　　麼？

主　角：（靜默，頭低著）

導　演：她是不是也可以玩的？是吧，剛剛有沒有玩夠？還要不要再來玩一
　　　　下？

主　角：（靜默）

導　演：看看自己，想跟自己說什麼？

主　角：（靜默）

導　演：妳現在有沒有能力，保護小時候的自己？妳能不能抱抱小時候的自
　　　　己？或愛護小時候的自己？妳會嗎？還是討厭小時候的自己？

主　角：（主角走向小時候的自己，抱著小時候的自己）

導　演：對！妳現在二十八歲了，已經過了二十一個年頭了，在這二十一個
　　　　年頭裡面，自己越來越有力量了，不像小時候那麼無助，是不是？

主　角：是！我現在可以保護自己！

導　演：呀，像剛剛保護小雞一樣，對不對？

主　角：（主角帶著眼淚及哭聲說）已經長大了！

導　演：還需要用哭哭啼啼的嗎？現在還需像小時候用哭的方式嗎？

　　導演提醒主角用新的行為展現自己已經長大。

主角：（主角擦眼淚、擤鼻涕）

導演：是不是長大了，是偶爾有可以哭，但是偶爾也可以歡笑，是吧！是
　　　不是？

主角：嗯！

導演：看看自己！

主角：（主角擤鼻涕，露出微笑）

導演：想跟小時候的自己說什麼，或做什麼？告訴小時候的自己，現在跟
　　　以前七歲的自己，有什麼不同？

主角：我給妳買了個抱抱熊。（聲音清朗）

導演：嗯，買一個抱抱熊，嗯，還有呢？

主角：（主角抱著小時候的自己）可以一起玩。

導演：嗯，妳是想送給自己的禮物，對不對？什麼時候要去買？

主角：（主角抱著小時候的自己回答）買過了！

導演：買過了，哦……妳懂得愛自己了，是啊！

導演：現在跟小時候的自己說什麼？需不需要還那麼害怕？

主角：（搖頭）

導演：她小時候做得好不好？

主角：（點頭）

導演：妳看七歲多，人家小孩子要玩，她都要照顧妹妹，抱著妹妹，對不
　　　對？早上起來就要煮飯掃地了，是不是？像這樣七歲能不能幹啊？
　　　是不是很厲害了？

主角：嗯！（主角點頭）

導演：是吧？

主角：嗯！（主角點頭）

導演：現在一般的孩子能夠這樣做嗎？

主角：（搖頭）

導演：跟自己講。

　　導演讓主角透過與小時候的自己互動，探究主角的轉化狀態，並予以固化學習，轉化與肯定對自己的看法。人在生命成長中，深受成長過程中他人觀念與想法的影響，特別是重要他人的影響，將他人對自己的評價轉成對自己的評價，形成「自我概念」的一部分。心理劇中讓主角與主角小時候的自己對話，就是在修正、重塑主角的自我概念。導演在其中的角色，也是做為主角替身的延伸，透過問話讓主角重新看待自己、接受自己，調整對自己的想法與看法，讓主角在自我對話中，看到自己好的部分、肯定自己好的部分。此時，在探問中主角認同的觀點，導演都會讓主角自己講出來，讓主角真的從心底看到自己、肯定自己。

主角：（主角看著小時候的自己說）妳真的很棒，村裡面人都誇妳，都說妳能幹，很懂事兒，妳成績很好。

導演：而且是為了讀好書，來改善這個家，是不是？

主角：嗯！（主角點頭）

導演：跟自己講！

主角：看妳帶著妹妹一塊兒玩，抱著她，還給家裡做飯，是……是繼父他不懂得欣賞而已。

導演：Ya，是繼父他不懂得欣賞，他沒眼光，對不對？

主角：他沒有眼光，不給妳玩……妳真的很棒。

導演：嗯！

主角：現在大家都誇妳，說妳小時候很棒。（主角語句肯定的說）

導演：是吧，鄰居都看到，對不對？

主角：嗯！

導演：所以還想跟自己說什麼？

主角：妳可以過得很開心。

　　此時，主角在認知上已漸漸轉化。

導演：是的！

主角：很快樂，爸爸也打不著我們了！

導演：呀，嗯……已經不用那麼害怕了，是不是？跟自己講！

主角：我們已經長大，有力量，不用怕他！

導演：老師要妳在團體裡面，找一個現在的妳，二十八歲的妳，看一下，
　　　在團體裡面，誰感覺是像現在二十八歲，有力量的自己？誰呢？

主角：（主角指著團體中的一位成員）她吧！（被選出來的主角替身，從
　　　外型與內在上都令人感受到有力量、有活力）

長大後的主角替身：（走到舞台）

導演：看看現在的自己跟以前的自己有什麼不一樣？

主角：就覺得，她變得自信。

導演：變得自信。

主角：比小時候漂亮。

導演：比小時候漂亮，是吧，嗯，還有呢？

主角：工作上有成就，大家都誇她。

　　　導演為具象化的讓主角看到自己的改變，有效的運用團體成員，讓主
角在團體中找一位現在的自己，很有意思的是，主角找到的這一位現在自
己的替身，從外型與內在上都令人感受到有力量、有活力，這象徵主角內
在的轉化。同時也讓主角看到現在的自己和以前自己的差別。

導演：是啊！

主角：工作上有成就，大家都誇她。

導演：是啊！所以現在要跟現在的自己說什麼？

主角：其實，我們已經做得很優秀了，沒有必要那樣，把自己累過了頭，
　　　還要往前跑，應該好好的享受一下生活，讓自己可以過得更開心！

導演：嗯！

主角：其實男朋友對妳挺好的。

導演：嗯！

主角：我沒有配不上他。

導演：Ya，妳沒有配不上他的，嗯，所以告訴自己，自己要怎樣？

導演更進一步固化主角正向的自我概念。

主角：要自信。

導演：要自信，嗯，跟以前有什麼不一樣？

主角：長大了，有自信了。

導演：長大了，有自信了，那要不要謝謝小時候的自己？

主角：嗯！

導演：告訴她，因為有小時候的自己，才有現在的自己，是吧！

主角：如果不是有妳的話，我應該不會有現在的處境。

導演：是的！

主角：謝謝妳！

　　導演讓主角內在加以整合，接受小時候的自己。接受生命中的自我是促進自我內在整合很重要的步驟，接納了不同階段的自己也就是在修復與重塑自我的概念，以新的自我與新的視域來看世界。

導演：嗯，我要妳角色交換當現在的自己。

主角：（主角與長大後的主角替身交換位置）

導演：來，（導演對現在自己的替身說）把剛剛那些話說給自己聽！

　　導演用角色交換，讓主角聽到與沉澱自己剛剛所說的話。

主角替身：妳長大了，有自信，也很有成就，工作上很有成就，妳已經做
　　　　得非常非常好了，妳不需要那麼累，讓自己慢慢學會享受生活，開
　　　　心一點，快樂一點，不用證明給別人看，嗯，已經是很棒了。

導演：妳男友對妳很好。（導演提詞）

主角替身：妳男朋友還對妳很好，妳不要覺得配不上他，你倆在一起會很
　　　　幸福。

導演：要自信一點。（導演提詞）

主角替身：妳要有自信一點。

導演：妳比以前漂亮多了。（導演提詞）

主角替身：妳比以前漂亮多了！

導演：她說的話，對嗎？

主角：嗯！（點頭）

導演：跟自己說，妳要回應自己什麼？

主角：嗯，我會好好生活的。

導演：會好好生活的，是啊！

導演：角色交換，當一下小時候的自己，我要妳聽一下長大後的自己說的
　　　話，要妳聽一下長大的自己跟妳說一下話。

主角：（主角站在小時候自己的位置，扮演小時候的自己）

長大後主角的替身：很謝謝妳，沒有妳，也不會有我的今天。

主角扮小時候的自己：謝謝妳照顧我，我會照顧好自己的。

導演：嗯，角色交換，做現在的自己，講那些話，謝謝妳照顧我。

小時候主角的替身：謝謝妳照顧我，我會照顧好自己的。

導演：聽到了嗎？妳看到小時候的自己也變得有力量，是不是？

　　導演要主角做以上的角色交換，目的就是讓主角看到小時候的自己也
會照顧自己，不再是無力、無助的。

主角：（主角很肯定大聲的說）是！

導演：是吧，還想跟小時候的自己說什麼？

主角：沒有。

導演：小時候的自己先退。

小時候主角的替身：（小時候的替身退出舞台）

導演：要跟現在的自己說什麼？

　　導演讓主角再一次自我整合。

主角：妳一切都會好起來的。

導演：嗯，一切都會好起來。

主角：不要太擔心。

導演：不要太擔心。

主角：用妳的腳往前走就好了，總有一天，妳會找到自己的、屬於自己的
　　　溫暖的家。

　　很明顯的主角有很深的轉化。

導演：嗯，一步一腳印的走，總會找到自己的家，是吧！
主角：（主角深深的吸一口氣，然後慢慢的吐氣）
導演：還想跟自己說什麼嗎？
主角：沒有。
導演：沒有，是啊，角色交換，聽聽自己跟自己說的話。
主角替身：一切都會好起來的，不要太多擔心，只要妳一步一個腳印的往
　　　　　前走，一定能找到屬於妳溫暖的家。
主角：嗯！（點頭）
導演：現在感覺怎樣？
主角：內心較為平靜。
主角：（主角再深深的吸一口氣，然後慢慢的吐氣）
導演：眼睛閉起來一下，現在的媽媽怎麼了？跟以前的媽媽有什麼不一樣？

修復與媽媽的關係

　　導演將劇導回前面的社會原子圖，再度處理主角與媽媽的關係。這是
心理劇很重要的步驟，心理劇不只是處理主角生命中的事件，很重要的是
要協助主角修復社會原子圖中的關係。

主角：現在的媽媽老了。
導演：老了！
主角：可是她依然控制著我！
導演：依然控制著妳，是吧？
主角：嗯！
導演：眼睛睜開一下，找一個現在的媽媽，看一下，團體裡面，誰可以當
　　　現在的媽媽？

主角：（指著團體中的某一個成員）

成員：（扮演媽媽的輔角走進舞台）

導演：妳現在跟現在的媽媽要怎樣？她現在還會罵妳嗎？

導演：小時候的媽媽出來一下。

小時候的媽媽：（小時候的媽媽走入舞台）

導演：（對小時候的媽媽說）站在後面，再後面，再後面一點，剛剛那個
　　　位置，講一下剛剛那些話。

小時候的媽媽：（小時候的媽媽站在剛剛的位置）

　　以下導演運用心理劇中的一種「對照技巧」，企圖讓主角看到小時候
的自己與小時候的媽媽和現在的自己與現在的媽媽的不同，協助主角處理
與媽媽的關係。

小時候的媽媽：妳看人家的孩子都出去賺錢，妳看妳姨家的表姊賺多少錢，
　　　家裡人都花她的錢，妳天天上學上學，就知道上學，有什麼用啊？
　　　回來之後，還玩兒，也不看弟弟妹妹，也不幫我做點兒活，打死妳
　　　算了！

導演：妳小時候是不是沒有能力回答媽媽的話？妳現在如果有能力，妳想
　　　回答什麼？

主角：其實……（主角聲音很小聲的說）

導演：大聲一點！

　　心理劇中主角所學習的新的認知，往往遇到舊的情境，仍然會倒退回
去，這是一種自然的現象，此時治療師就要提醒主角所學到的新行為，並
予以強化。

主角：其實（主角聲音放大），媽媽妳影響我的一生！

導演：嗯！

主角：自從我懂事開始，妳就沒有供我一天好日子。

導演：嗯！

主角：要帶好我們幾個，還天天挨打，其實我覺得做一個女人，不應該是

這樣的生活。

主角講出自己對女人的看法，自己能說出自己的觀點是很大的進步。

導演：應該怎樣生活，告訴媽媽，那時候妳沒辦法講，現在已經長大了，
　　　要跟她講什麼？

主角：我們有一雙手，妳有很大的本事兒，可是妳有一些樣態非常嚴重，
　　　妳必須要依靠一個男人才能生活！

導演：嗯！

主角：可是眼前這個男人，真的不值得妳依靠，他不像是一個很有責任心
　　　的男人。

導演：嗯！

主角：妳對我影響太大了！

導演鼓勵主角講出心中以前不敢講的話，一者學習新的表達方式，二
者宣洩其情緒，三者透過言說更了解自己內在真正的想法。

導演：嗯！

主角：自從妳把他帶到這個家庭，也就把我帶入恐懼當中。

導演：妳還要被這種恐懼壓迫妳、控制妳嗎？

主角：雖然我一直在努力的改變，可是妳從來都沒有承認過我，……是啊！
　　　妳很想要我嫁一個好人，其實我永遠都嫁不到一個好人，因為我不
　　　敢跟人家出門，所以我選擇逃避。

導演：再看一看現在的媽媽，再看一看現在的媽媽，跟以前的媽媽有什麼
　　　不一樣？

主角：雖然妳現在老了，可是妳思想跟以前一模一樣。

導演：Ya，但是妳呢？妳呢？小時候的自己出來一下，站在旁邊，妳呢？
　　　站這裡，妳呢？跟小時候一不一樣？

主角：跟小時候不一樣。

導演從空間上、視覺上具體化的「對照方式」，讓主角洞察出現在的

自己和過去的自己不一樣。

導演：Ya，所以呢？

主角：（主角沉默良久）

導演：是不是還是被媽媽控制住了，是吧！

主角：（點頭）

導演：眼睛閉起來，是不是媽媽常綁著妳？

主角：是。

導演：控制著妳，是吧？

主角：是！

　　治療時，是一步一步跟進，也需一步一步深入，而此過程需要的是：要同時使用鼓勵與挑戰技巧，鼓勵主角已做到之事，同時挑戰主角，讓主角更深入的面對自己。但，在從事此技巧時必須先得到主角的信任，否則主角會更為退縮，因此，導演必須偵測出主角的狀態而行之。

導演：（導演拿一條布捆著主角讓媽媽拉著，拖著主角、控制著主角）

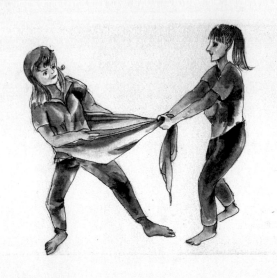

　　導演用「束繩」的技巧，用布捆著主角讓媽媽拉著，象徵著主角雖然已長大，但仍受媽媽的控制，受媽媽的牽引，不能自主。此技巧是將心裡

的感受「外化」、「軀體化」，由外在及身體的感受，感受到自己內心糾結的處境，促發主角面對內在心理處境，以及處理內在的處境。

主角：我想放棄（主角掙扎），可是妳是我媽，妳總是說我不孝順……（媽媽繼續拉著主角）……，我自己一個人拚不過來，從來沒有跟家裡要錢。

導演：媽媽拉著她走，媽媽拉著她走，是不是媽媽這樣一直在控制著妳，是吧？

主角：（主角掙扎）

導演：（導演指導扮演媽媽的輔角）媽媽抓緊，媽媽抓緊，要用手抓著。

導演：（對主角說）妳是不是一直讓媽媽帶著走？拉著走？

媽媽輔角：（媽媽輔角拉著主角走）

主角：（主角哭著說）是！

導演：妳想這樣嗎？妳剛剛講一個女人應該是怎樣的？妳想一直被妳媽媽控制嗎？

　　導演借用主角剛剛所說過的話，借力使力激發主角掙脫媽媽精神上的控制。

主角：（主角掙扎著說）不要！

導演：（導演指導扮演媽媽的輔角）媽媽大力拉過去……這手也纏著，拉著，這手拉著。

　　為使主角能更深的感受束縛，導演指導扮演媽媽的輔角如何做得更為真切。

主角：（主角邊掙扎邊說）可是妳過的日子真的不如人，妳這樣還有什麼用呢？別人說妳好，又有什麼用呢？

導演：所以妳一直想被媽媽控制嗎？我問妳！

　　導演順著主角的氣勢，強化主角內心的力量。

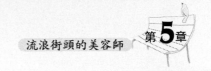

主角：我不想！

導演：妳要不要割斷與媽媽的這個臍帶？妳想不想割斷？

　　割斷臍帶指的是割斷心理的臍帶，就依附理論（attachment）而言，很多子女雖然沒有受到父母的細心照顧，但是內心非常渴望有此關心。因此在行為上處處注意父母、留意父母的需求，進而滿足父母的需求，一旦父母的回應讓他感受不到，這些子女就會更加的賣力以迎合父母，內心一直渴望能得到父母的肯定、認同，但往往此些認同都得不到，使他們氣餒、難過，但氣餒、難過之後又開始討好。

　　被認同、被肯定、被愛是人內心很重要的需求，人越得不到就越賣力，進而失去自我，在心理學上這樣過度的連結、沒有自我，稱之為「毒性連結」或「共依附」（codependency），此種依附呈現一種幾乎是以他人為重，與他人過分黏結，無法劃清清楚的界域，把他人的事視為自己的事，無法讓自己取得平衡，對外呈現出「假我」，無法與真實的自我對應。

主角：想！

導演：還是一輩子被媽媽控制，一輩子被媽媽影響，妳要嗎？

主角：（主角掙扎）不要！

導演：不要妳要怎麼做？

主角：（主角掙扎）可是……

導演：可是什麼？

主角：（主角邊掙扎邊說）別人看起來好，又有什麼用？妳不是天天在我面前哭訴嗎？

導演：所以妳要讓媽媽一直控制著妳嗎？老師問妳！

主角：（主角邊掙扎邊說，把眼睛閉上）不要！

導演：不要妳要怎樣？她是不是一直綁著妳，妳是不是一直都不敢睜開眼睛？妳要一直不睜開眼睛，不敢看人嗎？

主角：啊……（痛苦的哭）

導演：（媽媽繼續捆著主角）老師問妳，這樣是不是很舒服，就可以照顧媽媽。

主角：不會！

導演：嗯，妳是不是這一輩子已經背媽媽，背了二十八年了？是不是？

主角：不要，不是！

導演：所以妳要怎樣？妳現實生活是可以照顧媽媽，但妳心裡還要被媽媽控制嗎？想嗎？

主角：我照顧不了她……

導演：對！

主角：她跟爸爸在一塊，我照顧不了她，啊……啊……（哭泣）我們沒辦法在一塊兒，我照顧不了她。

導演：對，妳心裡呢？想不想被她控制，我問妳！

主角雖然已長大但內心依舊被媽媽給控制著，因此，導演指出與鼓勵主角掙脫其內心的束縛。

主角：（主角繼續掙扎）不想！

導演：妳就掙脫開來，掙給老師看，我看看妳是不是真的想？還是不想？

導演用激將法。

主角：（邊哭邊掙扎）

導演：用哭的，有沒有用？我問妳？眼睛不敢看，有沒有用？妳是不是常像鴕鳥一樣，常把眼睛閉著，像鴕鳥一樣，對不對？裝作沒看到，就沒事了，是吧？是吧！

導演反映主角的肢體動作，同時運用面質技巧來讓主角突破心理的束縛。

主角：不是！

導演：不是，就掙開出來，用妳的智慧，用妳的力量！

導演從認知上提醒主角用自己的智慧與力量掙脫出來，同時也在暗示主角生活中的困難需要使用智慧與力量才能突破。

主角：（用力掙脫）

導演：（導演對其他團員說）在旁邊幫我保護著，不要讓她撞著。

　　主角與輔角在掙扎中容易發生跌倒或撞到東西，導演須時時保護主角與輔角的安全，避免受傷。

主角：（一邊大力掙脫一邊說）妳老了，有什麼用呢？還想一直控制我，
　　　妳還想過什麼？

主角：（主角卯盡全力經過一番掙扎後，最後從媽媽的捆綁中掙脫出來）

導演：對，拿報紙給我。（團體成員拿報紙給導演）

導演：媽媽在那邊不要走。（媽媽輔角站在主角面前）

導演：（導演拿報紙放在主角的手中）

　　導演偵測出主角對媽媽有很多的氣，因此拿報紙給主角撕，導引主角讓內在的氣出來。

主角：妳只會跟我說些負面的東西，妳還會說什麼？

導演：邊講邊撕，把妳的氣都出來！

　　導演引導主角透過邊撕報紙邊講話，將其心中的氣宣洩出來。

主角：嗚……嗚……（主角放聲大哭……
　　　撕報紙）

主角：（主角邊撕報紙邊哭喊……）哪有
　　　這樣當媽的，從小都沒有管過我
　　　……

主角：（主角邊撕報紙邊說）從小都沒有
　　　……，妳說為了要養活我，可是妳
　　　養得好嗎？啊……啊……妳天天都
　　　給我灌輸負面的思想，妳哪一天讓
　　　我過好日子？……哦……妳要我出
　　　去賺錢，跟錢一起，妳開心嗎？妳

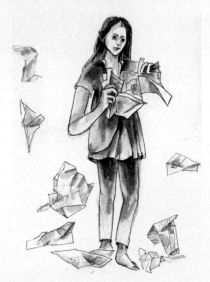

天天跟繼父一塊兒打我，妳有什麼好呢？（邊撕報紙）……他欺負我，妳還說他怨我，我還躲他呢，妳憑什麼怨我呀！……唉……（撕報紙聲）妳天天跟人家東家比、西家比的，妳比得開心嘛！妳！樓房妳是蓋起來了，可是妳欠了一屁股債，妳開心嗎？啊……（撕報紙聲）……媳婦兒妳是娶到家了，可是妳別讓妳媳婦兒欺負妳呀！……（大力撕報紙）哪有妳這樣當媽的呀！……（大力撕報紙）……妳天天盡是壞消息給我，難道妳還要我跟妳一塊兒去死啊！……（大力撕報紙）……妳從小到大，妳就開始上吊，妳跳坑跳河的，……（大力撕報紙）……妳從小以死威脅我，……（大力撕報紙）……妳不是就是這樣子啊？……（大力撕報紙）……妳就是拿死威脅我，妳還有什麼本事啊！還有什麼本事啊！妳！……（大力撕報紙）……（邊哭泣）

　　導演使用「身體的感覺牽動內心感受」的導劇方式，讓主角的身與心一起發洩情緒。主角從身體上掙脫媽媽的束縛，同時也牽動主角解放內心的束縛，導演順勢引導主角在撕報紙過程中將平日束縛住的話一一說了出來，淨化其內在情緒。

導演：把心裡的話都說出來！
主角：（主角咳嗽，哭泣）
主角：（邊撕報紙、邊哭、邊說）
主角：妳常說要去死，要去死……妳死了，關我什麼事啊！……（撕報紙）……妳幹嘛打電話跟我說，……（撕報紙）……養兒不孝關我什麼事啊！妳自己養的，關我什麼事啊！（撕報紙……）我是有本事，我該照顧妳兒子，可是我本事哪兒來的？（撕報紙……）我吃了多少苦啊？我流落街頭，我餓了，餓了一整天我都不敢回家，……（撕報紙）……妳有什麼好？妳整天羨慕別人家裡有錢……（撕報紙）……（哭泣）……妳欠人家債……妳欠人家債關我什麼事……（撕報紙）……（哭泣）……我要妳出來，妳偏不出來，妳非要跟他在一塊兒，吵架、打架，……（撕報紙）……妳別找我了吧！……妳

哪一天為我著想？妳光要我好好幹，將來讓妳享福，妳憑什麼享福呀？……（撕報紙）……（哭泣）……妳憑什麼享福呀？……（撕報紙）妳給了我多少東西啊？從小妳都批評我，……（撕報紙）……（哭泣）……我沒有一樣東西讓妳滿意的，我是鐵打的，……（撕報紙）……妹妹我照顧著，上高中，我帶著她上初中，上大學，我帶著她上高中，妳感念過我嗎？……（撕報紙）……（哭泣）……弟弟我跟妳帶著，妳說我花妳的錢，……（撕報紙）……（哭泣）……可是我走了，他花的錢，不是更多了嗎？我花妳多少錢啊？……（撕報紙）……妳自己心裡不清楚嗎？我上高中、上大學，都是我自己賺的錢，……（撕報紙）……（哭泣）……妳為了自己的榮耀，妳都說妳養了大學生，妳養了大學生在哪兒呢？妳養了大學生在哪兒呢？……（撕報紙）……（哭泣）……（哭泣）……那還不是我辛辛苦苦賺的，我從來都沒有玩過，……（撕報紙）……（哭泣）……我去打工、兼職，妳照顧我多少啊？妳整天都跟人家說，我是妳養的大學生，人家都以為我花了妳多少錢，……（撕報紙）……（哭泣）……可是我跟誰說呀？我花了妳一分錢沒有啊？我上大學妳一分錢有沒有給我，倒是我還花了一千塊錢，讓妳蓋房子，妹妹上學的錢，都是我掏的呀（主角放聲大哭……），妳還一直嫌我，……（撕報紙）……（哭泣）……還不是用我的錢，我有多少本事？妳不要怎樣，……（主角擤鼻涕），妳為了妳的虛榮心，害了多少人啊，唉，……（撕報紙）……（哭泣）……妳說我跟弟弟兩人有本事，妳一天也沒有養過弟弟……我們倆本事從哪兒來的？……（撕報紙）……（哭泣）……他也一年到頭都不敢回家，他也沒人養他，住在野地裡，吃飯睡覺，……（撕報紙）……（哭泣）……妳還理直氣壯，說我們不孝，不喊妳喊媽了，憑什麼呀，憑什麼呀，……（撕報紙）……（哭泣）……

主角：憑什麼呀！憑什麼呀！（撕報紙）……（哭泣）……妳不是有本事嗎？妳老了，還嘟嘟嚷嚷，妳幹嘛，妳別還挨打呀！（撕報紙）……（哭泣）……妳找我，我要妳出來，妳還要回去，回去，妳挨打，

妳還找我，妳能不能讓我過一天好日子？……（撕報紙）……（哭泣）……妳是我媽，妳從小就控制我（主角放聲哭喊……），我做了那麼多事情，妳沒有一件東西是給我的，妳有事就找我，妳媳婦打妳，關我什麼事啊？……（撕報紙）……（哭泣）……我打妳了嗎？

主角：（主角放聲哭喊……）晚上妳打電話給我，有沒有跟我說一下好事？老頭子欺負我，妳說我不會跑啊？我跑到哪兒去呀？……（撕報紙）……（哭泣）……（主角擤鼻涕）唉，叫妳離婚，妳不離婚，妳捨不得這個，捨不得那個，妳給妳大兒子蓋房，……（撕報紙）……給妳二兒子蓋房，妳蓋房，沒錢，妳不要在那裡嚷嚷了，我也沒錢啊，……（撕報紙）……（哭泣）……我上學都是貸款啊，妳幫我還一分都沒有啊，就給我壓力，我照顧了這個，我還得照顧那個，我是神哪？……（撕報紙）……（哭泣）……你們給了我多少財富啊？我談戀愛我都不敢談，都是我自卑，我不敢，……（撕報紙）……（哭泣）……我怕人家看不起我，我怕人家看不起我呀（主角放聲哭喊……），……（撕報紙）……（哭泣）……我大過年的，我露宿街頭，我沒有錢吃飯，妳給了我沒有？……（撕報紙）……（哭泣）……妳為什麼有事兒就找我，可是妳給我做過好事沒有啊？……（撕報紙）……（哭泣）……妳給我說的都是破爛事，你們家裡的破爛事，……（撕報紙）……（哭泣）……妳是我媽，我是……妳怎麼從來沒有給我說過好事？我是受了太多，我是該死嗎？……（撕報紙）……（哭泣）……我活得沒有價值，……（撕報紙）……（哭泣）……我活得沒有價值，……（撕報紙）……（哭泣）……我是想結婚，我想要有個家，可是我害怕，我害怕，……（撕報紙）……（哭泣）……我閉了眼睛，都是你們打架，妳打，唉啊……，妳憑什麼呀，我七歲的時候，開始照顧妳的小女兒，我上學我帶著她，我上高中，帶著妳女兒上初中，我上大學，……（撕報紙）……帶著妳女兒上高中，妳感念過我嗎？……（撕報紙）……（哭泣）……妳還不是說我是老大，我老大就該死啦，……（撕報紙）……

（哭泣）……（擤鼻涕）……我生病了，妳也看不起我……（撕報紙）……（哭泣）……妳把兒子養得不孝順，……（撕報紙）……（哭泣）……（擤鼻涕）……他不爭氣，他不養孫子，妳全都養了，全都養了唄，我不跟妳要錢，我不花妳的錢，……（撕報紙）……可是妳幹嘛不放過我呀？……（撕報紙）……妳不知道妳給誰付出的多，妳去找誰，哪個人付出的少，哪還天天天天纏住那個人，妳的錢都花到哪兒啦？……（撕報紙）……妳是活得很辛苦，可是妳活得辛苦怪我嗎？……（撕報紙）……妳為我付出了多少啊？……（撕報紙）……妳活得辛苦怪我嗎？怪我嗎？妳怪我嗎？憑什麼呀……（撕報紙）……

在導演的引導下，主角既說出主角所受的委屈與所受的苦，道出媽媽仍繼續與繼父吵架的苦楚，同時也說出從小就被媽媽批評、被媽媽嫌，讓她自卑得不敢談戀愛、害怕結婚的生命處境。

導演：這不是我造成的，是吧？

導演讓主角與媽媽劃出界限。

主角：是啊！

導演：用妳的話跟她講！

「用妳的話講」是讓主角審視導演的話，並將話深入主角的語言與情緒脈絡之中，引出主角內心更多的感覺與感受。

主角：……（撕報紙）……關我什麼事啊！我已經幫了妳很多忙了，啊……啊……（撕報紙）……

導演：我已經盡到女兒該盡的責任了，是不是？

導演讓主角認知到自己已盡女兒該盡的責任。

主角：對啊！（撕報紙）……

導演：用妳的話跟媽媽講！

主角：妳死要面子活受罪，……（撕報紙）……跟人家說妳有多好多好，有什麼用？……（撕報紙）……都誇妳好，有什麼用？……（撕報紙）……妳不是天天還是在家裡頭哭哭啼啼的？可是妳打電話來哭，你哭什麼？……（撕報紙）……妹妹我跟妳照顧著，我心甘情願，可是妳還是老是損我呀，……（撕報紙）……妳沒事就打電話來跟我嘮叨，妳不知道妳嘮叨得心煩，妳不知道妳說的負面情緒會傳染嗎？……（撕報紙）……妳不知道妳說了，讓人家半個月過得不舒服呀，……（撕報紙）……妳不知道會影響人家的工作嗎？……（撕報紙）……我給妳買房子，我給妳蓋樓，妳住得心安嗎？……（撕報紙）……妳為什麼呀，我貸款還沒還完呢？……（撕報紙）……妳幫我還了沒有？妳光跟人家誇耀，說妳家兩個大學生，大學生是妳帶的嗎？……（撕報紙）……妹妹還是我管的呢？……（撕報紙）……

導演：把氣都出來，大力撕，不放在心裡面。

　　導演繼續導引。

主角：我有時候想，我都不管妳了，……（撕報紙）……放棄妳，可是妳是我媽，妳受了那麼多苦，我可憐妳，……（撕報紙）……（哭泣）……可是可憐妳有什麼用？妳又不願意出來這個家，妳願意吵架啊，大過年，我給妳過生日去了，……（撕報紙）……（哭泣）……等到半夜吃飯，妳還把飯桌給掀了，妳多傷我的心，……（撕報紙）……（哭泣）……我小時候沒敢過過生日，我因為沒有給我媽過生日，我不敢給我自己過生日（啊……，悲傷哭喊），……（撕報紙）……（哭泣）……妳都一大把年紀了，妳天天吵嚷嚷什麼呀，妳有多大本事啊？……（撕報紙）……（哭泣）……妳說妳過得不幸福，我讓妳出來，出來了，妳又不放心，非得要回去，回去了，你們倆又打架，打架，又來找我，又說要來，你們天天折磨我嘛，……（撕報紙）……（哭泣）……妳除了折磨我妳還會幹什麼呀，妳就這麼一個女兒呀，妳兒子不能用啊，妳兒子不能用啊，……（撕報紙）

……（哭泣）……妳想幹啥就幹啥，妳從來都沒有考慮過別人的感受，說妳打架，妳年紀這麼大了，說不讓妳打架，照打不誤，打得連消防隊都來了，唉，……（撕報紙）……（哭泣）……妳說妳想讓孩子幸福，可是哪個孩子妳沒有留下陰影？……（撕報紙）……（哭泣）……妳沒有留下陰影的？妳以為我沒有學習好……，我還是拚命的，妳說，妳讓我怎麼對妳呀？妳是我媽吧，我說我不管妳了，……（撕報紙）……（哭泣）……可是我能不管嗎？我想放棄妳，已給妳錢，給妳很多錢，妳開心了嗎？……（撕報紙）……（哭泣）……妳不要我上學，還說我抱怨妳了，我沒有抱怨妳，……（撕報紙）……我自己出去打工賺錢上學，我不是走了嗎？我不是自己上了嗎？我出去打工幾年，你們幾個都問我要錢啊？……（撕報紙）……從來沒有人問我在外面過得怎麼樣？……（撕報紙）……你們家大兒子給我打電話借錢，你們家小孫子給我打電話借錢，你們家老頭子給我打電話要錢，我才幾歲啊？……（撕報紙）……有沒有人問我在外面過得好不好？我流落街頭的時候，有沒有人管我？……（撕報紙）……（哭泣）……我露宿街頭，過年，我沒有錢，有沒有人管我？（撕報紙……）唉……（大聲啜泣）……，現在有一點兒好，你們都看見了，……（撕報紙）……都想撈一點兒，……（撕報紙）……可是我苦的時候，……（撕報紙）……你們有沒有看到？我流落街頭的時候……（撕報紙）……，你們有沒有看到？……（撕報紙）……過年的時候我睡地板，……（撕報紙）……我沒錢吃飯，妳有沒有看到？你們家老頭子打我的時候，妳也跟著一塊兒打……（撕報紙）……

　　主角在自發的狀態下道出各種生活中的委屈與記憶，傾洩心中的鬱結。

導演：我要妳出來一下，跟老師來這邊一下。（導演把主角帶到舞台邊的椅子上坐著）

導演：那個（主角的替身），妳去，把剛剛那些話都說出來。

主角的替身：（主角的替身走到剛剛主角站的位置）

導演：（對主角說）妳坐在這邊看一下，坐這裡，我要妳休息一下。看一
　　　下，她（主角替身）是彩萍，妳（團體另一位成員）去幫她拿報紙
　　　（主角擤鼻涕）。妳看一看，那個就是彩萍，跟她的媽媽的關係。

　　情緒宣洩在心理劇中甚為重要，但除此之外，還要促進主角在認知上
的洞見與轉化，於是導演接下來就用心理劇之「鏡觀」，協助主角洞察出
自己的處境，進而加以轉化。

主角替身：（邊撕報紙邊說）什麼媽呀！妳管過我嗎？從小妳不管我，我
　　　出去賺錢，我餓暈在街頭，妳知不知道，我睡地板，我過年沒地方
　　　去，我沒有家呀，哪兒是我的家呀？妳是個當媽的嗎？妳保護不了
　　　我，當老頭子打我，妳也打我，他欺負我，妳還怨我，說我不會跑，
　　　妳幹嘛了，妳說都是為了我，為了養活我，妳養了啥呀？妳養了兩
　　　個大學生，都是妳的虛榮心害的，我讓妳養活了嗎？上學的錢，都
　　　是我賺的，我高中賺錢，我去打工，我賺了錢再回來上學，妳還給
　　　我要錢，我幾歲了，你們都給我要錢，你們都跟死人一樣，給我要
　　　錢，都是妳的虛榮心，妳一輩子受苦，該妳的，該妳的，妳為了我
　　　做什麼？妳是個媽嗎？
導演：我把妳帶出來，妳又回去了。（導演提詞）
主角替身：我……我把妳帶出來，妳還跑回去，妳要我怎麼樣？我是妳的
　　　女兒，我一輩子都要照顧妳。妹妹，我替妳帶著，上學的錢，我給
　　　她，我上高中，帶著她上初中，我上大學，帶著她上高中，妳覺得
　　　我是神啊？從來沒管過我，妳有沒有管過我，妳以為我是神啊？
導演：但妳又是我媽。（導演提詞）
主角替身：妳又是我媽，我又不能不管妳，我憑什麼？我憑什麼要管妳？
　　　妳為我做了什麼？妳為我做了什麼？
導演：妳看一下，（導演對替身說）在這邊暫停一下，在這邊暫停一下！
導演：（導演問主角）妳看到什麼？她怎麼了？

　　導演讓主角從空間上的距離，讓主角與情緒中的自己「分離」，來審

視自己的處境。

主角：很憤怒。

導演：很憤怒，怎麼憤怒？

主角：很委屈。

導演：很委屈，她需要的是什麼？

　　導演導引主角看自己內在的需求。

主角：認可。

導演：被誰認可？

主角：媽媽！

導演：需要媽媽認可，是吧，還有嗎？

主角：希望媽媽不要再控制她，不要老是拿死來威脅她。

導演：嗯，但是妳看她怎麼了？妳看她？

主角：她很憤怒。

導演：嗯，但是妳看她怎麼了？妳看她？

導演：對，她有什麼辦法可以脫離媽媽的控制？怎樣做，可以對她好一點？
　　　　她可以做些什麼，看一下，她是不是都在這些循環裡面？是吧？

　　導演引導主角思考與看見。

主角：嗯！

導演：妳教教她，可以用什麼方法，可以脫離苦境？

　　導演進一步引導主角擴大自己對環境的回應方式。

主角：（沉默）

導演：她憤怒什麼？

　　當主角卡住時，導演再度又從情緒的背後思維入手。

主角：自己做的多，又得不到認可。

導演：哦，自己做的多，又得不到認可，她想得到誰的認可？

主角：媽媽！

導演：但是她有跟媽媽說嗎？

主角：說了媽媽不理解。

導演：她怎麼跟媽媽說的？

主角：抱怨！

導演：抱怨，還有呢？

主角：憤怒。

導演：憤怒，還有呢？

主角：委屈。

　　導演一層一層的引導與跟進，從主角是否言說過、怎麼說，及說的方式帶給對方的感受，來讓主角有所覺察與洞見自己和媽媽的互動方式，找出與媽媽互動卡住的癥結。

導演：委屈，對不對？因為她帶了很多的憤怒、委屈，跟媽媽說的時候，媽媽聽了會怎樣？

主角：煩！

導演：煩，她很孝順的，自己沒過過生日，所以幫媽媽辦個生日，對不對？那後來怎麼會搞砸？

　　導演用主角在情緒宣洩時所透露的訊息，探問主角努力想修復母女關係行為的失敗原因。

主角：他們兩個打架了。（主角哭泣）

主角：媽媽跟繼父兩個人打架。（主角哭泣）

導演：這是誰的錯？是誰的錯？

主角：他們兩個的。

導演：是彩萍的錯嗎？

主角：不是！

導演：所以彩萍做的夠不夠多了？

主角：嗯！

導演：她做的夠多了，是吧？

主角：嗯！

導演：她孝不孝順？很孝順對不對？

　　導演透過問話釐清與贊同主角所做過的努力，讓主角不因失敗而氣餒，同時肯定主角的努力。

主角：嗯！（主角點頭）

導演：點頭了，對不對？

主角：嗯！（主角點頭）

導演：去教教她，對這個媽媽應該怎麼辦？可以一樣對她好，但是她也不
　　　會覺得這麼委屈，她可以做些什麼？當媽媽嘮嘮叨叨跟她講一些難
　　　過的事的時候，彩萍可以做些什麼？

　　導演再度鼓勵主角想辦法來面對自己的困境。

主角：（沉思）

導演：需要聽嗎？

主角：（點頭）

導演：需要聽，但是聽的時候，可以怎麼樣？是不是用講電話的？電話筒
　　　可以怎麼樣？

　　導演再度引導主角思維。

主角：放一邊。

導演：Ya，讓媽媽講，媽媽講一講，是不是比較舒服了，是吧？但是彩萍
　　　可以把電話放遠一點，有沒有？這樣對彩萍有沒有幫忙？

主角：嗯！

導演：是吧，她也不會那麼煩，對不對？

主角：（點頭）

導演：因為她知道，再怎麼聽，都是講那些，是吧！

主角：嗯！（點頭）

導演：但是這是媽媽發洩的管道，是吧，媽媽有讀過書嗎？

主角：沒有！

導演：沒有人教過她，對不對？

主角：嗯！（點頭）

導演：所以她有困難的時候，當然找誰？找有能力的人嘛，對不對？

　　導演引導主角用「設身處地」的思維來突破困境，試圖引領主角進入媽媽的文化處境，體會媽媽面對處境不得不的反應，促進主角對媽媽處境的理解。

主角：嗯！（點頭）

導演：所以這時候彩萍要怎樣？把每一句都聽進去，然後讓自己痛苦一個
　　　月嗎？還是就聽就好了，然後就不要回答。

主角：嗯！（點頭）

導演：是吧，看到了嗎？

主角：嗯！（點頭）

導演：她男朋友對她好不好？

主角：很好！

導演：她有沒有陪男朋友？

主角：（搖頭）

導演：搖頭是什麼？

主角：很少。

　　導演試圖探索主角的支持系統，來協助主角覺察自我有無被照顧和照顧他人。

導演：很少？妳看彩萍是不是都捨不得讓自己去快樂？是吧！

主角：嗯！（點頭）

導演：她是不是覺得自己不應該快樂的？

主角：嗯！（點頭）

導演：不應該去玩的？

主角：嗯！（點頭）

導演：如果跟男朋友去玩，她會有愧疚，是不是？

主角：嗯！（點頭）

導演：所以她這樣做，妳覺得怎麼樣？

主角：很累。

導演：很累，當她累的時候，媽媽講話，她會怎樣？

主角：非常氣。

導演：如果她快樂了，幸福生活的時候，媽媽在那邊嘮叨的時候，她會怎樣？

主角：聽聽就算了。（笑）

導演：聽聽就算了（笑），對不對？

主角：嗯！（點頭）

　　導演用面質技巧直點主角問題核心。一般從小未受到照顧之人，一旦受到照顧，經常會質疑自己是否值得被照顧、被保護，自己快樂時會質疑自己的快樂，甚至不允許自己可以快樂。以討好他人來尋求安全感、確定安全感，以犧牲或「苦旦」的角色來認定自己的人生。但此需要留意的是，不能隨意就稱這些人是「自虐狂」，他們是身陷在此不安全的生活處境下的一種求生方式，非故意的，是一種不得不的求生方式。而諮商者所需要的是協助他們看到現在處境與過去處境不同，提醒他們用過去的方式生活現在已經行不通了，需要加以改變與轉化，才能讓自己活出真正的自我與自由。因此，導演協助主角看到平日自己與他人互動模式，為自己找出路。

導演：所以去告訴自己，從今以後，要怎麼過生活？去，去告訴自己。

主角：（沉默）

導演：還是讓自己這樣算了，日子就這樣重複、重複、再重複，妳希望這樣嗎？

主角：不要！

導演：現在是二十八歲，對不對？

主角：嗯！

導演：再過十年，幾歲？

主角：三十八。

導演：男朋友那時候會怎樣了？

主角：有成就了！

導演：男朋友會去找人嗎？所以她如果不好好把握，會怎樣？

主角：被拋棄。

　　一般而言，當主角有所領悟時，就會有所行動，此主角因為受苦很深，要在一時之間就有所改變甚為不易。此時導演更需要有耐心陪伴主角、引導主角，用「鼓勵」與「挑戰」的技巧繼續牽動主角行動的力量。

導演：Ya，所以她是不是應該要把握當下？

主角：嗯！

導演：是吧！

主角：嗯！

導演：是不是這樣子，好不容易找到一個愛她的人，對不對？但是她是不是不敢接受？

主角：嗯！

導演：當她不敢接受，男朋友會怎樣？

主角：走了！

導演：走了之後，彩萍會怎樣？

主角：（主角咳嗽）……害怕。

導演：害怕，是吧？是不是好不容易找到一個可以疼她的男朋友。

主角：嗯！

導演：是吧？

　　導演帶領主角一起探討與男友的關係，協助主角一層一層的擴展認知。

主角：嗯！

導演：所以彩萍還要那麼多委屈嗎？媽媽講的話，全部都吞在肚子裡面，

讓自己身上開始有一些毛病、一些症狀是吧？她需要這樣繼續下去嗎？

主角：（搖頭）

導演：起來，去告訴她，去告訴彩萍，從今以後，要怎樣做會好一點？

　　導演試圖藉由與男友關係之洞察來轉化主角與媽媽的關係。

主角：（仍未行動）

導演：我知道彩萍真的很苦，很懂事，然後什麼都替人家想，對不對？也照顧了弟弟妹妹，對不對？

主角：（點頭）

導演：她一輩子都在照顧別人，都沒有好好照顧自己過！當自己耗竭的時候，當弟弟妹妹有需要的時候，可以得到幫忙嗎？所以呢？妳在這邊是看得比較清楚啦！

　　導演再度提醒主角是以第三者的位置（鏡觀的位置）來看自己的處境。

主角：嗯！

導演：「嗯」是什麼？告訴老師，妳看什麼、看得比較清楚了？

主角：她很累。

導演：她很累，她需要什麼？

主角：休息。

導演：嗯，還有呢？

主角：好好愛自己，別把身體弄壞。

導演：好好愛自己，Ya，然後她的幸福呢？

主角：要靠自己去爭取。

導演：嗯，她是不是做的夠多了，為這個家，如果她一直在付出，一直在付出的時候，對不對？她是不是買了房了？修了房子了？自己還在負債？如果她身體垮了，她會怎樣？

　　導演讓主角再度看到自己的付出。

主角：很痛苦。

導演：Ya，看到了嗎？所以呢？所以彩萍要怎樣做？她第一步要先怎麼做？

　　導演讓主角行動具體化。

主角：停下來歇一歇。

導演：Ya，她不是不管這個家，是不是？但是她最需要第一步是怎樣？停
　　　下來歇息，還有呢？

　　導演再度強調主角的認知，讓她覺知脫離媽媽的束縛並不是不再理會
這個家，而是讓自己可自由的選擇進退的位置。

主角：保護好自己。

導演：保護好自己？要怎樣保護好自己？

主角：不要把別人的責任都攬在自己身上。

導演：Ya，她是不是一直背著媽媽？

主角：嗯！

導演：我要妳來看看，感受一下，背媽媽的感覺。

　　這是主角很重要的洞察，導演順勢將此洞察具象化、身體化、行動化，
讓主角能夠從身體上感受到「把別人的責任都攬在自己身上」，一直把媽
媽的責任背在自己身上。

導演：（導演讓扮演媽媽的替身在主角身上，讓主角背著媽媽）背起來，
　　　背起來，那個腳跨起來，對，是不是都一直背著媽媽？

主角：嗯！

導演：背著走！

主角：（主角背著媽媽在舞台走）

導演：是不是都一直背著媽媽？

主角：（主角背著媽媽在舞台走）嗯！

導演：當把媽媽背久了，媽媽會怎樣？會不會走路？

主角：（主角背著媽媽在舞台走，邊走邊回答）不會！

導演：媽媽忘記自己有腳了，是不是？

主角：（主角背著媽媽在舞台走，邊走邊回答）是。

　　導演試圖讓主角背著媽媽背久了，媽媽就會越依賴主角，漸漸失去自己的力量。

導演：再繼續背，妳是不是從七歲就開始背了。

主角：（主角背著媽媽在舞台走，邊走邊回答）嗯！

導演：背到二十八，背了二十一年了，對不對？

主角：（主角背著媽媽在舞台走，邊走邊回答）嗯！

導演：妳是可以幫媽媽，是不是？但是需要背著媽媽嗎？妳是不是背著媽媽，很多的苦。

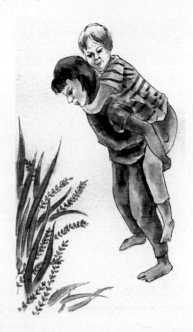

主角：（主角背著媽媽在舞台走，邊走邊回答）對！

導演：背著媽媽，很多的痛。

主角：（主角背著媽媽在舞台走，邊走邊回答）嗯！

導演：背著媽媽，很多不幸，是不是？

主角：（主角背著媽媽在舞台走，邊走邊回答）是！

導演：妳會覺得自己很不幸，是不是？

主角：（主角背著媽媽在舞台走，邊走邊回答）嗯！

導演：妳想要這樣繼續背下去嗎？

　　導演讓主角覺知到主角不僅背了媽媽生活上的負擔，同時將媽媽的苦、痛、不幸、悲哀等情緒都一起背在身上，成為媽媽情緒的俘虜。

主角：（主角背著媽媽在舞台走，邊走邊回答）不想！

導演：不想，妳要怎樣？

主角：（主角背著媽媽在舞台走，邊走邊回答）放下！

導演：妳是不是可以陪著媽媽走？而不一定要背著她，牽著媽媽走看看。

主角：（主角蹲下來把媽媽放下，與媽媽牽著手走）

導演：去感受一下，是陪著媽媽走比較好？還是背著媽媽走比較好？

　　導演讓主角從身體上、認知上的體悟與感悟，學會放下。

主角：（主角牽著媽媽的手在舞台上走）

導演：感受一下，父母是可以讓我們陪的，但是不一定要背著她，知道吧，這樣感覺怎樣？

主角：（主角牽著媽媽的手在舞台上走）較輕鬆！

導演：背著比較好？還是陪著走比較好？

主角：陪著走好。

　　導演從身體上加以覺知，並從認知上固化主角的感覺感受。

導演：但是媽媽需要的時候，有時候陪著她，有時候可以怎樣？

主角：（沉默）

導演：找一個人做男朋友，找一個人做男朋友。

主角：（主角從團體中找一個人當男朋友）

導演：是不是有些時間要去找男朋友？要去陪男朋友？跟男朋友去散步。

主角：（主角與男朋友在舞台走著）

導演：這樣感覺怎樣？

主角：心很舒服。

　　導演試圖讓主角能與媽媽加以分開，而非一直黏在一起。人隨著成長，生活與心理的重心都需要適時的調整，在青少年時期就需將時間撥一部分到同儕團體之中，而非仍像孩提時期一直跟媽媽在一起，這是人成長很重要的「個體化」歷程，如此人才可以成長為獨立個體。

導演：Ya，妳是不是需要男朋友陪。

主角：嗯！

導演：男朋友會抱抱妳，愛愛妳嗎？

主角：嗯！

導演：讓男朋友抱抱。

主角：（主角讓男朋友抱在懷裡）

導演：他是有力量的，知道吧，是吧！

主角：嗯！

導演：有沒有妳想像中那麼恐怖？

主角：沒有。

導演：他會傷害妳嗎？他跟繼父一樣嗎？

主角：不一樣！

導演：真的不一樣？

主角：嗯！

　　讓男朋友抱，是讓主角感受到她是可以被愛、被抱的。而導演在主角被男友擁抱的同時，點撥主角「男友與繼父是不同的」，並不是所有男人都像繼父一樣可怕，而是可以相互依靠的，去除主角將繼父投射在男友身上。

導演：知道了嗎？

主角：嗯！

導演：再過來這邊坐一下！（導演請主角走到舞台邊的椅子上）

導演：替身過去一下，做剛剛那件事。

主角替身：（替身走入舞台）

導演：坐這邊，我讓妳看一看，平常時妳都背著媽媽。

主角替身：（舞台上替身背著媽媽走）

導演：一直背著，是不是都這樣？而且都不放，對不對？

主角：（點頭）

導演：即使走不去，還一直背，對不對？

主角：（點頭）

導演：妳看，當背媽媽背久了，自己會怎樣？

　　導演再度用鏡觀方式，讓主角看到自己與媽媽的依附關係，看到自己會很累，同時媽媽會更加依賴主角。

主角：很累。

導演：媽媽呢？會怎樣？

主角：更加依賴。

導演：Ya！更加依賴，對不對？所以妳會希望彩萍怎樣，要放下來，還是背著？

主角：放下。

導演：好，慢慢放下來。（導演請舞台上的替身放下媽媽）慢慢放下來。

導演：對，然後不是背著媽媽，而是跟媽媽怎樣？

主角：一塊兒走。

導演：喔！跟媽媽一塊兒走。

主角替身：（主角替身放下媽媽後，與媽媽一起在舞台上走著）

導演：這樣妳看到兩個人怎樣？

主角：很輕鬆。

導演：媽媽有沒有比較輕鬆？有沒有？

主角：有！

導演：她自己呢？

主角：也比較輕鬆。

導演：Ya，但是她陪媽媽的時候，也可以去陪誰？

主角：男朋友。

導演：當她難過的時候，可以跟男友怎樣？

主角：聊聊天。

導演：聊聊天，還有呢？

主角：說說心裡話。

導演：是可以依靠著男朋友，對不對？

主角替身：（舞台上主角替身與男友擁抱）

導演：而且妳看，兩個可以相愛，可以相擁抱，還可以去玩，對不對？這

樣是不是享受人生？

主角：嗯！

導演：看到了嗎？看到了嗎？

主角：看到了。

導演：我要妳角色交換，當媽媽一下，來，等一下，背一下，我要妳感受一下媽媽的感受，來，妳當媽媽。

　　導演接下來讓主角進入媽媽的角色，讓主角體會媽媽的處境與感受。

主角扮演媽媽：（主角當媽媽讓主角替身背著）

導演：走一走，媽媽，彩萍一直背妳，妳感受到怎樣？媽媽？

主角扮演媽媽：嗯，很心疼！

導演：很心疼，妳希望女兒一直這樣背著妳嗎？

主角扮演媽媽：不想！

導演：妳愛妳女兒嗎？

主角扮演媽媽：嗯！

導演：妳真的愛嗎？

主角扮演媽媽：是！

導演：（替身背著媽媽走）如果妳女兒這樣一直背著妳，妳想跟女兒說什麼？

主角扮演媽媽：我想讓她放下我，輕鬆快樂的生活。

導演：所以妳希望妳女兒放下妳，輕鬆快樂的生活。

主角扮演媽媽：嗯！

導演：妳平常時一直跟女兒講話嘮叨，目的是什麼？

　　導演切入之前主角所描述媽媽的行為，讓主角體悟媽媽行為背後的感受。

主角扮演媽媽：我心裡也很煩，沒有人可以說話。

導演：但是妳只是念一念就好了，是不是？

主角扮演媽媽：嗯！

導演：跟妳女兒講！

主角扮演媽媽：媽媽習慣很嘮叨。

導演：妳看妳女兒這樣背著妳，妳捨得嗎？妳舒服嗎？所以妳希望怎樣？

主角扮演媽媽：下來！

導演：好，妳告訴妳女兒，妳女兒才放下妳。

主角扮演媽媽：放下我！

主角替身：（主角替身背著媽媽走）可以嗎？我已經習慣了。

主角扮演媽媽：放下我，妳會更輕鬆些。

主角替身：（替身背著媽媽走）我已經習慣了。

主角扮演媽媽：放下我，我不舒服啊！

主角替身：（主角替身背著媽媽走）不是一直以來都這樣嗎？

導演：媽媽妳不舒服了，是不是？所以妳希望妳女兒怎樣？

主角扮演媽媽：放下！

導演：想不想下來，媽媽？

主角扮演媽媽：想！

導演：妳想下來，媽媽妳自己下來。

主角扮演媽媽：（媽媽從女兒身上下來）

導演：媽媽，如果妳女兒不背著妳，陪著妳，妳會怎樣？

主角扮演媽媽：跟女兒一起走。

導演：媽媽，……媽媽，當妳不用一直讓妳女兒背妳，妳會感受到怎樣？

主角扮演媽媽：感覺輕鬆很多。

導演：Ya！媽媽妳也輕鬆了，對不對？

主角扮演媽媽：嗯！

　　導演讓主角進入媽媽的位置，體悟放下媽媽，媽媽反而會更輕鬆，也沒有負罪感。

導演：妳就沒有負罪感，對不對？好像什麼都一直靠女兒，是不是？

主角扮演媽媽：嗯！

導演：是不是媽媽自己也覺得比較輕鬆了？

主角扮演媽媽：嗯！

導演：跟女兒走一走，去感受一下！

主角扮演媽媽：（替身與媽媽一起走）

導演：要跟女兒說什麼？媽媽？

主角扮演媽媽：其實我是一個沒心沒肺的人，我只是喜歡嘮叨，什麼事兒
　　　讓我說完了就好了，挨打的時候，也就想說，想罵，吵架……

　　主角開始進入媽媽內心，體悟與說出媽媽的感受。

導演：嗯，你們夫妻吵架是不是也是一種愛的表示？總比分開好，對不對？
　　　是吧，媽媽！

主角扮演媽媽：嗯，不吵架好像沒樂趣。

導演：是啊（笑），不吵架好像沒樂趣，所以你們倆老動不動就吵架，是
　　　吧？

主角扮演媽媽：還有打架。

導演：還有打架，對不對？打一打是不是身體有接觸啊！

主角扮演媽媽：老頭脾氣不好，所以打架。

導演：是啊，是不是打一打就沒事了。

主角扮演媽媽：氣過就好了。

　　這是夫妻治療需要具備的專業知識，夫妻吵架也是夫妻互動的一種生
活方式。在家庭動力中，孩子看到父母吵架時，很容易介入其中，形成「三
角關係」的家庭動力結構，形成替罪羔羊或是媽媽「情緒的配偶」。因此，
導演在此鬆動主角與父母之間的三角關係。

導演：氣過就好了，對不對？是吧，告訴妳女兒。

主角扮演媽媽：這也許就是我生活的一種方式吧。

導演：嗯，這也許是我生活的一種方式吧。

主角扮演媽媽：我已經習慣這種生活方式，突然間沒有啦，也會覺得，心
　　　裡少掉了很多事。

主角替身：但是我好想讓妳出來，不要再被爸爸打。

主角扮演媽媽：但是我放不下弟弟妹妹。

主角替身：我覺得妳過得很苦。

主角扮演媽媽：你們家弟弟沒結婚，他又沒本事，我不幫他，誰幫他？

導演：是啊，那妳希望妳女兒一直背著妳嗎？媽媽。

主角扮演媽媽：不希望。

導演：每個人有每個人自己的命，每個人每個人自己要去奮鬥的，弟弟也
　　　是要自己去奮鬥，是吧。

　　導演再度強調個體化的重要性。

導演：妳希望妳女兒這樣一直背著，那妳女兒一直抬不起頭來，一直很痛
　　　苦，這樣嗎？妳願意嗎？

主角扮演媽媽：不願意！

導演：妳捨得嗎？

主角扮演媽媽：不捨得。

導演：媽媽，其實妳愛不愛妳女兒？

主角扮演媽媽：嗯！（點頭）

導演：她難過的時候，妳想不想抱抱她？或是照顧她？

主角扮演媽媽：想！

導演：妳做給我看，妳有沒有抱過她過？

　　導演拉近與修復母女關係，讓主角進入媽媽的位置體悟媽媽也是愛主
角的，雖然沒有抱過主角，但是心裡也是渴望的。

主角扮演媽媽：沒有。

導演：妳想不想？妳想抱抱看？

主角扮演媽媽：想。

導演：來，感受一下，媽媽，來！

主角扮演媽媽：（媽媽前去擁抱替身）

　　擁抱，是很直接表達愛的動作。身體的靠近，增進心理的拉近。

導演：媽媽，我問妳，妳覺得妳女兒有沒有很棒？

主角扮演媽媽：（抱著替身）嗯！

導演：她是不是做了很多事情了？

主角扮演媽媽：（抱著替身）是！

導演：是吧！

主角扮演媽媽：（抱著替身）對！

導演：她很懂事，妳看七歲的時候，就幫助妳照顧妳的孩子，對不對？

　　導演讓主角在媽媽的角色中，看到主角的努力與懂事，這也間接的讓主角看到自己的努力。

主角扮演媽媽：（抱著替身）嗯！

導演：而且還那麼小就那麼聰明，想說好好讀書，就可以改變自己的家，是不是？

主角扮演媽媽：（抱著替身）嗯！

導演：妳有跟女兒說過這些話嗎？

主角扮演媽媽：（抱著替身）沒有！

導演：如果妳知道女兒這樣想法，妳想跟女兒說些什麼？其實妳心裡看到了，是不是？

主角扮演媽媽：（抱著替身）是！

導演：用妳的話跟妳女兒講，妳想跟女兒說些什麼？

主角扮演媽媽：（抱著替身）其實我知道妳一直很優秀。

　　在諮商實務中，很多子女沒有機會或未曾和父母說過其內在的想法與需求，未讓父母知悉兒女心中真正的想法，而想當然爾的認為父母應該知道我的想法、感受到我的感受，主動的來疼愛我才對。這之間，就失去了很多心接觸心的機會。

導演：嗯！

主角扮演媽媽：（抱著替身）就是不想讓妳太驕傲了，所以一直打擊妳。

導演：嗯！

主角扮演媽媽：（抱著替身）其實妳真的幫我爭了很多光。

導演：還有呢？還有呢？妳真的幫我爭了很多光，所以我會告訴人家，我
　　　養了大學生，其實是在誇妳，是不是？

　　導演講出媽媽未講出的話。

主角扮演媽媽：嗯！

導演：用妳的話跟女兒講。

主角扮演媽媽：妳真的很棒，只是我不懂怎樣去表達。

導演：嗯，因為我們沒有文化，是吧。

主角扮演媽媽：因為我們沒有文化。

導演：也沒有人教過我們，對不對？

主角扮演媽媽：也沒有人教過我們。

導演：Ya，其實內心是怎樣？跟女兒講！

主角扮演媽媽：其實我內心是很愛妳的，我一直以妳而驕傲，因為有妳在，
　　　　　　所以我就很放心，所以會把妹妹交給妳帶。

　　人表達內心想法時，經常涉及到文化脈絡與背景。在中國文化中，經常都是用「做」來取代「說」，認為做了對方就會知道，所以經常將「說」省略掉。雖然不誇己之長是一種美德，但做了對方不知道，甚至因而引起誤會就成為一種缺憾，特別是省略了對子女的讚美，往往造成子女生命中的缺憾。

導演：嗯，媽媽，但是如果妳知道，妳女兒她都沒跟妳講過，她露宿街頭，
　　　大過年沒有地方睡的時候，然後妳是個媽媽，聽到女兒說，妳心裡
　　　會怎樣？

主角扮演媽媽：很心疼。（低泣）

導演：很心疼，妳會跟女兒怎麼講？

主角扮演媽媽：（低泣）妳有什麼事兒，應該跟我講。

導演：對！妳沒有說，我們都不知道，以為妳過得很好，是不是？用妳的
　　　話跟女兒講。

主角扮演媽媽：妳應該把妳的苦，告訴我們，讓我們一起分擔！

導演：嗯，當妳不說的時候……

「當你不說的時候……」導演用語句完成式讓主角更深入母親的內心，感受母親的所感、所受。從中了解為什麼媽媽什麼事都找主角的原因。

主角扮演媽媽：我以為妳過得很好，我一直以為妳很堅強。

導演：一直以為妳不需要我們照顧，是不是？

主角扮演媽媽：對！

導演：用妳的話講。

主角扮演媽媽：我一直以為妳很堅強，妳就是我們家的頂樑柱，什麼事情總是找妳，第一個會想到妳。

導演：如果知道妳那麼辛苦的話，我會怎樣？

主角扮演媽媽：如果我知道妳那麼辛苦的話，我就不會給妳那麼大壓力了。

導演：嗯！

主角扮演媽媽：深深的吐一口氣。

主角深有體會的吐出心中的氣。

導演：角色交換，做妳自己。

主角：（主角扮演自己）

導演：（指導扮演媽媽的輔角）背著媽媽，然後媽媽說要下來，再放媽媽下來。媽媽講剛剛那些話。

輔角扮演媽媽：（主角背著媽媽）彩萍，其實妳是好孩子，妳做得已經很棒了。

導演：妳這樣背我我也不舒服。（導演提詞）

輔角扮演媽媽：（主角背著媽媽）妳這樣背我我也不舒服。

導演：我也捨不得。（導演提詞）

輔角扮演媽媽：（主角背著媽媽）我也捨不得。

導演：我希望妳不用一直這樣背著我。（導演提詞）

輔角扮演媽媽：我希望妳不要這樣背我。

導演：我要下來，因為我這樣也不舒服。（導演提詞）

輔角扮演媽媽：我這樣不舒服，我要下來。

導演：妳想讓媽媽這樣？所以妳願意放媽媽下來嗎？

主角：（主角背著媽媽）可是她真的過得很苦。

　　　這是主角的矛盾情結。

導演：所以就繼續背好了，是吧？想要繼續這樣背嗎？

　　　導演用激將法。

主角：（主角背著媽媽）但是我又拯救不了她。

導演：是啊！媽媽是要用背的還是用陪的？

主角：陪的。

輔角扮演媽媽：（主角背著媽媽）媽媽這樣不舒服。

導演：讓我變得更依賴妳了。（導演提詞）

輔角扮演媽媽：（主角背著媽媽）嗯，對。我這樣讓妳背著我心裡面也很
　　　難受，但是我這樣一直讓妳背著會更依賴妳。

導演：妳也讓我越來越沒有能力了。

輔角扮演媽媽：（主角繼續背著媽媽）我也會變得越來越沒能力了。

導演：聽到了嗎？所以妳想要怎樣？

主角：放下媽媽。（主角放下媽媽）

導演：Ya……然後陪著媽媽走。

主角：（主角陪著媽媽走）

導演：媽媽邊牽著手跟她講那些話。

輔角扮演媽媽：彩萍，妳做得已經很好了，從小都幫我帶妳的弟弟妹妹，
　　　然後又自己打工賺錢上大學，幫家裡蓋房子也用妳的錢，然後妳弟
　　　弟訂婚。

導演：Ya……當我知道妳難過的時候，其實我很想……（導演提詞）

輔角扮演媽媽：當妳難過的時候，其實我很想安慰妳。

導演：抱抱妳。（導演提詞）

輔角扮演媽媽：抱抱妳。

輔角扮演媽媽：（媽媽抱著主角，主角與媽媽擁抱）

導演：其實我很以妳為榮的。（導演提詞）

　　導演用主角之前講過的話來提醒主角。

輔角扮演媽媽：其實在村子裡面我是以妳為驕傲的，以妳為榮的，妳是咱
　　　們家的第一個大學生，其實我在心裡邊認為妳是家裡的頂樑柱，遇
　　　到什麼事我總是第一個想到妳，跟妳嘮嘮叨叨。

導演：當妳流落街頭的時候，如果我知道我會很捨不得的。（導演提詞）

　　導演用主角之前講過的話來提醒主角。

輔角扮演媽媽：我一直認為妳在外邊過得很好，我不知道妳在外面過得那
　　　麼苦，流落街頭，餓昏在街頭，如果我知道我會很難過的，我想跟
　　　妳說，我很心疼妳。

導演：（對主角說）好，讓媽媽好好抱著妳，是不是渴望這一刻很久了？

主角：（點頭）

導演：其他人過來給她支持一下，好，讓媽媽抱抱妳。

　　導演透過身體的靠近，將主角與媽媽的心拉近，並動用團體成員再一
次給主角支持。

主角：（主角哭泣，導演播放歌曲〈未完成的愛〉）

導演：對，哭出來比較舒服，在媽媽懷裡休息一下，妳也需要媽媽照顧的，
　　　妳不必一直那麼堅強的，當妳需要媽媽照顧的時候，媽媽會覺得她
　　　是被需要的，她是有能力的。

主角：（主角在媽媽懷裡大聲哭泣）……嗚……

主角：嗚……（數分鐘）……嗚……（主角咳嗽……輕微嘔吐）

主角：啊……嗚……嗚……啊……（悲淒的哭泣）……喔……哦……（約
　　　數分鐘）

主角：（主角無力的蹲下來哭）

導演：站起來……抱一下。（媽媽再度將主角放在懷裡）

主角：（主角隨著音樂哭泣聲漸息，靜靜的在媽媽懷裡休息……）

導演：（約數分鐘後）主角現在感覺怎麼樣？

主角：（主角擤鼻涕）

其他成員：（其他人也在擦眼淚、擤鼻涕）

導演：對！所有人也把鼻涕都擤掉。

導演：○○幫我音響關掉一下。

主角：（主角擤鼻涕）

導演：對！……把內在的悲哀都擤出來，不留在心裡了，很好，所以常常有很多痰對不對，知道了吧？

主角：（主角把痰吐出後點頭）

導演：平常是忍氣吞聲，把很多東西都吞到肚子裡懂不懂？

主角：嗯！

導演：妳的身體在告訴妳需要把這些都清出來了，知道嗎？想跟媽媽說什麼？看著現在的媽媽。

主角：其實我現在理解，是我一直把東西背負太多了，我沒有辦法改變妳。

　　　這是主角很大的洞察與轉化。

導演：嗯，所以呢？

主角：這也許就是妳的生活方式，所以我選擇放手。

導演：妳選擇放手對不對？嗯，當妳越有能力的時候可以怎樣？

主角：我會盡我最大的能力去幫她。

導演：Ya……看著媽媽還想跟她做什麼或說什麼？

主角：其實我經常跟妳說，可能妳做不到。

導演：我問妳，媽媽有沒有能量？妳們家有幾個小孩？

主角：四個，帶我那個弟弟五個了。

導演：Ya……雖然沒有把你們照顧得很好，可是活到現在容不容易？

主角：媽媽確實很有本事，很努力幹活。

　　導演從現實面讓主角看到媽媽的力量與本事。

導演：Ya……所以媽媽是弱者嗎？

主角：不是！

導演：真的嗎？

主角：真的不是！

導演：告訴媽媽。

主角：媽媽是一個很了不起的人，比我能幹多了，如果是我的話，我可能
　　　會帶不活孩子，媽媽身體也一直很棒，從來沒見過她生病，只是她
　　　的生活方式可能我沒有辦法理解。

導演：嗯……

主角：她已經習慣了嘮叨。

導演：所以我們可以怎樣？

主角：我選擇接受。

導演：Ya……她的生活方式對不對，所以如果現在媽媽在妳面前妳想跟她
　　　說什麼？

主角：每個人都有每個人的生活方式，每個人都有每個人的道路要走，其
　　　實妳的操心也許會給我們幾個帶來更多的負擔，所以兄弟姊妹才會
　　　那麼討厭妳，因為妳一直給大家灌輸負面的能量，其實我很希望妳
　　　能照顧好妳自己，這是我最大的心願。

　　這是主角轉化後的體悟。

導演：角色交換，做媽媽。講最後面那句話就好了：其實我希望妳能過得
　　　好，這是我最大的心願。

　　導演讓主角進一步與媽媽對話。

主角：（主角回到媽媽角色的位置）

主角替身：我希望妳能過得好，這是我最大的心願。

導演：媽媽妳可以嗎？

主角扮演媽媽：我可以慢慢的放開這些操心的事情，多去觀照一下自己。

導演：妳會祝福妳女兒嗎？

主角扮演媽媽：會。

導演：妳會祝福妳女兒什麼？跟妳女兒講。

主角扮演媽媽：嗳！（嘆一口長長的氣……）其實我常常說，家裡最不用
　　　　操心的就是妳了，妳真的很堅強，最起碼我看來是這樣子的。

導演：妳會祝福妳女兒什麼？妳會祝福她的婚姻嗎？

主角扮演媽媽：希望妳能原諒我帶給妳的傷害，去尋找自己的幸福。

　　　父母對子女的祝福是一種愛的展現，同時也讓子女感受到，父母不只
是一味要求與期待子女如何如何，而是對子女的一種信任與祝福。

導演：角色交換。

主角：（主角回到自己的位置）

替身扮演媽媽：希望妳能原諒我對妳的傷害，放手去尋找自己的幸福。

導演：妳會原諒媽媽嗎？

主角：會！

　　　這是一種寬恕與釋放，寬恕與釋放自己和對方。

導演：妳聽到媽媽對妳的祝福嗎？還有想跟媽媽說什麼或做什麼嗎？

主角：呼……（緩慢呼氣）

導演：現在喘氣是不是有比較舒服了？胸口還那麼悶嗎？

主角：（搖頭）不會。

導演：OK……還想跟媽媽說什麼或做什麼？

主角：希望媽媽不要那麼辛苦，其實有錢人也不見得會幸福，妳一直看重
　　　金錢，反而，是我不看重，因為我也有有錢的時候，但我覺得並不
　　　快樂，所以我才選擇了不斷的努力掙錢去學習。到目前為止我還是
　　　一無所成，但我真的很成長，我願意放下以前的那些負擔，全力去
　　　過我自己的生活，我會好好加油，希望妳不要再背負著那麼多的東
　　　西，放別人一馬也放自己一馬。

　　此時主角很明顯的能以心平氣和的方式，和媽媽說出自己心裡的話與自己的看法。

導演：角色交換，媽媽也要聽聽女兒跟妳說的話。

主角替身：媽媽，其實我不想讓妳那麼辛苦，其實有錢了也未必快樂，我也有有錢的時候，但是我不快樂，所以我就拚命的掙錢，再去學習，我想讓自己快樂起來，我會慢慢好起來的，妳放心。

導演：不要那麼多的負擔。（導演提詞）

主角替身：我不要那麼多的負擔，我要把這些東西慢慢放下，我想過幸福快樂的生活，我想去過屬於我的生活。

主角：（主角吐一口很長的氣）

　　主角再度釋放心中的氣。

導演：當能夠放下來也是放了別人。

　　導演提醒輔角剛剛主角所講的重要的話。

主角替身：當能夠放下來的時候也是放了別人。

導演：媽媽，當妳女兒這樣跟妳講的時候，妳感覺怎樣？有沒有比較放心？

主角扮演媽媽：嗯！

導演：是不是女兒長大了？最後還有沒有想跟女兒說什麼或跟女兒做什麼？媽媽。

主角扮演媽媽：我想著我們彼此都折磨對方很久，希望我們都放過對方。

　　主角把自己說過的話消化了。

導演：Ya……角色交換。

輔角扮演媽媽：我們對抗了這麼久，希望我們都放對方一馬。

導演：聽到了嗎？最後想跟媽媽怎樣？Ya……可以跟媽媽和解對不對？

主角：嗯！（點頭）

導演：放了媽媽也放了自己對吧？

主角：是……（主角深深的吸一口氣，吐了一口長長的氣）……（主角打
了一個嗝）……（主角再一次深深的吐氣）……

　　和解，彼此不再相互折磨，放彼此一馬，釋放了生命中的幽怨，是修
復與轉化彼此關係很重要的起點。當主角心裡願意放下時，軀體也跟著做
反應，讓自己內在的氣出來。打嗝，是一種將內在阻塞之氣打通的具體展
現，讓內在之氣通暢平順，心也跟著平順。

導演：對，很好。好，媽媽退。
輔角扮演媽媽：（媽媽退出場）
主角：（主角與主角替身面對面）

　　導演讓主角自己與自己再度整合。

導演：最後，想跟自己說什麼或做什麼？
主角：（對替身說）其實不是大家不喜歡妳，而是妳太會保護自己了，因
　　　為大家距離都很遠，所以會感覺到別人離很遠，我們現在已經長大
　　　了，放下小時候那些負擔，學著跟大家一起快樂，我們要越來越快
　　　樂。

　　心理劇中讓主角與主角對話是在協助主角內心的自我整合，將所學習
到新的體悟說給自己聽，讓自己聽到，同時也是在檢驗主角內在的整合程
度。

導演：角色交換。
主角替身：彩萍，其實不是大家不喜歡妳，而是妳太會保護自己了，所以
　　　　　離大家很遠，大家還是很喜歡妳的。試著放下小時候的那些負擔，
　　　　　我們已經長大了不是嗎？
導演：是嗎？我們問現場想跟彩萍當朋友的就過來搭著她的肩膀好嗎？
全體學員：（全部學員走到舞台將手搭在主角肩上）

　　導演讓主角新的認知具體化，讓主角真正體會「大家還是很喜歡妳

的」。

導演：有感受到嗎？大家都想跟妳做朋友，讓大家跟妳做朋友那麼害怕嗎？
　　　看看妳旁邊有哪些人？

主角：（主角往自己的四周看）

導演：你們有誰要跟彩萍說話的都可以，用你們自己的話跟彩萍講。

學員1：彩萍妳真的很棒。

學員2：我們很喜歡妳。

學員3：長得很清秀，而且有古典美。

學員4：我希望妳能笑一笑，我從來沒見妳笑。

主角：（主角笑）

學員5：妳笑的時候很美。

學員6：我是跟妳說的是事實，妳笑起來真美。

　　　讓團體中的成員自發的與主角交談，是讓主角更有現實感，真正感受
現實生活中大家對主角的接受。

導演：現在感覺怎樣？

主角：青春多了。

學員7：今年爭取跟妳男朋友能結婚，大家都祝福妳。

學員8：明年要生個寶寶，大家都祝福妳。

主角：謝謝。

學員：（眾人笑）

導演：我們做到這邊可以嗎？

主角：可以。

　　　導演見主角氣已平順，在詢問主角狀況後結束本劇。

導演：好！去角，謝謝大家。

學員：謝謝老師。

第 **6** 章

盲女的夢

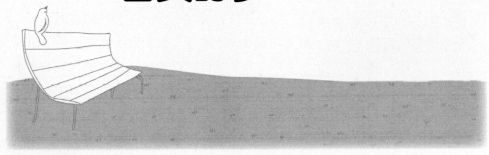

本劇是一位正處青春
年華的少女（化名心
慧），在下班時間不幸遭
遇搶匪割喉、挖眼後留下
重大心理創傷，以及創傷
後影響其自我、婚姻與孩
子的故事。故事是從主角
的無力感開始，進而探索
與先生及孩子的關係、對
加害人的憤怒、與父母的

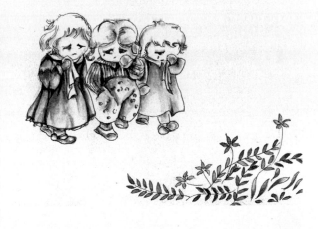

關係，及經由自己的夢找回自己力量的一齣心理劇。其中包含社會原子圖、
情緒抒發，以及如何從夢中得到勇氣的一齣心理劇。

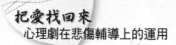

壹、暖身與選角

　　心理劇主角產生的方式有很多，有時是由團體自然產生，有時是導演根據他的專業判斷直接邀請團體成員做主角。本劇是導演邀請有意願當主角的人來到舞台，簡短說出他們想處理的議題，然後由團體決定由誰擔任主角。

導演：想做劇的人出來，到老師這邊來，有三位對不對，心慧、滔滔還有小鳳。老師問你們，如果有機會處理你們的議題，你們大概要處理什麼，簡單的加以描述就可以。先從心慧開始說想處理哪方面的議題。

心慧：我想處理我內心的無力感。

導演：哪一方面的無力感？

　　導演透過問話協助主角說出心中的議題。

心慧：我覺得愛的能量被阻塞了。

導演：愛的能量被阻塞了，可以具體一點，什麼事件嗎？

　　導演重述主角的話語，一來確認主角所說的話，同時也透過重述主角的話語，讓主角聽到自己心中所說的話，誘發主角內心更深層的議題，且引導主角舉出具體的事例。

心慧：比如說，我感覺不到過去對周圍比方對孩子與對老公過去那種很愛的感覺能量不見了。

導演：妳感覺那種愛的能量不見了，想看看是不是？

　　確認主角所要探討的議題。

心慧：是。

導演：另外一位呢？

　　導演繼續探問其他兩位想出來當主角的成員。

滔滔：我現在正處於鬧離婚階段，這問題已經糾結兩個多月了，對正常的
　　　生活造成影響，想做劇來處理。

導演：所以妳想看看這個事件對不對？

滔滔：是。

導演：小鳳，妳想處理什麼？

小鳳：我覺得自己很堅強好像沒有什麼事可以傷害到我，我覺得自己有時
　　　候會比較孤獨。

導演：來看看自己什麼呢？

小鳳：我想看看為什麼我自己那麼堅強沒有什麼可以傷害我。

團體成員：（全體笑）

導演：每個人的問題不一樣，沒有大小之分，所以是可以探討的。

　　導演強調與教育團體成員每個人的問題不一樣，沒有大小之分。

導演：現在我要你們三位向後轉，等一下我要你們選一個人當主角，這不
　　　是選美知道嗎，就是選一個剛剛你們聽他們想探討的議題跟你相近
　　　或相似，處理他們的議題就像在處理自己議題一樣，這三位之中一
　　　位是處理自己內心的無力感，愛的能量被阻塞，一位是處理現在面
　　　臨離婚階段的議題，一位是想處理自己是那麼堅強好像沒有什麼可
　　　傷害自己但自己覺得孤寂，你們了解嗎？所以，請大家在他們三個
　　　人之中選一位感覺處理他們的議題就像在處理自己議題的人，然後
　　　站在他們的後面。

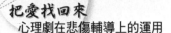
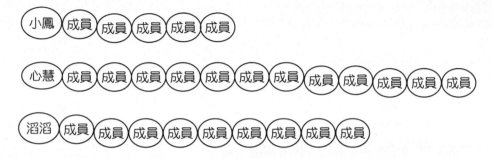

導演：好，分撥已定，很清楚的心慧的議題有較多人選，我們就先處理心
　　　　慧的議題，若時間允許再處理其他兩位的議題。

　　在心理劇中，由團體成員選出主角的好處是讓團體成員有參與感，同
時也讓團體成員去喚起、接觸自身的議題。但在選角過程中難免會有競爭
與失落議題發生，導演也需視狀況妥為處理，讓沒有被選上的人有機會說
一說話或給予支持。如，讓站在他後面的人與候選人簡短的彼此分享一下，
因本心理劇尚有時間處理沒有被選上主角的人，因此只先用口頭支持。

貳、做劇

　　選出主角後，導演準備導劇，在導劇前，導演先向團體成員說明進行
心理劇時團體成員注意的事項，將團體成員逐漸的引入做劇的情境。

導演：做劇就好像一個手術、一個開刀，所以我們對每一個人的劇，一定
　　　　要很慎重，知道吧？因此，你的心一定要跟主角在一起。所以提醒
　　　　一下各位：在導演導劇時不要講話、不要交談，檢查一下手機，好
　　　　不好？

導演：現在也是在邀請你們做一個練習，就是說我如何在做劇的時候貼近
　　　　別人的內心。你在當輔角的時候，有時候有當過，有時候沒當過，
　　　　但沒關係，那時老師會教你的。當你當輔角時，如果能夠慢慢進入
　　　　別人的角色，在你的日常生活裡面，你就比較容易去理解、體會別

人的心。

導演：老師順便告訴你們如何當輔角，（導演從團體中找兩個人出來示範）
　　　譬如說，你當他的輔角的時候，你要站在他後面。

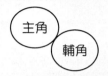

導演：站在他後面不是沒事，你要感受他的肢體，了解嗎？感受他這個肢
　　　體在站的時候，我的心裡感覺是怎樣，然後去體會他的感覺。而當
　　　你能夠體會主角的肢體、主角的狀態，從外在而內在的去體會主角
　　　的感覺、感知、感受，就能進入主角的角色之中。再者，你當輔角
　　　的時候，靜靜的聽主角講話，當你一放空的時候，主角講的話自然
　　　而然就會進來，能自發的記住主角講的話，同時也能說出主角心中
　　　感受到卻未表達出來的情感與話語，自發、創造的協助主角。而剛
　　　開始你還不會當輔角時，主角講一句話你就在自己心裡稍微複誦一
　　　下，但是你不要太著急，那你就能慢慢把他內心的語言內化到你自
　　　己心中。所以當你在他那個角色的時候，有時候主角內心沒有說出
　　　的話，你就能體會出他內心的感受，透過你的語言將它說出來，你
　　　就幫助了主角更多的東西，了解嗎？做輔角，也是訓練你們日常生
　　　活中跟人家的互動，如果你能夠貼近別人的心，貼近別人感受，那
　　　你跟人家的互動就會慢慢的更進入裡面。

　　心理劇是一種團體心理治療，同時也是一種團體教育的模式，教育人
與人互動的模式，如何做到互敬、互愛、互學、互勉、互幫、互讓、互諒、
互慰的「八互」。讓人與人之間的心更能貼近，讓愛在人與人的心底流動，
相互支持，一起經驗人生。

　　輔角在心理劇中占有極為重要的角色，他是主角與導演的延伸，而如
何扮演好一位輔角的心法是運用自發性與創造力。所謂運用自發性是在當
輔角時內心放空，將自己當做是主角，將主角的感覺、感受放入自己，體

驗與覺察主角的內心世界，展現出主角的情緒與感覺、感受，在適當時協助主角抒發其情緒，洞察其認知，轉化其行為。其具體做法是由外而內，由表情到行動。所謂由外而內是從外在的身體姿勢到內心的感受，換言之，是先模仿主角的身體姿勢，如身體向前傾、低頭、仰頭、嘆氣、一副想揍人的樣子，或垂頭喪氣、邊講話邊摑手、講話時眼睛不敢看人、講話聲音很大、講話聲音微弱、皺眉頭、哭泣、啜泣、咆哮、跺腳……等，亦就是從主角的身體替身（body double）先做起。身心是合一的，當身體與主角一致，內心亦容易與主角一致，進而進入主角的內心世界體會主角遭遇到事件的心情、感覺、感受與想法，記住主角所說的話，感受主角說此話的語氣、語調與情緒，如實的反應出來。最後，當輔角完全進入主角的角色後，就能進入由表情到行動的階段。所謂表情，就是表達出主角的情感，一旦進入主角內心世界，主角就是自己，自己就是主角，但有所不同的是主角因外在世界問題所困、所惑、所阻，不易真實的反應或表達自己的感覺和感受，或有感受卻不知用何語言加以表達，此時，輔角因為深入其中，但卻不被問題所困，所以能出乎其外的用適當的語言來表達主角所未能表達出來的情感，促發主角有新的行動與轉化。

綜上言之，扮演好輔角由淺入深的方式是：

1. 模仿主角的肢體姿勢與動作（如低頭、眼睛看地上、口摳指甲、握拳……等）。

2. 心裡默記模仿主角所說的話語，揣摩主角說話聲調、語調。

3. 體會與貼近主角的內在心情與感受。

4. 如實的扮演出剛剛主角所言、所行。

5. 說出主角未說出的話（注意：不是輔角本身投射的話，否則就成為病態性的自發）。

6. 統整出主角內在的感覺與認知，自發性的扮演輔角。

1 至 4 項是一般輔角所需學習的基本技巧，這有助於輔角理解他人與進入他人心理世界的途徑，5、6 項是較高層次的輔角功力，是一種深入其中又出乎其外的上等技巧，若能做到就已進入導演的層次。

參、開始導劇

導演：好，心慧，站在這邊的感受是什麼？

　　導演讓主角覺察此時此刻的狀態。

主角：現在……有一點緊張。

導演：好，緊張，覺察一下妳的身體哪個地方覺得不自在、不舒服的？

導演：有嗎？

主角：……還好……好像還好。

　　導演讓主角覺察身體的狀態。此問話的涵意是探詢主角的身心狀態，若主角身體覺知有所不舒服或劇烈反應時，導演就會由此處切入進去探索主角的議題，導演此舉其背後的理念是人是身心合一，內心事件可以由身體的反應加以展現出來。但此主角內心的創傷尚未積累至身體反應，故改由其他方面來探索主角內心事件。

時光逆轉，心情故事浮現

導演：還好……嗯，在妳腦海裡面現在浮現的是什麼畫面？妳剛剛說，會覺得很無力對不對？

主角：嗯。

導演：是吧？

導演：從什麼時候開始有這種感覺？來，跟著老師走，我們逆時鐘走一下（導演帶著主角在舞台上逆時鐘走）……從什麼時候開始有這種感覺？好像很沒力量了，以前很多的愛都不見了？現在對孩子、對身邊的人，那個愛的能量都不見了？從什麼時候開始，或發生了什麼事件，慢慢追溯，當妳腦海裡面開始有這個畫面的時候，麻煩妳告訴老師，好不好？

　　導演由身體尚無法進入主角事件，所以直接以主角在選角時所言的議

題進入。所用的方法是請主角逆時鐘走，導演藉著主角邊走邊提問以喚起主角的記憶與感受。導演之所以請主角逆時鐘走，是以行動方式引導主角時間倒流，追溯事件發生的起點，這其中行動是很重要的，人在行動中整個身體、感受、覺知都在運作，而導演用語言再從旁引導事件的影像，有助於主角暖身入生命事件的感覺感受。在人體大腦的構造中，主管記憶的海馬迴與主管情緒的杏仁核相互作用極為密切，導演用行動引發主角記憶影像的同時，也在激發主角的情緒。「逆時鐘走」此暖身技術極為容易但也極為細緻與微妙，是一很好的暖身方式。

主角：我覺得……是 05 年同學聚會。
導演：05 年同學聚會？發生了什麼事？
主角：十年前一個喜歡我的男孩子回來了。
導演：一個喜歡妳的男孩子回來了。
主角：對！
導演：他怎麼了？那時候妳結婚了嗎？

　　導演開始以主角回憶的事件探索主角的議題。

主角：結婚了，有孩子了。
導演：有孩子了，那妳喜歡那一個男孩子回來，是吧？

　　導演以話引話。

主角：對。
導演：然後呢？妳怎麼樣？

　　導演追問與探詢。

主角：然後……就那天聚會的時候很開心，但回去後就拚命哭。
導演：妳難過什麼？

　　導演回應主角的情緒。

主角：我當時不知道為什麼，但是我後來知道。

導演：嗯，知道什麼？

　　　　導演追問與探詢。

主角：我突然覺得……離我想要的生活差得太遠了！

　　　　主角開始知覺自我的失落。

導演：什麼意思？

主角：……唉！（主角感嘆著）

導演：妳要的生活是什麼？

主角：……（沉默不語）

導演：妳要的生活是什麼？

　　　　導演追問與探詢。

主角：我要有一個……比方說……那個男孩子可以經常去旅遊啊，經濟條
　　　　件也還可以吧……就是說，能夠享受到生活裡面很多……很多……

導演：很多什麼？

主角：……很美好的，然後很自由的感覺。

導演：所以他的回來，讓妳感到妳現在的生活……

　　　　導演進一步引導主角現在生活的感受。

主角：或許我是隔離掉的，我總是告訴我自己，我就告訴自己……我總是
　　　　告訴自己……我老公給我買了早餐就是對我很好了，然後，就只能
　　　　這樣告訴自己。然後，他就說他還喜歡我，難道……因為我老公跟
　　　　我結婚後就……

導演：就怎樣？

主角：……因為他以前就是很愛玩嘛，我們兩個不是一個……就是如果我
　　　　不失明的話，就不會有交集，然後……然後……怎麼說呢？……就
　　　　是……結婚以後就每天把我一個人丟在家裡面，他在外面打麻將什

麼的。

　　主角開始接觸自我真實的感受與狀態，自己是因為失明才嫁給現在的
先生。

導演：他很少在家，是吧？

　　導演順著主角的話繼續探索。

主角：是。

導演：所以妳失明後他才比較跟妳靠近，是吧？

　　導演企圖想進一步探索主角的婚姻與失明的關係。

主角：不是的，我失明的時候我們還不是那樣的關係嘛，嗯……嗯……就
　　　是……

　　導演感覺與主角的問話已差不多需要進一步以行動加以探究，所以請
主角選出其輔角做主角的先生與孩子，企圖以社會原子圖，來探索主角與
先生及孩子的關係。這樣的切入有點顯得快，但心理劇係屬一種行動、表
達的治療方式，讓主角一味的說，很容易落入單純的認知之中，於是導演
將劇轉入具體行動之中，讓主角將生活中的自己與重要他人從團體中選出
來加以進行對話。

導演：在團體裡面選一個人做妳自己，感覺像妳的，感覺一下誰是像妳的？
　　　團體已經三天了，對不對？記得大家是誰嗎？

　　主角眼睛失明，所以不是像一般主角一樣，可以透過眼睛來選自己的
替身及輔角，所以導演提醒主角以自己在三天心理劇工作坊與其他學員互
動的經驗中，找一位感覺與自己相似的人來做主角的替身。導演用話語來
提醒與活化主角的記憶與感受。

主角：我沒有感覺誰像我……

導演：沒關係，妳感覺哪一個可以做妳，跟妳比較相似的。

　　在主角選替身時，經常會感覺到沒有人像他，這是一種正常反應，在生活中、生命中每一個人本來就都是獨特的。特別是受苦較深的人，因此，導演要同理主角的想法，並進一步引導。

主角：……嗯……（主角在思考）

導演：有嗎？

導演：沒有的話老師幫妳選，好嗎？

主角：嗯。（點頭）

導演：你們自己自願好不好，有沒有誰覺得自己跟她很像的？

導演：（有人舉手，導演詢問場外學員）妳結婚了嗎？

主角：誰啊？

導演：紫方。

主角：紫方……不太像我。

導演：那還有誰……誰可以扮演妳這個角色？那個……迪平。

主角：啊！好，叫迪平來。

導演：好，叫來迪平。來，迪平。

迪平：（走入舞台）

　　在心理劇中選替身或輔角時，一般會邀請主角以自己的 Tele 來選角，但有時為使劇進行更快、更深入時，導演亦會邀請在團體中受過訓練或較有經驗者為之。另一種導演指定團體中較有經驗者擔任替身或輔角的時機是有關性傷害的議題，被害者的替身或加害者的輔角角色，一定要受過訓練或經過被選擇者的同意方可為之，否則會造成團體成員產生替代性創傷。

導演：選一個人做妳的老公。

主角：但是老師，我覺得問題不是我老公的問題。

導演：那是誰的問題？

主角：是我自己的問題。

導演：把老公選出來。誰感覺可以做妳老公的？這邊有幾個男生……當然
　　　心理劇裡面，男生可以做女生，女生可以做男生，知道吧？

　　此時主角依舊將問題歸在自己身上，導演此時可以順著主角的意思不選出老公來，但導演有時也須靠專業的判斷為之，若是主角極不願意探討時，就要遵照主角的意思，畢竟是在導主角的劇而非導導演想導的劇。

主角：我知道。我找……我想一下……
導演：慢慢來，不急。

　　導演順著主角的速度，同時也允許主角可以依其自己的速度，這是對主角的尊重，也讓主角感受到導演對她的尊重。

主角：嗯……那個……張先生？（全體笑）
全體成員：（全體笑）
導演：好……張先生，好，職業老公，來。

　　此張先生在前三天工作坊中一直扮演老公的角色。

導演：妳有個孩子是吧？
主角：對。
導演：孩子多大了？
主角：十歲。
導演：十歲是吧？選一個人做妳的孩子。
主角：嗯……那個……雯雯願意嗎？
導演：雯雯可以嗎？
雯雯：我不……我不（搖手）……
導演：沒關係，妳被選上當輔角，這很好，妳可以拒絕，也可以做，這是
　　　沒有對錯，好不好？
主角：那……要不就叫……雯雯不願意吧。
雯雯：不是，我……不好吧？
導演：（對雯雯說）沒關係啦！妳想要嘗試就好，不想嘗試也可以……
雯雯：我想，但我不想和我爸同台……
導演：好啊！這也可以啦，那就再選一個人吧！

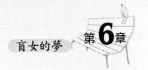

主角：那就請莊姊姊吧！

　　團體成員有權力拒絕擔任輔角，導演需尊重與支持團體成員的意願，不要讓團體成員沒有擔任輔角或助人角色而感到內疚或不安。可以邀請團體成員嘗試擔任輔角，但亦要尊重每個人的狀態，這也是對團體成員的一種教育：人可以嘗試新的角色，但也不要因為討好他人而委屈自己或傷害自己。

導演：莊姊姊是吧？十歲是吧？好，OK！
導演：老師現在把妳（主角心慧）放在中間喔，妳就面對著大家。
導演：我讓妳角色交換當妳老公。想一下妳是心慧的老公的話，妳跟心慧的距離是近或遠？

　　導演將主角的社會原子具體化，藉以從空間上了解主角與先生和孩子的遠近親疏，及測量其關係是良好、疏離或衝突。社會原子是 Moreno 所創，是社會計量的一種方式，在心理劇中可借用此概念具體化、具象化主角的人際關係，並透過此來進行心理劇，進而修復人際關係。

主角：可是老師，真的不是我老公跟我的問題，都是我自己的問題。
導演：沒問題，我們先從這邊看好不好？再從其他的看。妳跟妳老公之間的距離是多近或多遠？
主角：嗯……就這樣的位置與距離。
導演：妳是老公對不對？妳是心慧的老公，是不是？

　　當主角在空間上展現出老公與自己的心理距離後，導演開始對其擔任老公的角色暖身。雖然主角眼睛失明，但其空間知覺亦與常人一樣，甚至更敏銳。

主角扮演老公：嗯。

導演：老公你做什麼工作啊？

　　從工作上加以探索，便於了解老公的背景。

主角扮演老公：……（遲遲未語）

導演：（對全體學員）我們在這邊分享的不去外面講，知道吧？好嗎？不
　　　說名道姓的。

　　導演偵測出主角擔心老公的工作場所被知道有所顧忌，所以對團體的
保密工作再做一次的強調，也增進主角對團體的信任感。

主角扮演老公：嗯，總務科，在一個國營企業的總務科。

導演：在總務科是不是？你跟心慧結婚幾年了？

　　導演由外而內的探索主角與老公的婚姻狀況。

主角扮演老公：我想一想……

導演：想一想，可以的。

主角扮演老公：十二年了。

導演：十二年了，你們怎麼認識的啊？

主角扮演老公：我本來就認識她。

導演：你怎麼認識她的？

主角扮演老公：我的朋友的女朋友，就和她一起的，在銀行上班，然後，
　　　　　　　後來我們的爸爸也在一個地方上班。

　　在探討夫妻的婚姻關係，「怎麼認識」含有豐厚的訊息，此是在婚姻
關係中必問的問題。若是彼此含有彼此相愛濃厚的情感，在婚後的衝突中
可做為調解情感的資糧，若開始階段無濃厚情感基礎，則可探究彼此之間
的互動狀態。

導演：嗯！那這樣子是吧。然後你喜歡她什麼？是什麼讓你娶心慧的？

　　導演探討主角在老公位置上喜歡主角的特質。

主角扮演老公：我……她沒有失明前，我就喜歡她、我就暗戀她了。

導演：嗯……她還沒有失明前你就暗戀她，是不是？

主角扮演老公：對。

導演：那你什麼時候才娶她？失明後？

主角扮演老公：對。

導演：她失明了，為什麼你還要娶她呢？……你喜歡她什麼，老公？

　　探討主角老公在主角失明後喜歡主角的原因。

主角扮演老公：以前……就是覺得她很漂亮，覺得她人很好啊！

導演：嗯！

主角扮演老公：然後……失明了以後，就覺得，我覺得她很堅強啊！

導演：嗯。失明前很漂亮，失明後很堅強，對不對？

主角扮演老公：嗯。

導演：人很好。

主角扮演老公：嗯！

導演：失明後你覺得她很堅強，這樣吸引了你，是不是？

主角扮演老公：嗯！

導演：老公我問你啊，如果你心裡有一句很深很深的話，想對心慧說，你
　　　想對她說什麼？

　　導演進一步探討老公內心對主角想要表達的話，讓主角透過語言來表
達老公對主角的感覺與認知。「心裡有一句很深很深的話」是導演引發主
角對自我內在知覺的引語，目的在引發主角在對角（老公位置）上的情緒
與看法，及其平日互動的語言狀態。

主角扮演老公：……（思考中）

導演：你想對她說什麼？老公？

主角扮演老公：……（思考中）

導演：你想對她說什麼？

主角扮演老公：現在嗎？

導演：嗯！

主角扮演老公：現在的老公？

導演：對！

主角扮演老公：不知道！

導演：不知道。不知道是什麼？你對你的老婆都沒有話講？

主角扮演老公：對。

導演：都不想跟她講？

主角扮演老公：不是，就是不知道。

　　導演似乎踢到鐵板，但依舊須如蛇繞木棍一樣，緊跟著主角探問下去，了解主角與老公的互動關係。

導演：不知道？什麼意思啊？不知道你們怎麼生活啊？

主角扮演老公：……（沉默）

導演：不知道你們夫妻怎麼生活啊？你都不想跟她講話？

主角扮演老公：那我是不知道……

導演：不知道那是什麼？

　　導演在追問中加點逼問。在心理劇中導演要尊重主角，但也可適時的挑戰主角藉以擴展對主角內在事件的認識，同時也擴展主角的內心世界與他人互動的情狀。

主角扮演老公：講什麼？

導演：你都不會跟心慧講話嗎？

主角扮演老公：我覺得沒什麼好講的，我就是沒……

導演：那你們怎麼生活？你們生活會講話嗎？你們生活之間的互動都講些
　　　什麼？

主角扮演老公：比較少講話……偶爾講講。

　　導演在問話時心中是有所主宰，主宰在主角與老公是如何的互動與其互動的品質，這根源於主角競爭選主角時說：「比如說，我感覺不到過去對周圍比方對孩子與對老公過去那種很愛的感覺能量不見了」，所以，導演的追問與探索並非是隨意的發問，而是要記住主角所探索的主題，在發問中協助主角對自己與他人互動模式，及他人對主角互動模式的覺察。很多沒有經驗的導演往往不是不知道如何問主角，就是亂問一通，前者好似被主角擋住了劇進行不下去，後者就是亂做一通，這是在學習做導演時要留意的事。

導演：偶爾講講，一天會講幾句話？

　　導演再細問。

主角扮演老公：那我不知道。

導演：很少，對不對？平常時都講些什麼話？

　　探索其夫妻溝通講話的內容。

主角扮演老公：家裡的事啊，然後有時候我說一點……工作時的事吧，反正很少。

導演：很少？

主角扮演老公：沒有……因為我不愛說話。

　　此處已問出主角老公不多言的特性。

導演：你不愛說話是吧？她呢（導演指著主角的替身）？心慧喜不喜歡說話？

主角扮演老公：……現在沒有原來那麼喜歡說了。

導演：現在沒有像原來那麼喜歡說。你知道心慧過得好不好？

主角扮演老公：……（沉默）

導演：老公？

主角扮演老公：不好。

　　導演藉著主角在老公的角色來探討主角與先生的互動關係。這一方法甚是巧妙，有時導演直接問主角的狀況時，不易搜尋到主角相關的資料，透過對角，主角的防衛心去除，用第三者來看自己時反而更能說出自己的狀況。

導演：不好！你知道她生活過得不好，你想跟她說什麼？

　　導演再回來探詢老公與主角的互動。

主角扮演老公：唉，好不好就這樣過吧！
導演：什麼意思？
主角扮演老公：那我就是混吃等死。

　　點出主角老公的生活態度。

導演：是什麼讓你混吃等死啊，老公？
主角扮演老公：我覺得我就這樣，反正我也沒別的本事，就這樣吧。
導演：你是在哪工作？
主角扮演老公：國營企業。
導演：國營企業裡面，收入好嗎？

　　導演進一步探問老公的收入的狀態，以明瞭其社經地位。

主角扮演老公：不好！
導演：不好，能養活這個家嗎？
主角扮演老公：不行。
導演：不行，你討厭自己嗎？
主角扮演老公：討厭！（主角語氣很大）
導演：討厭自己什麼？
主角扮演老公：沒用！
導演：怎麼沒用？
主角扮演老公：養不起這個家！

導演：養不起這個家？

主角扮演老公：什麼都沒有。

導演：什麼都沒有，有自己的房子嗎？

主角扮演老公：沒有！

導演：現在是租的是吧？

主角扮演老公：老婆家買的！

導演：老婆家買的。所以房子是老婆家買的，帶給你是什麼的感覺？

主角扮演老公：沒用！

　　探索主角老公對自己的看法，藉以明瞭老公的自我概念，進而老公在主角心中的認知與看法。此中可以了解主角的老公社經地位不高，而所住的房子也是婆家買的，此些訊息皆可做為主角與先生關係探索之參考。

導演：沒用。老婆家會不會看不起你？

主角扮演老公：……我覺得也沒有。

導演：也沒有，但是你覺得自己沒用，是吧？

主角扮演老公：是啊！

　　導演對主角與老公的關係訊息已蒐集差不多，轉向蒐集主角老公與孩子的遠近與互動關係。

導演：你對你的孩子呢？

主角扮演老公：……（沉默）

導演：你對你的孩子呢？好不好？

主角扮演老公：再遠一點。

導演：再遠一點，跟你孩子也很遠，是吧？（導演指示扮演孩子的替身退遠一點）

主角扮演老公：反正，不想離孩子那麼近。

導演：不想離孩子那麼近，是什麼讓你不想離孩子那麼近？

　　導演追問老公與孩子疏遠的原因。

導演：孩子是不是你生的？

　　導演問此句話有兩個含義，一是探究此孩子是不是與老公所生，二是探究既是自己所生，那是什麼原因要與孩子如此遠？

主角扮演老公：我覺得好煩喔！
導演：煩喔？是什麼讓你煩，老公？
主角扮演老公：……（沉默）
導演：孩子讓你煩什麼？孩子怎麼了，讓你那麼煩？
主角扮演老公：我就是覺得好煩喔，我也不知道為什麼。
導演：他小時候你愛她嗎？抱她嗎？
主角扮演老公：小時候還可以。
導演：那現在十歲了，你就不喜歡她啦？
主角扮演老公：……我不是說不喜歡他的，我也說不上喜歡不喜歡，反正就這樣，沒什麼感覺，反正是自己的孩子。你要說我喜歡他……我也沒覺得喜歡……
導演：你會靠近她嗎，爸爸？你會靠近你的孩子嗎？
主角扮演老公：不很想。
導演：都沒想？
主角扮演老公：不，不是很想。
導演：不是很想喔？一般爸爸都特別喜歡女孩子，你為什麼不喜歡你的女兒？
主角扮演老公：他是男孩子。

　　因為主角選出一位女生做為主角的孩子，讓導演誤以為其孩子是為女生。

導演：喔！男孩子，你不喜歡他？調皮嗎？
主角扮演老公：調皮。
導演：你討厭這個調皮，你會打他嗎？

　　繼續探究主角老公與孩子的關係與管教孩子的方式。

主角扮演老公：打啊，拿鞭子打……喔不，拿皮帶打。

導演：常常打嗎？

主角扮演老公：也沒有常常，我現在不打了。

導演：現在不打了，以前會打是吧？

主角扮演老公：嗯。

導演：所以你對孩子，也不會想靠近他，對不對？

主角扮演老公：孩子還可以，我也不想很靠近他，也不會說完全不管。

導演：喔，就是……該管的時候管？還是說，沒有特別的？

主角扮演老公：老婆要我管的時候我才管。

導演：喔，老婆要你管的時候你才管，對不對？那你老婆呢？你管不管你
　　　　老婆？

　　導演又將主題回到主角老公與主角關係上。

主角扮演老公：老婆……還可以。

導演：什麼意思啊？還可以是什麼，我不懂。

主角扮演老公：老婆要我管她什麼？大不了就是……做做飯啦，要買什麼
　　　　幫她買一下啦，她不用我管她。

導演：她需要你嗎，老公？在你覺得？

主角扮演老公：不是很需要。

導演：她不需要你。因為她怎樣？

主角扮演老公：也不是說不需要，就是……不是很需要。

導演：不是很需要是什麼意思？

　　「需要為有用」，所謂有用，就是有「被需要」，被需要是一種價值，
一種存在與有用的價值，當一個人不被需要、不被當做有價值時，特別是
被他認為重要的人不需要時，心中容易萌生自己的無用感、無價值感。夫
妻雙方彼此被需要是很重要的，如夫妻一方難過時不向另一方傾訴而找他

人傾訴，或一方想關心對方但對方卻不讓另一方關心，久之，自然產生一種無功能的感覺，感覺自己使不上力、用不到力，而覺得自己無用，可有可無。

主角扮演老公：就是……有我也行，我知道她是在……是沒有我了她也能活……

導演：喔！所以其實她可以獨立，是吧？

主角扮演老公：是……

導演：有你也行，沒有你也可以，是吧？

主角扮演老公：因為我覺得跟我老婆在一起，會覺得很沒有用的。

導演：她很強嗎？……她能力很強嗎？

主角扮演老公：……

　　夫妻之間不被相互需要，對彼此的互動品質有一定的影響，在此中，彼此可有可無，輝映著前面主角老公的無用感與壓力，讓主角老公對主角不知說什麼與無話可說。

導演：否則是什麼讓你覺得跟你老婆在一起，你覺得是沒用的？

主角扮演老公：我覺得……跟她在一起，有壓力！心裡面……

導演：她帶給你什麼壓力？她用什麼來壓你呀，老公？用言語、用行為，還是用什麼？

　　導演探索老公的壓力具體化來源。

主角扮演老公：我就心裡面這麼覺得！

導演：覺得怎樣？她說了什麼話讓你覺得不舒服，讓你有壓力？她說過什麼？你們常吵架嗎？老公？

主角扮演老公：沒有。

　　導演再從感覺面來探討，但沒有結果。

導演：沒有。你們都用冷戰的，都不講話？

主角扮演老公：也沒有。

　　導演再以夫妻經常用的冷戰來提問，也不是。導演就像一位偵探者須很有耐心的去偵訪主角內心事件的因素做為協助主角的切入點，有時是會無功而返，但從多方的探索，就可構做出主角的狀態。因此，導演須有耐性及多方嘗試的毅力與能耐，而不是就此卡住。

導演：也沒有，但是就是覺得跟她在一起有壓力，是吧？
主角扮演老公：嗯。

　　主角的老公只是一種心理的感受，而非具體事件讓其覺得有壓力，此時也讓導演找不到切入點協助其處理夫妻互動關係。

導演：是因為她（導演指著主角替身）失明，行動上不方便帶給你壓力，
　　　還是她的個性上？

　　導演再試圖探索是否是因為主角失明所造成的。

主角扮演老公：我不知道。
導演：不知道？
主角扮演老公：想那麼多幹什麼？
導演：所以你都不想的？
主角扮演老公：不想。
導演：你就反正生活就這樣過一天算一天？
主角扮演老公：嗯。

　　導演試著貼近主角老公之無力感的感受，更進一步從實際生活面探究主角與老公的關係。

導演：你會靠近你老婆嗎？
主角扮演老公：還可以。
導演：所以你會靠近你老婆是吧？你會牽著她的手嗎？
主角扮演老公：……出去的時候會。

導演：家裡呢？

主角扮演老公：不會！

導演：不會喔？⋯⋯你會跟她親熱嗎，老公？

主角扮演老公：⋯⋯沒什麼感覺，反正⋯⋯反正我想我自己待著！

　　在夫妻治療中，夫妻身體的靠近，往往是心理親密的判準依據，故導演從此方面切入探詢。

導演：喔⋯⋯你就想自己一個人，是吧？

主角扮演老公：對！我就想自己待著！

導演：那覺得自己很沒有用？所以老公，如果你心裡有一句話想對老婆說，你想說什麼？

主角扮演老公：沒什麼好說的！有什麼好說的？

導演：意思就是「老婆我跟妳沒什麼好說的了。」是吧？

主角扮演老公：就是我心裡面沒什麼話要說！

導演：好，就「老婆我心裡面沒什麼話要說。」就這句話。

主角扮演老公：我就心裡面沒什麼話！

導演：我心裡面沒什麼話，就這樣，是吧？

主角扮演老公：嗯！

導演：角色交換。

　　導演探清楚主角與老公關係後，讓主角回到自己的位置，聽聽老公說的話，並加以回應，以了解主角內心的想法與感受。在此之前，導演讓輔角練習主角老公的姿勢與說話的語態，藉以協助輔角進入主角老公的角色，並同時讓主角核對主角老公的態度。

導演：OK！好（調整學員位置）。來，你站這裡⋯⋯站這裡，（導演對著扮演老公的輔角）等一下就記得：「我心裡面沒什麼話要對妳說的。」你講一次看看，講那個聲調。

輔角扮演老公：我心裡面沒什麼話要跟妳說的！

導演：是這樣的聲音嗎？是大一點還是怎樣？

主角：就是……

導演：還是更大？

主角：不是大，就是……就是「我心裡面沒什麼話跟妳說。」（平平的語
　　　氣）就是這樣。

導演：好，學一下，模擬一下。

主角：我心裡沒什麼話跟妳說。

導演：「我心裡面沒什麼話跟妳說！」講一下。

輔角扮演老公：我心裡面沒什麼話要跟妳說。

導演：這樣嗎？

主角：妳總是要我說，我沒什麼好說的呀！（帶有一點微微的怒氣）

輔角扮演老公：妳總是要我說，我心裡面沒什麼好說的。

導演：這樣嗎？

主角：……嗯。

　　　主角修正輔角表達的語調。導演讓主角核對重要他人，有助於主角對
對角的感受與情緒，同時也協助輔角更進入輔角的角色。導演接下來探索
主角小孩與主角的關係。

導演：好。跟妳孩子角色交換，妳現在如果是心慧的孩子，妳跟媽媽的距
　　　離怎樣？媽媽在這裡，妳跟媽媽的距離？

主角扮演兒子：（心慧扮演孩子，移動距離，主角扮演自己的小孩，緊靠
　　　著主角的替身）

導演：喔，你跟媽媽很近是不是？

　　　在心理劇中可以看到的現象是「身體的靠近代表著心理的接近」，所
以導演用話語點出孩子與主角的關係。

主角扮演兒子：是，我很喜歡媽媽。

導演：你可以告訴老師你叫什麼名字嗎？小朋友？

　　　問名字是協助主角暖入孩子的角色中。

主角扮演兒子：國輝。

導演：國輝。

導演：國輝，是吧？你喜歡媽媽嗎？

　　導演承接前面孩子喜歡媽媽的話語，並進一步了解孩子喜歡媽媽的原因。

主角扮演兒子：喜歡！

導演：喜歡媽媽什麼？

主角扮演兒子：……我就是喜歡媽媽！

導演：就是喜歡媽媽，媽媽愛你嗎？

　　從孩子的角色中探索主角與孩子的互動關係。

主角扮演兒子：有的時候愛！

導演：有的時候愛，那有的時候呢？（導演用與小孩子說話的語調）

　　語調，可以產生同步的效應，所以導演用小孩的語氣與主角對話，同時也讓主角在孩子的角色上思索問題，更進一步的將主角暖入小孩的角色。

主角扮演兒子：有的時候……就覺得，她好討厭我的！

導演：她討厭你喔？你知道媽媽討厭你什麼嗎？

　　導演順著話語問下去。

主角扮演兒子：我覺得，我覺得媽媽討厭我時，我就不想抱她了！

導演：喔。所以媽媽討厭你，你就不想抱她了。

　　導演附和話語與主角同頻、同步，強化其感受。

導演：國輝，老師問你喔，如果有一句話你想跟媽媽說，你想跟媽媽說什麼？你十歲了，你慢慢懂事了，對吧？你想跟媽媽說什麼？

　　導演慢慢引入較深層次的感受，同時也再度將主角暖身至十歲小孩的

心智與感受，讓他說出孩子心中最想跟媽媽說的話。

主角扮演兒子：嗯。

導演：國輝！

主角扮演兒子：……（思索中）

導演：你想跟媽媽說什麼？

主角扮演兒子：媽媽妳不要討厭我（聲音變小，帶著哽咽欲哭的感覺），
　　　這樣……妳不要不理我！

　　主角已進入小孩的角色與感受，說出小孩的害怕與擔心。

導演：媽媽妳不要不理我，是吧？

　　導演再稍微強化。

主角扮演兒子：是。

導演：還有呢？還想跟媽媽說什麼？當媽媽妳不理我的時候，讓我感到……

　　順著主角的話語，導演繼續激發主角內在的情緒。

主角扮演兒子：我覺得我好壞的。

導演：好怎樣？

主角扮演兒子；好壞的。

導演：所以媽媽我希望……

　　導演導引孩子心中的期待。

主角扮演兒子：……（沉默）

導演：我覺得是好壞的，所以我希望媽媽妳……

主角扮演兒子：我希望媽媽妳對我好一點，像小時候那樣……

導演：我希望媽媽妳對我好一點，像小時候那樣子，是吧？

主角扮演兒子：是。

導演：還有呢？還有什麼話要跟媽媽說？

　　導演繼續引導讓情緒持續。

主角扮演兒子：就是有的時候我好討厭妳！
導演：有時候我討厭妳。我討厭媽媽妳……討厭什麼？討厭媽媽的什麼？

　　導演引導主角說出具體的事件，事件有助於感受情緒。

主角扮演兒子：對我發脾氣呀！
導演：我討厭媽媽妳對我發脾氣，還有討厭媽媽什麼？
主角扮演兒子：……（若有所感但無語）

　　導演繼續挖掘，挖掘在心理劇中是需要的，讓主角由點到線到面，讓情緒逐漸蔓延，也讓主角走入自己議題的核心。在心理劇中要相信通往主角議題的核心是多元的，內在是相通的，猶如地下水在地下流動，我們在挖井，挖到的水是相通的，但重要的是挖到水的主幹或支流，就有所不同。要挖到主幹是要循序漸進與經驗的積累，沒有經驗者往往挖到支流，但挖到主幹者亦須有足夠的治療經驗，否則當主角情緒湧出與淹漫時不會適當的抒發與引導，對主角是無益的甚且有害。

導演：還有討厭媽媽什麼？
主角扮演兒子：別跟我說說說的，講道理好煩的！
導演：所以媽媽妳別跟我說說說的，妳講道理好煩的。是吧？
主角扮演兒子：是。
導演：還有呢？

　　導演趁勢一步步的追下去，讓孩子說出心中所有的感受。

主角扮演兒子：我要自由一點！
導演：我要自由一點。還有呢？
主角扮演兒子：……還有我也不知道！
導演：還有就是不知道，對不對？
主角扮演兒子：……（沉默）

導演：所以有時候會靠近媽媽，有時候不會靠近媽媽。還有什麼話想要跟
　　　媽媽說，如果有機會的話？

　　導演再一次同理並再引導。

導演：如果有機會跟媽媽講，要跟媽媽說什麼？
主角扮演兒子：其實媽媽我很愛妳的，妳要開心一點，妳開心了我就覺得
　　　開心，妳要不開心我也覺得不開心。

　　主角說出孩子與主角的心是相連的，孩子往往是父母生活中的替身，
父母的歡笑、悲愁牽動著孩子的歡笑悲愁，父母開心孩子就跟著開心，父
母不開心孩子也跟著不開心。

導演：媽媽我愛妳的，妳開心我就開心，如果妳不開心，我就不開心。嗯，
　　　就這些話，是吧？國輝，是吧？

　　導演做劇中說話者的回音（echo）有兩個作用，一是再度強化主角的
情緒，一是當主角聲音太小團體成員聽不見主角聲音時，導演可以用此技
巧，讓團體成員聽到主角所說的話，讓團體成員的情緒也跟著主角的話語
進入劇情中，否則團體成員可能會因為聽不到劇場中的人所說的話置身度
外或睡著了。

主角扮演兒子：還有，我會對妳好的，妳要放心。
導演：還有，我會對妳好的，妳要放心。還有呢？
主角扮演兒子：還有好多時候我都希望妳像小時候那樣，陪著我、抱著我。
　　　（聲音小、很渴望的語調）
導演：我好想……媽媽像小時候那樣陪著我、抱著我。嗯，還有嗎？國輝？
　　　（聲音小、很渴望的語調）

　　導演再度與主角同步，並進一步引發與接觸其內在更深的情緒。

主角扮演兒子：還有媽媽妳不要去死！（哭泣）……妳不要去死……（哭
　　　泣）媽媽妳不要去死……啊……（哭泣，聲音加大）……妳死了我

就沒有媽媽了！啊……啊……啊……啊……啊……我心裡面好痛苦的，妳知道嗎？妳不要去死啊……妳不要去死啊……妳不要去死啊……啊……妳不要去死……妳不要去死啊……嗚……嗚……啊……啊……嗚……啊……啊……我會長大的，妳不要去死……嗚……啊……啊……妳為什麼要去死，又不是我的錯！（很憤怒的語調）妳為什麼要去死！又不是我的錯（很憤怒的語調）……又不是我的錯……啊……啊……妳看不見又不是我搞的！妳為什麼要去死啊……（大哭）妳要死是吧！我也去死！啊……啊……我討厭你們！我討厭你們！我討厭你們……又不是我的錯……關我什麼事啊！啊……啊……

　　主角已完全進入孩子的擔心與情緒之中，此時主角就是孩子，孩子就是主角，兩相交融，感受到孩子極度的不希望媽媽死、極度的擔心媽媽去死、極度的氣憤媽媽要去死，又很生氣的說出不是自己的錯，同時也想跟媽媽一起去死，但又很氣憤、很委屈的將錯放在自己身上。

導演：每當妳要去死的時候，讓我覺得……

　　導演在主角情緒宣洩的同時，讓主角更深一層的感受他的感受。

主角扮演兒子：（哭泣）好像都是我……嗚……嗚……都是我不聽話……我就不聽話！……嗚……嗚……（抽咽）要死妳先去死，我就是不聽話！我就是不聽話……嗯……嗯……又不關我的事……關我什麼事？

導演：所以你想跟媽媽說什麼？

主角扮演兒子：……嗚……嗚……啊……啊……嗚……啊……啊……

導演：媽媽是不是常常想去死，是吧？

　　導演探究事實狀態。

主角扮演兒子：是的！……嗚……嗚……啊……啊……嗚……啊……啊……

導演：她都跟你說些什麼？

主角扮演兒子：每一次我不聽話，她就會說：「我乾脆就去死了算了！」

導演：喔！

主角扮演兒子：我知道她不說……她其實真的想死的話就不會說！

導演：嗯。

主角扮演兒子：但是我知道！

導演：知道什麼？

主角扮演兒子：我知道她真的想死。

導演：你知道媽媽真的想死，是吧？

主角扮演兒子：是的！

導演：你看媽媽過得快不快樂？

　　導演透過主角在孩子的角色探究主角。

主角扮演兒子：不快樂……

導演：我知道你是個很懂事的小孩，對不對？媽媽發生了什麼事讓她不快樂啊？

　　導演繼續透過主角在孩子的角色，探究媽媽不快樂的原因，隱微、間接的探究是何原因讓主角失去愛的能量。

主角扮演兒子：我不知道，我就、就是覺得……好像就是我不聽話……

導演：好像你不聽話，媽媽就會去死，是吧？

主角扮演兒子：……（沉默）

導演：好像如果媽媽真的死了的時候……

主角扮演兒子：又不是我造成的！

導演：喔！

主角扮演兒子：又不關我的事！

導演：嗯。

主角扮演兒子：她看不見又不是我搞的！

導演：嗯。

導演用假設語態來探討媽媽想死與孩子不聽話的關係，表面上是兩者似乎有關聯，實際上導演在刺激中，讓主角澄清及抗議媽媽想死與孩子不聽話並非直接因素，間接的逼近主角問題的核心。

主角扮演兒子：我要殺了那個人！（很憤怒的，手敲著地上）我要殺了那
　　　個人！（扮演兒子的主角手敲地上）我要殺了那個人！（手敲地上）
　　　我要殺了那個人！我要殺了他！

主角情緒已達高峰，肢體與情緒一致。此時導演須留意主角的安全，沉穩的承接主角的怒氣與情緒，這是身為一位導演所需具備的基本功。導演的沉穩讓團體也跟著沉穩，在心理劇中主角的情緒引導團體成員的情緒，主角的療癒引導團體成員的療癒，而在情緒高漲之時，導演的沉穩、淡定、細緻、關懷、專業、包容、支持是團體的穩定基礎。因此，在主角情緒高漲時導演亦要關注到團體成員的狀態，適時的處理，關照團體成員的安全。而安全措施在團體進行前就必須巡視與預防，如：團體不宜在高樓無安全措施環境中進行，團體的活動空間需避免團體成員撞傷，或避開容易受傷的物品或牆角，團體中不宜有刀、剪刀、棍等傷人的物品，必要時也要提醒或鄭重告知主角，在心理劇場中可以宣洩情緒，但必須用一種不傷害自己及不傷害別人的方式為之。

導演：那個人毀了你媽媽的眼睛，對不對？
主角扮演兒子：是的！
導演：那個人毀了你媽媽的眼睛，對不對？
主角扮演兒子：是啊！我要殺了他……
導演：你要幫媽媽報仇，是不是？
主角扮演兒子：是的……是的……（主角憤怒的喊著）
導演：那個人很可惡的，對不對？
主角扮演兒子：是的！（主角氣怒的回答）
導演：是吧！
主角扮演兒子：是的！

導演：把你媽媽那麼漂亮的一個人給毀了，是不是？

主角扮演兒子：是的！

導演：所以有機會你想對那個人怎樣？

主角扮演兒子：我要殺了他……

導演：你要殺了他是不是？

主角扮演兒子：……啊……啊……（哭泣）……嗚……嗚……啊……啊……
　　　　嗚……啊……啊……

導演：是不是對那個人很憤怒？

主角扮演兒子：是的！我要殺，但殺不到，那個人死了！

導演：我們在現實生活裡面沒有報仇，我們在心理劇把那個壞人殺了，替
　　　你媽媽報仇，好不好？

　　在心理劇中有時會讓主角將其心中的壞人在劇場中殺掉，一般人或許
會質疑為什麼要這樣做？這樣不是以暴制暴嗎？不是提倡暴力嗎？其實不
是的，這樣的做法是在消除主角心中的怒氣，怒氣在中醫五行為木，而五
行相生相克中木克土（五志為思），換言之，人的怒氣會沖垮人的理性思
維，因此，在中醫對治上，要人理性思維須先將其怒氣加以宣洩，因此導
演是在導引主角將其怒氣宣洩出來，而非以暴制暴。

導演：來，拿著（導演拿出氣棒給主角）。稍微跪著，跪著……然後，他
　　　在你面前，把他打了。

　　導演試著指導主角用出氣棒來宣洩其情緒。出氣棒是一種用海綿做的
道具，是不會傷害他人的一種道具，打在地上會有一種聲響，同時在打的
過程中，用身體的姿勢牽動情緒與宣洩情緒。

主角扮演兒子：不行！

導演：你要怎樣？

　　導演徵詢主角想要的方式，在處理情緒時，導演可以引導主角用一種
不會傷害人與傷害自己的方式來宣洩心中的憤怒，但若主角不接受導演的

建議時，導演可直接問主角。此時主角雖是扮演主角的兒子，但兩者已相融，對傷害她的人充滿了恨與氣，因此，導演以安全的方式來導引主角卸掉其心中的恨與氣。

主角扮演兒子：我要一刀刀的割他的肉！

導演：OK！你用這個（出氣棒）把它當作刀，然後割他（導演示範用出氣棒在地上割），先把他打昏了，然後再割他的肉。

主角扮演兒子：我不！我要用活著割！（主角拿出氣棒在地上割）

導演：嗯！

主角扮演兒子：我要他活著割！（主角拿出氣棒用力在地上割）

導演：好，你就現在在割他！（主角用出氣棒在地上割）好好割他！（主角憤怒的用出氣棒在地上用力劃）

　　導演須顧及主角與團體成員安危，不能拿真的刀給主角。但是在主角心中卻想要用刀割加害人時，導演可以用象徵性的道具做為替代，最重要是能符合主角心中所要的感覺。因此，導演引導主角用出氣棒當刀子，讓主角在地上劃，猶如刀子在割加害人一樣，藉以宣洩主角鬱積於心中的氣與恨。

主角扮演兒子：（很憤怒的用出氣棒在地上劃）

導演：替你媽媽報仇，對不對！太可惡了是不是！他怎麼傷害你媽媽的？

主角扮演兒子：……啊……啊……嗚……啊……啊……（哀嚎）（主角邊哀嚎，邊用出氣棒在地上用力割）

導演：太可惡了，是不是？

主角扮演兒子：是的……是的！（主角用出氣棒用力往地上割）

導演：搶你媽媽的東西對不對？

主角扮演兒子：是的！（主角用出氣棒用力往地上割）

導演：還割你媽媽的脖子，是不是？

主角扮演兒子：是的！（主角用出氣棒用力往地上割）

導演：還傷了你媽媽的眼睛，是不是？

　　導演用話語催化主角的情緒，讓其情緒可以恣意的釋放。而導演所說的話語進入主角的內心世界將主角未說的話說出來，並不是導演對加害人的氣憤，此中拿捏甚為重要。在此同時導演也運用之前所收集的資料（如：主角被割喉、挖眼等），運用於導引主角的情緒之中，讓主角更進入情境中。

主角扮演兒子：他把她眼睛挖掉了……（主角邊哭邊割邊講）
導演：把眼睛挖掉，是禽獸對不對！
主角扮演兒子：是畜生！（主角用出氣棒用力往地上打）
導演：畜生！對！

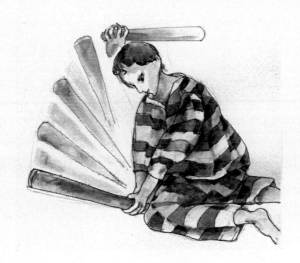

　　導演附和主角罵出來的話，產生同聲相應、同氣相求的效果，讓主角之情緒加溫。

主角扮演兒子：是畜生！畜生！畜生……（主角連續用出氣棒往地上打）
導演：怎麼可以對媽媽這樣子！
主角扮演兒子：我又不認識你，你這個畜生！（主角繼續用出氣棒往地上打）

　　此時主角的用詞，已轉回主角本身，所以以下都以主角的身分來標記。至於主角現在的身分是主角或是主角的兒子並不是最重要，重要的是協助主角宣洩、淨化其情緒。

導演：太可惡了，對吧？

主角：（用出氣棒捶打地上）畜生、畜生……

導演：跟你無冤無仇，對不對？還挖了我的眼睛！可惡哇！

主角：畜生！（主角邊罵邊用出氣棒捶打地上）

導演：畜生！不是人！是吧！

主角：那他是個畜生！

導演：不是人！

主角：槍斃你是便宜你了（主角用出氣棒捶打地上），便宜你了！（主角
　　　用出氣棒捶打地上）便宜你了……（主角用出氣棒捶打地上）

導演：太可惡了，毀了我一生，對不對！

主角：是的！（主角邊說邊用出氣棒捶打地上）

導演：讓我什麼都看不到，對不對？

主角：你還我的眼睛來！

導演：太可惡了！太可惡了！是吧？我要一刀一刀還給你，是吧？

　　　導演看到主角用出氣棒在地上一刀一刀的劃，將其動作具體說出來，導引主角內在的氣。

主角：（哀嚎）啊！！！！！！啊……

導演：太可惡了！

主角：（用出氣棒捶打地上）畜生！

導演：畜生啊！

　　　導演附和主角的話。

主角：啊……啊……啊……（哀嚎）

導演：跟你無冤無仇，對不對？

主角：（用出氣棒捶打地上）是的！

導演：竟然對我那麼殘忍啊！是吧？

主角：你要你就殺了我！（用出氣棒捶打地上）

導演：讓我求生不得，求死不能，對不對？太可惡了！

主角：畜生！

導演：為了毀滅證據，就把我眼睛挖了，是吧？

主角：是的（用出氣棒捶打地上），這個畜生！

導演：畜生哪！太殘忍了啊！

主角：……（哭泣）怎麼會有這樣的畜生哪（用出氣棒捶打地上）？怎麼
　　　會有這樣的畜生……啊……啊……

導演：根本沒有人性，對不對？

主角：他就是一個畜生啊！（用出氣棒捶打地上）

導演：不是人啊！是吧！

主角：……（大哭）把我的全家都還來！把我們全家都害了呀！（用出氣
　　　棒捶打地上）

導演：把我們全家都害了，太可惡了！

主角：……（哭泣）……啊……啊……

導演：繼續！你這個畜生……替你媽媽報仇！對！太可惡了！

主角：……（嗚咽）……嗚……嗚……

導演：太可惡了！對不對！

主角：……（主角喘息）

導演：繼續！把氣都出來！

主角：……（喘息，呼吸急促）

導演：沒關係，我們休息一下，我們稍微休息一下，我們稍微休息一下。

　　　在心理劇中主角在發洩情緒時，大量的用力與呼吸容易造成呼吸急促
及嘔吐現象，身為導演要留意主角的狀況，適時的給予休息與處置。首先
是讓主角休息，有時因主角內心極度的痛苦與鬱積過多的氣，在宣洩氣時
會有嘔吐或短暫性不停打嗝現象，在中醫裡木克土，肝中有氣抑制胃中的

氣，當主角宣洩肝中之怒氣時，同時降低對胃氣的壓抑，將胃之脹氣帶出而使主角有嘔吐及打嗝現象。嘔吐從心理上而言是主角想把多年來吞進去的苦與氣傾吐出來，此時導演的做法是用塑膠袋或垃圾桶接主角吐出的東西，同時在主角的背部由下而上（注意不是由上而下）推摩，協助主角順利吐出。若是主角不停的打嗝，導演不必驚慌，這是腸胃脹氣所致，一般處置方式是拿紙袋或塑膠袋蒙住主角的口鼻，讓主角呼出的氣在袋中，主角打嗝現象即緩和（此為阻斷法），接下來讓主角休息一下，含一口水再緩慢吞下，注意不要急，並導引主角做深呼吸。

在西醫上而言，此現象稱為「換氣過度症候群」（hyperventilation syndrome, HVS），主要是人腦得到「缺氧」的錯誤訊息，短時間呼吸過度，每分鐘通氣量超過人體正常代謝需求，使血液動力及生化成分改變。換言之，主要是單位時間內換氣的次數或功率超過正常代謝所需，而造成血液中生化成分的改變，所引起後續相關的症狀表現。在呼吸過度的情況，二氧化碳將大量呼出體外，造成低二氧化碳血症及呼吸（因呼吸率加快致二氧化碳大量呼出體外，使血液呈鹼性），進而出現後續症狀。至於誘發「換氣過度症候群」的原因，可分心理與生理因素，任何人都可能過於激動而引發（引自劉玲禛，2011）。

主角：（大口喘息、主角想吐）

導演：對，稍微休息一下，對。

主角：（咳嗽、乾嘔）

導演：OK，抱著（導演讓主角抱著可以嘔吐的紙箱吐）。

主角：（抱著紙箱吐）

導演：對，很好，（主角嘔吐）吐出來！不留著，對！（嘔吐）對，吐出來！

把心裡的悲哀難過都吐出來。

主角：（嘶聲尖叫的嘔……嘔……）

導演：對，很好，喊出來，很好！喊出來，很好！喊出來，對，很好！

主角：（嘔吐、尖叫）

導演：對，不憋在心裡面！（主角邊嘔邊啊）喊出來，很好！

主角：（嘔吐、喘氣）

導演：對，很好，不憋在心裡面！

主角：（嘔吐、尖叫）

導演：對，喊出來！對！不憋在裡面！

主角：啊！啊……啊……（尖叫）

導演：對，不憋在心裡面！

主角：（嘔吐、喘氣、嘶聲尖叫）

導演：對，對！吐出來！（主角嘴裡吐出東西）很好！不憋在心裡面了！

主角：（尖叫）

導演：很好！

主角：啊……啊……（尖叫）

導演：對，對……喊出來，不憋在心裡面！

主角：（咳嗽、尖叫）

導演：對，喊出來，很好！很好！對，喊出來！對！不憋在心裡面，很好！

主角：（持續嘔吐、喘氣）

　　現場有另一學員（雯雯）受情緒感染也跟著吐。在心理劇中當主角在發洩情緒時，很容易引發團體成員的情緒，此時導演不要慌，請團體學員協助一個一個處理。

導演：那個（導演指示專業助教到嘔吐的學員雯雯那邊協助），從她大椎穴那邊，由下而上……對，從大椎穴……

　　導演請專業助教壓住大椎穴協助雯雯將氣導出來，大椎穴在督脈上，按此穴可紓解肺之鬱氣，因此導演指導專業助教做此動作。

主角：（繼續嘔吐）

導演：對，很好！吐出來！

主角：（用力嘔吐）

導演：對！對！（導演拿一杯水讓主角漱口）含一下，再漱一下口，再吐。

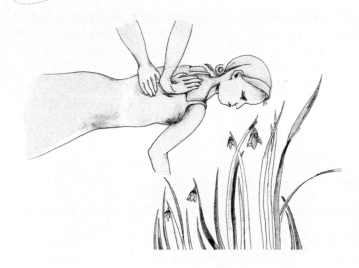

主角：（用力嘔吐）

導演：對，好，沒事的！

主角：（喘氣、嘔吐）

導演：對，對，好，沒事的，沒事的。來，（導演拿水讓主角漱口）再含
　　　一下，再漱一下。

主角：（漱口吐出）

導演：對，吐出來，對，不憋在心裡面的，太好了！

主角：（漱口吐出、喘氣）

導演：太好了，對，很好！

主角：（大口喘氣）

導演：很好，對……很好！

主角：（用力嘔吐）

導演：對，很好，對，吐出來了，沒事了！

主角：（用力嘔吐）

導演：對，吐出來！（導演面向團體中嘔吐的成員講）

主角：（用力嘔吐）

導演：（導演視主角情緒較穩定後，指示助教來主角這邊，導演到剛剛嘔
　　　吐的學員雯雯那邊）

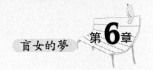

導演：好，助教來這邊。老師來處理，來。好，沒事的！

　　心理劇是一團體心理治療，雖在處理時是以主角為主，但主角的生命事件亦會勾起其他團體成員的生命事件，在團體中情感是流動的，情緒是相互感染的，主角在情緒宣洩時也引動團體成員的宣洩，在此宣洩中有的是感傷流眼淚，有的是將氣憤展現出來，這是被允許的。因為我們是人，所以我們會流下感傷的眼淚，會流下同情的眼淚，會流下感激的眼淚；同樣的，我們是人，所以我們對社會不公平、不公義的事也會生氣，也會氣憤，因此，在處理主角事件時，團體成員的情緒反應導演要能理解與包容，不能將團體成員的情緒反應當作是在干擾導劇或是在破壞團體的進行。當然此時導演要很清楚，在導劇的此時此刻要將處理的優先順序了然於心，以目前的主角為主，其他為輔，先照顧主角再照顧其他成員，對有情緒反應的成員在必要的情況下給予安撫，待此劇完成後再處理其他情緒有反應的學員。

導演：（導演對著正在嘔吐的雯雯說）對！憋了好久了對不對？這口氣都一直吐不出來，對不對？

雯雯：（嘔吐）

導演：對，很好！吐出來，很好！非常好！憋了好久了！對不對？

雯雯：（咳嗽、喘氣）

導演：很好，休息一下。（導演拿杯水給雯雯喝）對，含點水，然後把它……漱個口。

雯雯：都吐出來了……

導演：對，吐下去（導演指示雯雯吐在紙箱裡）、吐下去，沒事的！

導演：對，沒事的，沒事的，漱漱口就好了。沒事的，休息一下，（導演對著雯雯說）眼睛睜開，雯雯，眼睛睜開就沒事了。對，很好！對，這樣就好了！沒事的，嗯！

　　導演叫雯雯眼睛睜開是有目的的，人在生氣或大怒之中，有時會解離（disorder），用語言引導雯雯眼睛睜開是讓雯雯回到現實中。導演見雯雯

穩定就回到主角那邊繼續導劇。

導演：那個人，妳有看過他長什麼樣子嗎？

主角：不記得了。

導演：不記得了？是高、矮、胖、瘦？

主角：不記得了。誰會在意他，我在意他我就不會看不見了，就是沒有在意。大白天的，誰會去在意？

　　導演想要具體化加害者的具體形象，從中協助主角移開閃現（flash，侵入性的影像），治療其創傷。

導演：所以那是晚上嗎？

主角：白天。

導演：白天，幾點的時候？

主角：快六點，我下班的時候。

　　導演從時間點切入，時間是記憶的要項，時間成為記憶的軸標時，主角很多事件的畫面與感覺就跟著浮現，因此在導劇時，往往會從時間點切入來問話。

導演：下班的時候？發生什麼事啊？

主角：我不知道，他把我打暈了，然後我醒來就看不見了。

導演：就把妳打暈了？那妳也不知道，是不是？

主角：對。

導演：所以莫名其妙的，是不是？

主角：我是……真的就是完全沒有一點印象……

導演：發生多久了，這件事情？

主角：96 年。

導演：96 年喔？

主角：96 年到現在……有十六年了。

導演：十六年了，是吧？所以這十六年來是不是很痛苦？

　　導演探索事件發生的時間喚起主角的記憶，同時將時間的軸線拉開，讓主角搜索自己這十六年來所受的各種苦與委屈，更具體處理主角的創傷。

主角：是的……是很痛苦的，很痛苦……（啜泣）

導演：有時候真的不想活了，是不是？

主角：……是……（啜泣）是的。

導演：老師要妳把對那個人的氣全部出來，好不好？對妳的身體會好一點，妳願意嗎？

主角：好！（點頭）

　　導演向主角說明導演為何如此做，讓主角更有意願處理其情緒。

導演：來，繼續做那個動作好不好？來，妳要跪著打，來。我們今天把那個氣都拿出來，好不好。來，打一打，打到地上，對！像這樣：「哈～禽獸！畜生！」

主角：我覺得沒有什麼體力。

導演：沒關係，慢慢打。妳想要繼續割也可以，用妳的力量，來！把氣發出來！

主角：沒有什麼力氣……

導演：沒有氣了，是吧？

主角：就是很無奈。

導演：很無奈。那個人……高不高？妳的感覺？

　　導演再具體化加害者。

主角：（搖頭）

導演：壯不壯？

　　導演具體化加害者。

主角：不壯。就……172吧。

導演：他被槍斃了，是吧？

主角：對。

導演：但是，妳沒有直接報了仇，對不對？

主角：對！

導演：妳想把這個人，從妳的心裡面拿掉嗎？他是不是干擾妳十幾年了？

　　　導演引導主角去除受傷害的侵入性影像。

主角：（點頭）

導演：是吧？是不是？

主角：是的。

導演：他雖然死了，槍斃了，但是在妳的心裡面，是不是還放不下這個人
　　　傷害妳的陰影？是吧？

主角：是的，就覺得現在有時候很痛苦。

導演：是，我們先把這個壞人，先從妳的心裡拖出去，好不好？這個很重
　　　要的，妳想把這件事情一直困擾著妳，干擾著妳嗎？

主角：不想。

導演：不想，我們把這個人拉出去，好不好？

主角：可是我平時很少想到他。

導演：對，但是因為妳也不想想，對不對？但是卻是還在妳的心裡面，是
　　　不是？

主角：是。

導演：找一個人來做這個人，把他拉出去，好不好？

　　　導演想以具象化、行動化、象徵化的方式，讓主角將傷害她的人從心
中拿掉。

導演：找一個人來做這個人，把他拉出去，好不好？

主角：……（猶豫）

導演：他被槍斃死了，對不對？是吧？

主角：是。

導演：（導演在團體中找一人當做加害人）躺在這邊來。

　　導演試圖讓加害者更具體化的呈現在主角面前，讓主角具體的面對與處遇自己的傷痛。

主角：不要……我要把他鞭屍！（主角用出氣棒打地板）
導演：對！把他鞭屍！
主角：（主角用出氣棒打地板）鞭屍！槍斃是便宜了！

　　當具體化加害者時，主角就更能感受與說出主角想要處遇加害者的方式，因此，導演順著主角的意思做，讓主角不是處在一個被動的、被攻擊的角色，讓主角有能力來面對自己的遭遇，這在心理治療中稱為「賦能」（empowerment, enable）。

導演：對！太便宜他了！對！繼續！

　　導演附和主角的氣。

主角：太便宜他了，我用鞭屍！（用出氣棒捶打地上）
導演：對！太可惡了！
主角：（用出氣棒捶打地上）
導演：繼續！對！很好！對（主角邊打邊哈！）……對……對……把他鞭屍！

　　導演鼓勵、陪伴主角宣洩情緒。

主角：挖出來！
導演：挖出來！對！

　　導演附和主角，強化主角的能量。

主角：他媽的！畜生！畜生！
導演：（接納主角情緒）對！對！是！是！
主角：他媽的，便宜你了！你還想用十萬塊錢叫我饒你的命！憑什麼！
導演：憑什麼啊！對啊！

主角：我的命只值十萬塊錢嗎？啊？我這麼痛苦！你給我一百萬我都不願意！

主角：畜生！（邊罵邊用出氣棒捶打）畜生！（邊罵邊用出氣棒捶打）

　　導演接納主角的情緒，更進一步引發主角內心的想法。

導演：好，你過來（導演請主角替身在主角旁邊一起用出氣棒打），在這裡打。你也替她報仇好不好？你也蹲下來，你們兩個一起打，然後一起鞭屍。蹲著，蹲著，不要傷害自己……對，然後手拿高，這樣……對，對，打到地上，從上面由上而下。好，繼續鞭屍！

　　導演運用主角替身更具體強化主角的氣，並教導替身如何正確的使用出氣棒，雖是在教導替身，其實作用也在教導主角如何使用出氣棒將心中的氣發洩出來。

主角：（主角與替身一起鞭打）
導演：好！對！把他鞭屍！還有人幫妳，知道吧？繼續！把這個壞人……對！對！很好！對！畜生！對不對！

　　因主角失明，用語言讓主角知道替身與主角在一起，以強化主角的力量。

主角：（主角與替身持續用出氣棒捶打地板）打死你！
導演：把你挖出來！對不對？繼續！

　　導演用主角前面所說過的話再激發主角的憤怒。

主角：打死你！（主角與替身持續用出氣棒捶打地板，持續三分鐘）
導演：對！把他鞭屍！把氣都出來！我們鞭屍可以慢慢鞭，對不對？累的時候休息一下繼續打！對！有人還在幫妳打，對，很好！

　　導演見主角在捶打時有點累，提醒主角累時可以休息，但也同時鼓勵主角將氣打出來。

主角：就讓他們打好了。（累了喘息的說）

導演：好，有人在幫妳打了，但是妳也要替自己打，知道吧？洩妳心頭之恨，知道吧？

　　導演再度鼓勵主角他人可以替自己出氣，但自己也要將氣宣洩出來，此目的在協助主角徹底的宣洩情緒、淨化其情緒。

某學員：我也要一起來打。

導演：好，還有一支出氣棒，用這支出氣棒一起來打。有氣的人要替她報仇的都可以把氣出來。遇到這樣的人，來！

主角：（學員共同鞭打屍體，主角邊打邊哭）

導演：妳知道嗎？妳老公（輔角）也幫妳在打，知道吧？旁邊妳老公在幫妳打，知道吧？

主角：（與學員停止鞭打動作，喘氣）

導演：對，休息了之後再繼續！

主角：打就讓他們打，我不打了！叫陳大哥（團體中的一位成員）來幫我爸爸打。

導演：好，陳大哥也……妳也需要陳大哥幫妳，對不對？好。

主角：幫我報仇。

導演：好！

陳大哥：幫妳報仇吧！

導演：好，繼續來。陳大哥幫妳打，幫妳報仇。

陳大哥：我幫妳報仇啊！

主角：好！

陳大哥：（用出氣棒在地上捶打）

　　團體成員在劇中也勾起自身的憤怒及對加害者的怒氣，因此導演趁勢讓團體成員發洩情緒，做團體式情緒發洩，但此過程中導演一定要留意團體動力，要引導團體成員以一種不傷害自己、不傷害別人的方式為之，這樣不但宣洩團體成員的情緒，同時也在教育團體成員如何適當的宣洩情緒。

導演此時需要相當鎮定並掌控全場，讓團體成員有秩序的發洩情緒同時避免團體成員受傷。若是沒有經驗之導演切勿使用此方法，避免團體成員情緒過激到不能控制場面，得到反效果。

主角：那還打得不過癮啊！
導演：繼續，沒關係，妳可以繼續！陳大哥可以幫忙妳。（雯雯拿另一支出氣棒打）雯雯也在幫忙妳，知道吧？
主角：我可以罵人嗎？
導演：啊？
主角：我可以罵一下嗎？
導演：當然可以罵啊！對！

　　主角說出心中的氣，導演鼓勵主角罵出來以解氣。

主角：你給我死……給我死！……（主角邊罵邊捶打地上）
導演：妳可以罵出來都可以，對！
主角：（主角連續捶打數分鐘後）沒力氣了！……沒力氣了。
導演：老師要妳做一個事情，打完了沒有？心頭恨消了沒有？

　　導演詢問主角心頭的恨消了沒的意思是，若主角氣淨化後，就可以用儀式將加害人拿出主角的內心之中，但主角氣未全消，所以繼續順著主角的節奏走下去。

主角：還沒消完，但我沒力氣了！（主角咳嗽及想再吐）
導演：沒關係，休息一下，我們有的是時間。
主角：（咳嗽）
導演：沒關係，休息一下再打。我們氣出來，不憋在心裡面，對不對？是吧！讓妳十幾年都那麼痛苦，是不是？把痰吐出來，不憋在心裡面，該委屈的是他不是妳，知道吧，是吧？

　　導演從主角的軀體反應，來引導主角吐出內在的委屈。

主角：（吐痰）那讓他槍斃他就解脫了！

導演：他解脫了？他要下地獄的，是吧？

主角：我不知道，他解脫了，可是我卻在這裡受活罪！

　　這是主角內心覺得不公平的吶喊，加害人解脫了，自己是被害人，卻還在受苦、受罪。

導演：嗯！他犯罪，妳需要把那個氣放在妳身上嗎？妳是不是也氣自己？

　　導演點出主角將自己遭遇不公平的氣放在自己身上。

主角：可是我很痛苦。

導演：我知道妳很痛苦。

主角：是的！我很氣我自己！

導演：很氣自己對不對？

主角：我幹嘛要活下來？（主角用出氣棒捶打地上）

導演：對，把氣出來！

主角：我活著受罪！

導演：對！把對自己的氣也出來！把自己的氣也出來！對！很好！

主角：（主角與其他學員共同鞭打發洩）

　　人在受創中的怒氣往往有兩個方向，一是他人，二是自己，所以當對外的氣宣洩時往往對自己也會有氣，因此導演同理主角，也鼓勵主角對自己的氣發洩出來。主角對自己活下來感到生氣，因為活下來是一種苦、一種痛、一種受罪的生活，是一種無奈，一種受氣，生氣自己活下來，因此，導演引導主角宣洩與淨化對自己的氣，便於抒解主角內在的氣，進而找尋活下來的意義。

導演：（學員輪流上台用出氣棒捶打地上出氣）小林來，你代替一下阿紫，阿紫休息一下，喝點水。喊出來！小林喊出來，小林大聲喊出來，幫忙她出氣。還有氣的時候就繼續，把心裡面的話說出來。……老四來，接棒，小林休息一下。

導演：（對主角說）有那麼多人在幫妳，知道吧？聽到了嗎？這種不公義
　　　的事情，引起大家的憤怒，知道吧？（以上捶打時間約持續六分鐘）

　　導演借助團體的力量來支持主角，此做法同時也在做團體的情緒宣洩，
釋放團體成員的情緒，同時也讓團體成員參與其中，更重要的是讓主角了
解自己不是那麼孤單，是有人陪伴與支持的。

導演：好，暫停一下。好，休息一下。
導演：現在感覺怎樣？有沒有聽到那麼多人都幫妳出氣？是吧？是一個畜
　　　生，是不是？
主角：是的，有的時候我就罵我兒子是畜生。
導演：所以有的時候妳會罵妳兒子，把氣出在兒子身上，罵兒子畜生，是
　　　不是？
主角：就覺得……這個孩子不能幫我……就覺得自己好沒有用的！
導演：因為妳有很多氣，知道吧？是吧！
主角：是的。
導演：所以有時候，當妳很生氣的時候，妳對那個人的憤怒、氣沒有消掉
　　　的時候，就把氣出在孩子身上，是吧？但是妳是故意的嗎？

　　主角覺察到自己也罵自己兒子是畜生，其實是對自己在生氣，把對加
害人的氣轉移至自己與孩子身上，因此導演引導主角看到這個現象；從中
也引導主角來看，這不是主角的錯，主角不是故意的，減低主角對自己的
自責。

主角：沒錯。我就是（主角用出氣棒捶打地上一下）……我就是心有不甘
　　　活下來！
導演：嗯！所以對自己很生氣，是吧？
主角：是的！那麼蠢！
導演：怎麼說呢？
主角：……
導演：妳活下來……

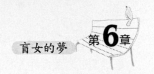

主角：我那麼努力的活下來……（哭泣）

導演：是！

主角：我那麼努力……我那麼努力啊！

導演：老師問妳，妳是不是活下來，妳在網路上還幫助很多人了？是吧！
　　　妳是不是讓人家知道說，即使眼睛失明也可以做一些有意義的事，
　　　是不是？

　　主角說出心中的不甘與活下來的苦，但在同時主角也意識到自己是很
努力的活下來，很努力的不想被命運打敗、不想就此屈從命運的安排，而
且活下來給人鼓勵。但這樣的努力卻經常在現實生活中接受挑戰與折磨，
在此情緒交雜與受苦之中，將主角逼入一種面對存活的交戰之中──求生
在受苦之中，求死又枉費自己的努力，因此導演引領主角看見主角活下來
正面的意義。

主角：……（啜泣）

導演：是吧？是不是？

主角：但那又怎麼樣，我就是一直覺得不快樂，我覺得不幸福！

導演：嗯……慢慢來，好不好？老師幫妳看，好不好？可以吧？我們先把
　　　第一個問題，先把那個傷害妳那個人從妳心裡徹底把他趕走，好不
　　　好？剛剛是不是聽到，好多人都幫妳的忙了？（對其他學員）好，
　　　謝謝你們，其他人退到旁邊去。對，爸爸和兒子留下。

　　不快樂、不幸福是主角內心在意的事，也是內在的渴求，是人的感受，
而人在負面情緒干擾下是不易感受與覺察自己擁有的快樂與幸福，因此導
演不就此問題做深入的探討，而將治療的重心放在主角情緒的阻塞上。一
個人的情緒未淨化，容易阻塞清晰的思路與感受。導演覺察出主角還有很
多的恨與氣未宣洩出來，氣阻擋主角正面的思考，所以再度將治療的方向
轉到主角如何卸除心中的恨氣上。

主角：拿份報紙來。

導演：報紙是吧？拿報紙（導演請成員拿報紙過來）……

主角：（主角將報紙對摺再對摺，摺至寬約 5 公分，長 70 公分的長條形）

導演：對！把氣都撕掉！

主角：我想摺一個紙人……你們會摺紙人嗎？誰會摺？就把報紙摺成像一
　　　個人的時候……誰會呀？不會，我自己動手。

導演：好，好，等一下妳摺了，大家就會跟著妳摺。

主角：（主角將報紙摺成人形）

導演：這樣子是不是？妳要做幾個？

主角：做一個就夠。

導演：做一個，這個人妳要把它怎樣？

主角：（揉弄報紙）

導演：你要把它撕掉？還是怎樣？沒關係，做妳可以做的。

主角：（揉弄報紙）這就是頭……這就是手……

　　　此時導演才明白主角要用報紙做紙人。

導演：這是誰？

主角：就是那個人。

導演：這就是那個人，對不對？

　　　主角用報紙摺成紙人，將紙人當成是加害者，這是將加害者具體化與
象徵化，同時也表達出主角要將心中的加害者處理掉，不放在自己內心。

主角：誰有剪刀？

導演：有剪刀是不是？妳用撕的好不好？這邊沒有剪刀。

主角：可是，我不……

導演：慢慢撕，慢慢撕，我們有的是時間。

主角：用刀比較簡便，有刀嗎？誰有刀？

　　　導演擔心主角眼睛失明用剪刀會傷到自己，所以故意不拿具體的剪刀
給主角。

導演：嗯，你們誰有剪刀？（請其他學員協助）你去隔壁借一下，去借剪

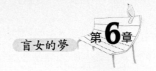

刀比較好，刀子不大好，用剪刀。

導演見主角用剪刀有其目的，所以就請同學去借剪刀，但吩咐要拿鈍頭的剪刀以策安全。

導演：稍等一下，妳休息一下。

主角：老師我沒有力氣，我沒有……

導演：沒關係，等一下。來，喝點水，慢慢喝，這樣比較有力氣。老師拿
　　　一個紙箱比較像好不好？妳把它撕掉，好不好？拿那個紙箱來。剪
　　　刀危險，不要。

主角：我沒力氣了！

導演：妳可以的，妳有力量的！

主角：（主角撕扯紙箱）

導演：把它撕了，在這邊。這比較像個人，把它徹底撕掉！到旁邊（主角
　　　失明眼睛看不到，所以導演指導主角拿著紙箱的一邊撕），（主角
　　　用力撕紙箱）對！妳大力撕，可以的！從這邊，跟老師一樣，從這
　　　邊撕。妳可以的！讓所有的憤怒都出來，把它撕掉。對！把它撕掉！
　　　不讓它留在妳的心裡面了。對！把它撕掉！很好！對，很好！慢慢
　　　的，老師會告訴妳在哪裡……繼續撕，對，很好，這邊，繼續撕，
　　　來。

導演覺得主角所摺出的紙人過小，故用紙箱來代替，導演還是擔心主角會受傷，所以當剪刀借回來時，還是不讓主角使用，因此鼓勵主角用撕的。撕紙箱是一個很好的情緒宣洩方式，紙箱有一定的硬度與厚度，是一有阻抗性的情緒媒材，在撕的過程中需要用力，但又能撕開，這種可以撕開又有阻抗的媒材，很符應主角所面對的情境。「撕」是一種自我力量的展現，「阻」是生活中的阻攔，透過自我的力量來撕破生活上的阻攔，是一種「我可以」的展現。同時透過身體的力量帶動心理的力量，面對加害者，我（主角）不是像事情發生時的那樣無助與無力，我是有能力反抗的，有能力保護自己的，同時將心中的塊壘撕裂，具體化在銷融內心的阻塞，

同時導引內在的氣往外宣洩，讓主角內心得以淨化。

主角：我覺得很髒……

導演：什麼很髒？

主角：就覺得很髒……

導演：什麼很髒？這個人是吧？

主角：對！所以我不想用手……

導演：妳想……

主角：我想用剪刀。

導演：所以妳要用剪刀？OK！剪刀來！那小心用剪刀好不好？來！在這
　　　裡，把它剪了！OK，來，小心，不要剪到自己的手。

　　主角已將紙箱當做是加害者，覺得加害者很髒不想用手碰觸，此時導
演見所借回來的剪刀是一種安全型鈍頭的剪刀，就順著主角的意思讓主角
用剪刀，更貼近主角的感受來做，但同時也保護主角的安全。（注意：這
是在萬不得已下為之的方法，不建議治療師用此方式，且主角在使用時一
定要注意她的安全，不能讓她受傷，導演隨時都要注意主角的一舉一動，
隨時提防主角有傷害自己或不小心剪到自己的動作。）

主角：（主角以剪刀用力割剪紙箱）

導演：對，把氣都……把它剪掉，不留在妳心裡面，對！需要老師幫忙的
　　　時候告訴老師。對！很好！

主角：去你媽的！（主角用剪刀用力剪紙箱）

導演：對！去你媽的！是吧？

主角：去死吧！你這個畜生！

導演：把你碎屍萬段！（主角用剪刀用力剪紙箱）

主角：把我好好的……

導演：嗯！遇到你這樣的禽獸，對不對？

主角：他媽的……去死……（主角用剪刀用力剪紙箱）

導演：對！

主角：（主角用剪刀用力剪紙箱，邊講出心裡的話）我咒你每一輩子都做
　　　牛做馬！我詛咒你每一輩子都不得超生！詛咒你！詛咒你世世代代
　　　都不得超生！我詛咒你！詛咒你……詛咒你……你害了幾家人你知
　　　道嗎？你害了幾家人你知道嗎？我詛咒你……你以為槍斃的時候打
　　　了你好幾槍就完事了嗎？你以為槍斃的人打了你好幾槍你就完事了
　　　是吧？那是人家打的！我恨不得我自己親自來動手你知道吧？我真
　　　的好遺憾槍斃的時候我住院！我不能親自到你面前去打你，你知道
　　　吧？他們都說應該把你掛在街中間，讓每個人都去切你一刀你知道
　　　吧？碎屍萬段！（主角氣喘吁吁的邊剪邊講）

　　在現實生活中搶劫主角的人雖已被槍斃，但卻仍活在主角心中，一種
揮之不去的「傷」與「痛」，「傷」在於留下的身體殘缺，「痛」在於不
能像一般人愛能所愛，做一般人所做的事。因此，當主角說要用割的方式，
向加害者還活著的樣子一刀刀的割、一刀刀的報復時，導演就順著主角，
找一把鈍頭的剪刀給主角用。當主角一刀刀的將加害者分解，其實也象徵
性的將加害者從主角的心上剝落與去除。不再讓加害者的身影在主角心理
上出現，這是一種從實體上、影像上治癒的一種技巧。

　　每個人既是他自己過去影像的記錄者，也是他現今自我影像的創造者
（施婉清、戴百宏譯，2004）。去除受害者受傷的影像與重新創造復原的
影像，最好是依著主角的方式為之，心理劇以行動宣洩主角的情緒同時，
也在除去與重塑主角心中受創的影像。就如同眼動心身重建法（EMDR）
一樣，讓受創記憶、情緒與影像一同消失及改變。

導演：（那紙箱旁邊有釘子，我先拿掉……，好，繼續）把心裡要罵的話
　　　都罵出來。對。

　　導演隨時注意主角的安全，並引導主角心中的話。

主角：你害我媽媽眼睛有白內障了你知道吧？啊？我媽一聽說我眼睛看不
　　　見，她的眼睛就花了你知道吧？

　　主角道出加害者不只傷了一個人，而是傷了一個家、一個家族。

導演：害了那麼多人，對不對？

主角：害得我這麼多年都不能跟我爺爺奶奶見面！害得我爺爺死的時候叫
　　　著我的名字，我都不能去見他！你知道吧？因為他們怕我爺爺奶奶
　　　知道了會受不了！因此我爺爺奶奶我這麼多年都沒有見過他們你知
　　　道吧？（哭泣）

　　主角道出心中的委屈與痛楚。

導演：你讓我最想要見爺爺奶奶都看不到，是吧！

主角：他們說我爺爺要死的時候他本來就糊塗了，突然叫我的名字你知道
　　　吧？啊……啊……（大哭）你害我爺爺死了連見我一下都沒了……
　　　憑什麼……我那麼善良！別人看不起……我都沒有！

　　導演道出失明讓人看不起的處境與悲哀。

主角：他們說我爺爺死的時候他本來就糊塗了，但他突然叫我的名字，你
　　　知道嗎？（大哭）害得我……他死了連見他一下面的機會都沒了……
　　　憑什麼……我那麼善良……別人看不起……我都沒有！有人說我這
　　　樣會傷害自己活不下去……我沒有這樣做，憑什麼，憑什麼，憑什
　　　麼……憑什麼我要活著受別人的侮辱，我要活著看別人的臉色……
　　　啊……啊……（哭泣）

導演：來把心裡面的話都說出來。

主角：我不能嫁一個我喜歡的人……我做什麼事情都只能委屈求全……

　　主角道出因失明要委屈的嫁一個自己不喜歡的人。

導演：我失明了就不能愛一個我愛的人，對不對？

主角：我不能去接受我想要的東西啊（哭泣）……不能睡覺啊……你毀了
　　　我一輩子，你知道嗎……你毀了我一輩子你知道嗎……

導演：讓我現在跟我現在的先生都沒有話講，是吧！

　　導演將前面主角所說的話說出來，讓主角釐清目前與先生的關係。

主角：我明明知道我老公不適合我的，我就是沒有辦法……過去十幾個男
　　　孩子追求我我都沒有……我拒絕他們……我知道我要怎麼樣的……
　　　我知道我要什麼樣的！

導演：但是我一切都沒了……

主角：我都沒辦法……你知不知道事後我那喜歡我的男孩子還給我寫信，
　　　我什麼都不能說！我還能說什麼……他不知道我失明了給我寫信，
　　　同事拿了讀給我聽，我心裡面除了無奈我還有什麼……還有我的初
　　　戀打電話，他也不知道我失明了，他說他想我，我心裡面就只有一
　　　句話「太晚了，什麼都太晚了……你們早幹什麼去了……你們早幹
　　　什麼去了」……你這個畜生你害了我一輩子！（主角繼續剪紙箱、
　　　撕紙箱）

　　主角逐漸一一吐露內在的心聲與苦楚。現實生活限制了我們的對話情
境：與過去的人無法對話、與身邊的人無法對話；社會也限制了我們的發
聲，違反倫理的事不能說，被傷害、被強暴不能說，有苦不能說、有恨不
能說。將人的言語鎖入內心，將人的情感阻塞，將自己封閉。從詮釋學的
角度，人被拋在世界中，是靠著「言說」來理解、來開顯。但人言說情境
不見了，人顯露出的只有孤單、無奈、無助與無情。因此，創造對話情境，
對人的存有是很重要的。在心理劇中提供了一個在現實或非現實中可以對
話的情境，以「超越現實」方式讓人在對話中抒發自己的悲、苦、怨、恨、
怒，說出自己的不甘、說出自己的委屈、說出心中難以告人之事，讓人在
抒發、言說之中經驗到經驗、開展與存有。

導演：他把我的夢都給碎了，是吧！

主角：我就只能委委屈屈的活著！……我想要的我不敢去要……然後我就
　　　要受別人的歧視……我就要被公公婆婆踩在腳底下……我憑什麼……
　　　我那麼驕傲！我從小到大從來都沒有人敢看不起我！……我憑什麼！
　　　……你就好！你死了你就解脫了，我就活著在這裡受罪！我把你碎

屍萬段！你知道吧！我要一刀刀的割你的肉！要喝你的血！但是我不會讓你死，我要把你全都割完讓你留著那一口氣！你知道呂后怎麼樣對那個妃子嗎？我現在那樣對你！我要讓你求生不得，求死不能！你就是個畜生！去……死！（持續割撕紙箱，哭泣漸停）……本來那個時候是我幸福的時候，是我過得愈來愈好的時候，我覺得我什麼都愈來愈好了！你沒有想到我會活下來吧，啊？你還把我鎖在那個裡面，啊？你沒有想到吧，啊？他媽的警察抓你的時候，你還在那裡打撲克！你是人不？你把人害成這個樣子！你還在那裡打撲克，啊？你以為我死了是吧？你以為你可以逃掉了，是吧，啊？我告訴你我生命力就這麼旺盛，我就是不死！

導演：就是要活給你看，對不對？

　　導演強化主角生命的韌性。

主角：你以為我死了，我沒有，我告訴你！你以為那個樣子的人肯定會死吧！我告訴你我就是不一樣！我就沒死，我就不會死！我要死我也要等到警察抓著你我才死，我告訴你我就撐著那一口氣！我就撐著那一口氣！就算我死了你也逃不掉，我告訴你，我就用血在牆壁上寫了〇〇兩個字！他們一查就查得出來！

導演：（主角擤鼻涕，將擤完鼻涕的衛生紙放在手上）丟在旁邊就好，沒關係。

主角：你還搶了我的東西去送給你老婆！這種人是什麼人，啊？

導演：我身上沒有錢！我身上就一個銀鐲子堪用，我身上有錢……所以你換了別人就死了，換了我就死不了我告訴你！我就得這麼強，我就死不了！

主角：小心那有釘子，用旁邊這邊……

　　導演靜靜陪在主角旁邊，讓主角自發的說出心中的委屈與氣憤，但也隨時注意主角的安全。

主角：我媽媽就垮掉了（主角將剪開的紙片很生氣大力的丟在地上），我

就沒有媽媽了你知道吧，啊？他媽的別人失明了，我失明了我還反過來安慰我的爸爸媽媽，他們都說我堅強，我不堅強我怎麼辦？以為我想堅強啊？我不堅強，我怎麼辦！我不堅強我家裡的人就全毀了！我每天還要來安慰我的媽媽，我心裡的苦誰知道？我心裡的苦誰知道！（持續撕扯紙箱）

　　主角道出自己需要強忍痛苦、堅強的撐起整個家，同時也將整個心裡的話說出來，把恨宣洩出來。

主角：你不會被超生，就永遠在地獄裡面，永世不得超生……你這樣的畜生不會被超生，在地獄裡面等著我，等我出來，等我以後死了到地獄裡面再來找你……你等著……下地獄去吧……就這樣一刀一刀的，拔你的肉……抽你的筋……剝你的皮……你為什麼是活在共產黨時代？沒用……我希望你生在清朝，我就用滿清十大酷刑慢慢折磨你……我知道那些獄警打了你，但是我不減輕你知道嗎？我知道那些警察全都打了你，打得你爬都爬不起來了，你還死不要臉要別人給你一個機會？你他媽的給過我機會嗎，啊？你要別人給你機會？對你這樣的畜生誰會給你機會呀？你還這麼不要臉，還跟警察說再給你一次機會，啊？

導演：小心那邊有釘子。

主角：你殺我的時候，你想到過給我機會嗎？你要錢，你要錢給你是吧？人家的錢全給你都可以是吧？我認都不認識你，啊？你看我人小好欺負是吧？你死了你就完了，我活著我要好大的勇氣你知道吧？我要受好多痛苦你知道吧，啊？我覺得他們當初不應該槍斃你，應該判你無期徒刑，把你一輩子關在黑房子裡，讓你試試我的那種感受！那種沒有自由的感受！槍斃你，那是便宜你了！我那個時候是不能說話，在醫院裡面，我要能說話，我就讓他們不要槍斃你，就要把你關在監獄裡，關一輩子！你知道一個人沒有自由有多痛苦，你知道吧？你知道我有多痛苦你知道吧？你這個畜生你不是人，你不會知道的。我有多痛苦你知道吧？畜生……（喘氣、割剪紙箱）去死

　　……去死！你遠遠的去死！一刀刀的挖你的肉！一點點的剝你的皮！

你不會被超生，就在監獄裡面，就在地獄裡面……這世界如果真的

有地獄，我想你要下十八層地獄……

導演：想把他的屍體怎樣？

　　導演還是將治療方向放在如何將加害者傷害主角的影像與情緒淨化，
並讓主角具體化、行動化式的去除。

主角：啊？

導演：想把他的屍體怎樣？

主角：把什麼？

導演：把他的屍體怎樣？燒掉還是怎樣？

導演：怎樣才能洩妳心裡的恨？

主角：拿剪刀來……

導演：剪刀，來。（導演將鈍頭的剪刀放在主角手上）

主角：（主角用剪刀戳箱子）

導演：等下老師拿空箱子（導演拿另一個箱子），妳在這邊做，對。

主角：（主角用剪刀大力戳紙箱，將紙箱戳成一個一個洞）

導演：嗯，對，嗯……！把氣都出來，對！

主角：我換個地方。（主角轉箱子）

導演：好，來（主角用剪刀大力戳紙箱），老師看著，沒關係，來！

主角：打死你！打死你！

主角：（主角繼續戳紙箱）

導演：對……好！

主角：我沒力氣了。

導演：洩氣了嗎？把氣都出來了嗎？

主角：還沒有！

導演：還沒有，慢慢來，等一下。

主角：我沒力氣了。

導演：沒關係我們休息一下。今天把所有的氣都出來，不讓它再干擾妳的

生活，好不好？來，喝點水，喝點水……

主角：我沒力氣了……

導演：好，那休息一下。休息一下。

　　　主角失明又身體瘦弱，導演給予支持並鼓勵。

導演：休息一下，休息一下。今天把氣都出來，不讓它再影響妳的生活。
　　　徹底把它從妳的心裡趕出去……

主角：我想把它……有什麼東西可以踢吧？

導演：這邊有一個可以讓妳踢，來！（對其他學員）嗯……拿那個墊子（床
　　　墊）來好不好？妳想踢它，是吧？好，拿墊子來，拿一個墊子……
　　　墊子過來。（學員協助搬墊子）

　　　導演拿床墊給主角踢，避免主角受傷。

導演：我想跳起來踩！

主角：妳想跳起來踩，可以的！老師牽著妳的手。

　　　導演順著主角的意思做，讓主角可以依其想要的方式宣洩其情緒，此
中也意涵主角在受苦的生命中亦有其自主性。

導演：（牽主角的手，引導主角動作）慢慢來，腳慢慢來，讓自己有力量。
　　　……慢慢來，因為腳太麻了，慢慢來，對，膝蓋慢慢來，揉一揉，
　　　對，慢慢來。慢慢來，對，慢慢來，沒關係，慢慢來。

主角：（按摩雙腳）

導演：慢慢來……拿椅子過來一下，讓她先坐一下。來，椅子先坐一下，
　　　讓她腳慢慢恢復。我們慢慢來，我們不急，我們不急，不急……休
　　　息一下再做……我們一步一步來，不急。休息一下，休息十分鐘，
　　　要上廁所的趕快去上……就休息一下，妳也休息一下，好不好？那
　　　個墊子放中間一下，妳要不要躺著休息一下，好不好？這樣會比較
　　　舒服。你看現在有同學幫妳按摩。

　　導演見主角因坐太久腳痠麻，所以先讓主角在椅子上坐一下休息，同時也讓團體成員休息一下。心理劇的進行通常是一氣呵成，避免主角情緒的中斷，此劇主角情緒宣洩已盡，且主角雙眼失明、身體羸弱，因此，導演適時的給予主角與團體成員暫時休息，同時讓團體成員平靜下來。

導演：（休息時間導演、學員協助主角恢復體力，學員替主角按摩，導演　　　引導主角做深呼吸調息及放鬆）

導演：（導演播放音樂，邀請學員給予主角安靜休息的空間）

導演：（十五分鐘後）好了，我們就繼續上課了，好嗎？讓主角好好休息　　　一下，你們也休息一下。

導演：好……慢慢的靜下來，每一個人都慢慢的靜下來……休息一下，靜　　　下來，每一個人都靜下來……對……陪著主角，陪著主角。對，陪　　　著主角，陪伴著主角。她生命經歷了那麼大的意外，我們好好的陪　　　在她身旁。坐在她旁邊，讓她感受到你們跟她同在的，好嗎？坐到　　　她旁邊。坐在心慧（主角）的旁邊，心慧，他們可以坐在妳旁邊嗎？

主角：好。（點頭）

　　導演在主角情緒宣洩之後，讓主角休息，同時運用團體動力讓團體成員坐在主角身旁，讓主角感受到團體成員的支持。

導演：好，就坐著，對，跟她在一起，對。讓自己好好的休息一下。

主角：小畢和小芳過來陪著我就可以，坐在我旁邊。

導演：小畢和小芳過來陪著她，坐在她旁邊。

導演：（安撫音樂放了約三至四分鐘後）心慧，老師問妳好不好，妳平常　　　時難過悲傷的時候有誰可以照顧妳？

　　導演探詢主角日常生活中的支持系統，並企圖運用日常生活中的重要他人對主角加以撫慰。

主角：（搖頭）

導演：都沒有人？老公呢？可以嗎？

主角：（搖頭）

導演：他沒辦法抱妳、照顧妳？

主角：（搖頭）

導演：妳媽媽呢？

主角：媽媽爸爸只能在生活上幫我。

導演：爸爸媽媽只能在生活上幫妳，妳心裡渴不渴望，當妳難過悲傷的時
　　　候爸爸媽媽可以抱妳、疼妳？

　　在依附理論觀點來說，人最大的支持者一般是影響我們人生最大的父
母親，因此在修復主角創傷時經常會導引主角讓爸媽來撫慰，重新連結主
角與父母的關係，並修復與父母的關係。

主角：渴望。

導演：渴望。在團體裡面，哪一個感覺像妳爸爸的？

主角：有沒有？

導演：偉峻像不像？

主角：不像。

導演：不像，那誰呢？

主角：我爸爸心理能量很強很強。

導演：妳爸爸的心理能量很強很強。妳感覺團體裡面誰心理能量很強很強
　　　的？

主角：有沒有？

導演：沒有什麼感覺……

主角：沒有感覺，在團體裡面還沒有感覺到，是吧？媽媽呢？

導演：有點像雯雯的媽媽那樣。

主角：喔，雯雯的媽媽是吧？

導演：雯雯的媽媽過來。

主角：要問她願不願意。

導演：她願意，她走過來了。可
　　　以讓她抱抱嗎？好不好？
　　　來，起來一下（導演協助
　　　主角站起來），來。我教
　　　妳怎麼抱好不好？媽媽妳
　　　先坐著。對，妳坐這樣，
　　　對。然後呢……（導演協
　　　助兩人調整姿勢）OK！
　　　對！然後，心對心，等一

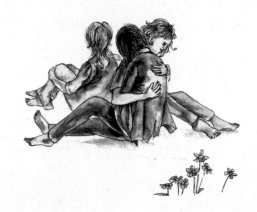

下……媽媽這樣，心對心，慢慢走過來。像抱嬰兒一樣，對。然後
旁邊來（導演用手勢請其他成員過來主角旁邊，靠在媽媽的背後，
讓當媽媽的輔角有力量支持主角身體的重量），靠一下好嗎？

　　導演讓主角心對心的在媽媽懷裡，讓主角可以將全身的重量放在媽媽
身上，此做法除了讓主角可以在媽媽懷裡休息外，也讓主角好像回到兒時
讓媽媽抱的感覺，讓主角可以將心裡的悲痛交託給媽媽，不用一個人承擔
生命中的痛與苦。交託，是生命中極為重要的事，交託，是一種釋放，釋
放自己過多的承擔與不安；交託，是一種生命的信任，生命中不是那麼的
孤獨；交託，是一種溫暖，回到人的本初與本真。

主角：（大聲哭泣）啊……啊……啊……
導演：好！讓媽媽抱抱妳。對……對，在媽媽懷裡。對，鼻涕擤掉，在媽
　　　媽懷裡，很好！妳可以有妳的需要，知道吧？很好！

　　導演道出主角可以擁有需要。

主角：可是我失明以後就沒有了！我媽媽就垮掉了，我就沒有能量大的媽
　　　媽了……
導演：我們在心理劇找一個能量大的媽媽抱抱妳，好不好？妳是可以擁有
　　　愛的！
主角：（哭泣）……其實我也是很脆弱的……

導演：嗯！沒關係的！人本來就是脆弱的。任何人遇到那麼大的事情，本來就是會脆弱的。

主角：（哭泣）我失明後我媽媽從沒這樣抱著我，幫我擦過眼淚……

導演：嗯……在心理劇，什麼都可以的，知道吧？而且妳是值得被愛的、值得被疼的，不管妳怎麼樣，都是值得被愛的。

主角：我媽媽原本也是愛我的，但現在不行，她垮掉了。

導演：嗯……但是她不知道是不是……她不知道怎麼來抱妳，是吧？嗯……在媽媽懷裡，在媽媽懷裡……對……在媽媽懷裡休息。老師放著輕音樂伴著妳，可以嗎？（播放〈悠悠扎〉音樂）對，讓媽媽抱抱妳……這首可以嗎？靜靜的休息一下，就像一個小嬰兒，就像一個剛剛重生的人一樣，好好的被照顧，因為妳是值得被照顧的、值得被疼的……好好在媽媽懷裡。

導演：（導演面對團體成員說）我要你們，兩個人兩個人在一起，可以的話就抱在一起，好嗎？你們都需要被照顧，男生跟男生在一起，女生跟女生在一起。兩個人一組，一個當照顧者、一個當被照顧者，兩個人背先靠著，然後抱著。（學員兩兩一組相互學習如何被照顧與如何照顧人）

　　導演安撫主角後，感受到團體成員在主角的劇中情緒受到波動，因此，讓團體成員彼此相互照顧與撫慰、休息與滋養。在團體中避免男女之間的尷尬與不適，因此，讓同性別一組。

　　心理劇是一團體心理治療，在治療過程中可以很巧妙的藉助團體成員與主角、團體成員與團體成員之間的動力進行團體療癒，而非全然將治療焦點放在主角身上。

導演：對，坐好了以後就不要出聲音了。對！貼著心……好，好了就不要出聲音，當孩子的就靜靜當孩子，知道吧？或是你們靠著牆壁也是可以的。靠著牆壁，對……但是男孩子抱著男孩子，不能這樣便宜行事，抱在懷裡，對，一個當爸爸，一個當孩子，知道吧？當孩子的，就像孩子一樣，當媽媽的就像媽媽，當爸爸的就像爸爸一樣。

全部靜下來，不要講話。好，靜下來……好，靜下來……好，不說話了。好，全部都靜下來，就像……對，很好，對……都靜下來……好，不要出聲音了。（導演播放〈悠悠扎〉音樂）

導演：對，每一個人都靜下來，都被抱著、都被疼愛著。對……心對心，把身體重量全部給他。好，不要出聲音了，很好！每個人都休息，每一個人都是有能力照顧別人的，每一個人也需要人家照顧的，好好靜下來。耀宏，這邊有一個人需要你，去吧。好，他們都可以，老師看著。好，每一個人都休息一下。試著學習接納別人給你的愛，試著學習去愛別人，試著把你的需要說出來，如果姿勢不舒服的，你可以輕輕的跟他講，調整一下。愛是需要學習的，每一個人都閉起來眼睛，照顧著被照顧者。靜靜的……每一個人都值得被愛、被疼的，每一個人也是有能力照顧別人的。對……好好的休息……每一個人都回到剛出生的樣子。（學員彼此擁抱支持）

　　在中國傳統社會中，似乎人長大了就不需被撫慰，不需被照顧，被照顧好像是弱者的象徵。人是要獨立沒錯，但人也需要相互依賴。在人的成長中一般可分為三個階段，第一個階段是依賴，依賴父母依賴家人或他人；第二階段是獨立，獨立自立的生活，為自己的生活與生命負責；第三個階段是互賴，人各有所長亦有所短，須相互依賴方能彼此成長與共創造。但在現今的社會中，我們往往都只停留在第二個階段或者一直在第一個階段，第二個階段是獨立，獨立是很好但過度獨立就成為自私自利、自我孤立與自我封閉。人的心靈是在相互滋養中彼此成長，人有堅強的一面，也有脆弱之時，任何年齡都需要人的支持與撫慰，心理劇提供一個生命的練習機會提供一個可以重溫孩提時被照顧、被撫慰的機會，學習被愛與愛人，學習愛人同時也學習接納別人的愛。在此中男人較女人困難，因為社會賦予男人照顧者的角色，要被人照顧對男人是不易的，但男人也是人，人都是需要相互支持、相互照顧的。因此在心理劇中導演須給予鼓勵，加以邀請，放下社會加諸的盔甲，真正的接受、享受愛與被愛。

導演：那個……心慧，我要你們每個人角色交換，剛剛抱妳的人，現在被

妳抱，知道吧？有恩報恩知道吧？心慧，妳來抱她一下知道吧？可以嗎？好，來。你們兩個，你們也是背對著背知道吧？好，心慧妳就靠著。（導演協助調整兩人姿勢）（對其他學員）好，好，快點來……好！靜下來，不講話囉！（指導學員角色互換，開始有學員哭泣）好，靜下來，不講話了……好，每一個孩子，好好的讓你的爸爸媽媽抱，每一個爸爸媽媽，你可以調整孩子的不舒服，你盡量用你的愛，來照顧你的孩子，你想哭也可以哭出來，都可以的，知道吧？對……好，不講話了，眼睛閉起來。現在抱你的，就是你的爸爸媽媽，靜下來。

　　導演讓照顧者與被照顧者角色交換，體會照顧者與被照顧者的角色，並從中指導與安撫學員，在此中導演是放著中國兒歌〈悠悠扎〉等孩提時的曲子，以音樂引領團體成員進入孩提的記憶之中，或創造一個被照顧的經驗，在團體成員中有些成員因生活處境的關係，沒有被媽媽或爸爸照顧的經驗，悲從中來，因此導演加以引導、邀請並用言語加以撫慰，讓其進入被照顧者的角色之中。

某學員：（大哭）

導演：（回應哭泣學員）很好，哭出來，不憋在心裡面。很好，非常好。嗯，很好……對，很好。對，憋了很久了……好，都一樣，一樣被抱著。子明（哭泣的學員），慢慢靜下來，像個小孩子。對……好，慢慢靜下來……妳可以的，老師知道妳做得到的，慢慢可以靜下來……對，很好……老師知道妳做得到的，靜下來……好，靜下來，每個人都靜下來……妳是值得被愛、值得被疼的，對……都不要說話，就靜靜的，就靜靜的……做得到的，妳做得到的。對……妳做得到的。每一個人都值得被愛被疼的，每一個人都值得被愛被疼的。每一個人都有照顧別人的能力，邀請自己被照顧，邀請自己……對，很好，非常好。靜靜的，享受一種被愛的感覺，也享受一種愛人的能力。很好……對，都靜下來……對。試著學會照顧別人，也試著學會讓人家照顧。對……慢慢來……好好休息一下，多休息一會兒。

每一個人都需要休息的。

導演：（經過十分鐘後）好，孩子起床吧！謝謝彼此！

學員：（學員彼此道謝並分享感受）

導演：好，我要一個舞台，所以請大家退出舞台，留下心慧和媽媽就好了。

學員：（學員移動位置）

導演：好，都回到你的位子。謝謝彼此，都回到位子。

導演：心慧如果有句話想跟媽媽說，看著媽媽，想跟媽媽說什麼？

導演再度將焦點回到主角，因為剛剛主角是被媽媽撫慰，所以導演從此點繼續導劇下去。

導演：好，其他人靜下來，我們繼續好不好？OK，靜下來，我們一起陪著心慧，好不好？想跟媽媽說什麼？想跟媽媽說什麼？

導演請其他團體成員靜下來，是在給團體成員暖身，將團體成員的焦點從自己身上再度帶回到主角身上。

導演：大聲一點。

主角：媽媽不要那麼辛苦！

導演：媽媽不要那麼辛苦。嗯……還有呢？

主角：我需要妳幫助的時候我會跟妳說，妳自己照顧好自己。

導演：我需要妳幫助的時候我會跟妳說，妳自己照顧好妳自己，是吧？

主角：是的。

導演：嗯！還有呢？

主角：不然我會覺得很內疚。

導演：不然我會覺得很內疚。

當主角聲音較弱時，導演再度用「回音」技巧放大主角的聲音，一來讓團體成員聽到，二來讓主角聲音也跟著放大，是同時對團體成員與主角暖身。

導演：還有呢？還想跟媽媽說什麼？

主角：妳自己過得好一點，不要總是跟爸爸吵架。⋯⋯

導演：妳自己要過得好，不要跟爸爸吵架，是不是？

主角：是。

導演：跟爸爸吵架會讓我怎樣？

主角：讓我覺得很難過。

導演：會讓我覺得很難過。嗯！還有呢？還想跟媽媽說什麼？

主角：⋯⋯（沉默）

導演：有嗎？沒有。否則還有什麼話要跟媽媽說？

主角：（主角搖頭）

導演：沒有了，是吧？角色交換，妳做媽媽。（導演調整主角與輔角位置）

導演：心慧的媽媽對不對？

　　　導演暖主角進入媽媽的角色。

主角扮演媽媽：我是。

導演：喔，好。

主角扮演媽媽：（扮演媽媽的主角輕微嘔吐）

導演：對⋯⋯好，把心裡面的東西都吐出來，不放在心裡面的。媽媽我要
　　　妳聽聽心慧跟妳說心裡的話，好不好？

導演：（對主角替身說）把想要告訴媽媽的話跟媽媽說，大聲一點。

主角替身：媽媽，我不想妳那麼辛苦。有什麼需要，我就告訴妳，妳那麼
　　　辛苦，會讓我覺得很難受的。還有，妳不要老是跟爸爸吵架。

導演：大聲一點，輔角，讓大家聽得到。

導演：媽媽妳聽到妳女兒這樣說，妳想跟妳女兒說什麼？媽媽？

主角扮演媽媽：⋯⋯我沒辦法，就是這樣。

導演：沒有辦法，就這樣。是不是？還有什麼話要跟妳女兒說的？

主角扮演媽媽：反正能幫妳什麼就幫一下。

導演：愛不愛妳女兒，媽媽？

主角扮演媽媽：（沉默）

導演：愛不愛妳女兒？

主角扮演媽媽：應該是愛的！

導演：妳是愛的，是吧？但是，妳會表達嗎？媽媽？

主角扮演媽媽：（沉默）

導演：妳是不是很少抱她，對不對？

主角扮演媽媽：嗯。

導演：是吧？

主角扮演媽媽：好像……她長大以後就沒有抱過……

導演：她長大以後就沒有抱過。如果哪一天，心慧跟妳說：「媽媽，我希望妳抱抱我。」妳會願意抱她嗎？

主角扮演媽媽：我會覺得很……很彆扭。

導演：很彆扭，但是妳心裡喜不喜歡？

主角扮演媽媽：……（沉默）

導演：就像小時候抱著孩子這樣，妳喜不喜歡？媽媽？

主角扮演媽媽：……（沉默）

導演：我知道，可能剛開始不大習慣，但是妳願意嗎？媽媽？

主角扮演媽媽：……（沉默）

導演：如果妳孩子需要的時候？

主角扮演媽媽：可是我抱著她我會很難過，所以我不太想抱。

導演：喔……妳會難過，是吧？

主角扮演媽媽：是的。

導演：那妳可以像這樣牽著妳孩子的手嗎？

主角扮演媽媽：……（沉默）

導演：可以嗎？

主角扮演媽媽：……（沉默）

導演：是不習慣？是不是？妳看到妳女兒眼睛失明了，是不是很難過？

主角扮演媽媽：是的。

導演：是吧！所以妳自已有很多的傷心，很多悲哀，是不是？

導演同理媽媽的角色中的哀痛。

主角扮演媽媽：是……我就是看她那樣子很難過。

導演：看到她這樣子很難過，是不是？

主角扮演媽媽：是。

導演：嗯。每一個媽媽看這樣子都會很難過。妳看，無緣無故被一個陌生人，然後把她的眼睛弄失明，又割傷了她，是吧？

主角扮演媽媽：唉……沒辦法，就是命。

導演：Ya……就是命嘛。但是媽媽，當孩子有需要妳還是會幫忙她，是吧？

主角扮演媽媽：那我能做什麼我就在生活上多幫她一些。

導演：對！所以妳看妳在生活上幫忙她，就是愛她的表現嘛，是吧？媽媽是不是？

主角扮演媽媽：不知道什麼是愛吧，反正做媽媽的就是這樣。

導演：嗯！就是盡妳的責任嘛，是吧？

主角扮演媽媽：是。

導演：那很好。妳有什麼話要對妳女兒說嗎？媽媽？

主角扮演媽媽：……

導演：有嗎？

主角扮演媽媽：覺得沒有什麼想到要說的……反正我就能做什麼就做什麼。

導演：嗯！那也很好對不對？至少妳願意做，是吧？

主角扮演媽媽：嗯。

導演：有的媽媽看到孩子這樣，就不理了，是吧？

主角扮演媽媽：那怎麼可能不理呢？

導演：嗯！很好。很多人是這樣的。

主角扮演媽媽：這就是我的孩子。

導演：Ya！所以妳不會不理她嘛！妳一定現在還是愛著她。很好！看著妳女兒，還想跟妳女兒說什麼？

　　導演這些問話都是在協助主角與媽媽之間愛的連結，讓主角進入媽媽的角色，體會出雖然媽媽不會用言語來表達對主角的愛，但依舊是能幫主角做什麼就做什麼，盡著自己當媽媽的責任愛著主角。

主角扮演媽媽：……傻丫頭！

　　一句「傻丫頭」點出母女之情與理解。

導演：呵呵呵……想說傻丫頭。Ya……嗯……

主角替身：以後不要那麼辛苦。如果我有需要，我會告訴妳的！

主角扮演媽媽：我知道。

主角替身：嗯。

導演：其實妳們是很相愛的母女，對不對？很好，還想做什麼嗎？媽媽？

主角扮演媽媽：沒有什麼……是我要告訴我女兒知道的。

導演：嗯！妳女兒很聰明，對不對？

主角扮演媽媽：……（未回應）

導演：妳有沒有覺得妳女兒很聰明？

主角扮演媽媽：是呀，是個很好的女孩子。

導演：是個很好的女孩。是啊！嗯，很棒的女孩，是吧？是的，在妳心裡
　　　……

主角扮演媽媽：可是好多時候我不高興是因為對她爸爸的事。

導演：Ya！那是你們夫妻的事嘛！但是妳跟妳孩子，妳還是喜歡妳孩子，
　　　是吧？

　　導演將焦點再度聚焦在主角與媽媽之間，很巧妙的將家族治療技巧與
理念運用在心理劇之中。

主角扮演媽媽：對！

導演：是吧？

主角扮演媽媽：對！

導演：嗯！還有什麼跟妳孩子說嗎？

主角扮演媽媽：……（沉默）

導演：妳希不希望妳孩子來煩惱妳跟妳先生的事呀？

主角替身：媽媽，以後不要跟爸爸老是吵架，妳過好……

　　替身適當的介入，讓主角更有感受，所以在心理劇中當替身融入角色後用自發的方式表達其在角色上的感覺感受，對主角是很有助益的，此時導演要允許與善用輔角在角色上的自發。

主角扮演媽媽：我知道，我跟妳爸爸沒事……
導演：是不是你們已經習慣了？
主角扮演媽媽：唉呀，反正就這樣。
導演：沒有吵是不是覺得不像夫妻呀？是嗎？

　　導演再度用家族治療的理念介入其中。

主角扮演媽媽：是呀，不就是這麼回事？
導演：就是這麼回事嘛，是吧？
主角扮演媽媽：反正也沒有什麼事。
導演：也沒有什麼，就吵一吵，是吧？
主角扮演媽媽：也沒什麼，反正就這樣。
導演；嗯，對吧！所以要告訴女兒什麼？是不是不用擔心？
主角扮演媽媽：唉，反正妳擔心也沒用，反正就這樣。
導演：告訴妳女兒，用妳的話告訴妳女兒。

　　導演再度鞏固主角學來的新的認知。

主角扮演媽媽：妳擔心也沒用！不用擔心，就這麼一回事，唉呀。
主角替身：我看你們吵架，我就覺得，好煩的！
主角扮演媽媽：唉呀，就這麼回事，沒什麼好說的。
導演：Ya……反正那麼多年，是吧？
主角扮演媽媽：反正……都六十幾歲了，唉啊差不多就這樣。
導演：是啊，反正吵也不會怎麼樣吧，是吧？呵呵呵，是吧，媽媽？
主角扮演媽媽：唉，反正過一天是一天嘛！
導演：對嘛，生活就這樣，是吧？
主角扮演媽媽：嗯。

導演：還想告訴妳女兒什麼嗎？

主角扮演媽媽：我沒什麼話說……我是一個不喜歡說話的人。

導演：喔，對……可是妳都是默默做的，可以。

主角扮演媽媽：反正……生活上能幫的就幫吧。

導演：Ya！很好的媽媽，很好。角色交換做自己。

主角：（主角回到主角自己的位置）

導演：（導演提醒扮演媽媽的輔角）把剛剛那些話告訴妳女兒。沒事的，
　　　反正我們吵就吵，都六十多歲了。

輔角扮演媽媽：沒事的，妳不用擔心。反正我們吵歸吵，吵過以後還會好
　　　的。

導演：「妳是我的乖女兒。」（導演提示）

輔角扮演媽媽：妳是我的乖女兒。

主角：我知道。

導演（提示扮演媽媽的輔角）：傻丫頭！

輔角扮演媽媽：傻丫頭！

主角：……我知道的。

輔角扮演媽媽：妳知道的就是發發牢騷嘛。

導演：妳就知道媽媽是在發發牢騷而已，對不對？

主角：和爸爸兜不來就到我這兒來發發牢騷。我現在好多了，不會像以前，
　　　以前那我就覺得好倔，現在反正……反正發牢騷而已，我就聽。

導演：發發牢騷是不是也是心理治療？

主角：對。就……我就聽。

導演：是吧？呵呵……妳了解了喔？

主角：可是我覺得我跟爸爸、媽媽之間沒有什麼問題……

導演：沒有什麼？

主角：沒有以前處那麼……以前是很糾結的，現在……

導演：那很好。

主角：嗯。

導演：那很好。所以可以跟媽媽先退嗎？

主角：嗯，對，我覺得跟媽媽沒有什麼……就是處理過了嘛……

導演：嗯嗯，那很好，那很好。還想跟媽媽抱一下嗎？

主角：唉呀，媽媽她不喜歡被人抱的，我能夠理解，因為她小時候就沒被外婆抱過，所以……

導演：Ya……媽媽小時候沒被外婆抱過，所以不習慣抱人，是吧？

主角：但是真的希望媽媽不要這麼辛苦。

導演：Ya，很好！妳是一個很貼心的女兒。

主角：要多愛自己一點。

導演：嗯，很好！要多愛自己一點，很好。

主角：多愛自己一點。

輔角扮演媽媽：妳也要多愛自己。

主角：我很愛自己了，我不愛自己就不會這樣了（笑）。

導演：是啊！OK！謝謝妳，妳先退（導演請扮演媽媽的輔角退出舞台）。

導演：兒子，兒子過來（導演請扮演兒子者上台）。來，坐過來一點，坐旁邊。兒子！兒子來，過來坐這邊。想跟兒子說什麼？你這個十歲的孩子，國輝，是吧？

　　導演再度回到主角與孩子的景。在心理劇中導演須很清晰的處理主角的議題，之前處理孩子的議題引發主角對加害人的情緒，將主角內在情緒處理後，須再度確認主角對主角與孩子之間的關係是否已有新的轉化或待處理之事。

兒子：嗯。

導演：妳想跟妳兒子說什麼？（提示扮演兒子的輔角）媽媽我很擔心妳去死。

　　導演暖身輔角讓輔角進入兒子的角色，同時也讓兒子說出剛剛的擔心，探索主角的回應。

兒子：媽媽妳不要死，我很擔心妳！妳不要死，妳死了我怎麼辦？

導演：（導演提示扮演兒子的輔角）我是很愛妳的，但有時候我又很討厭

　妳。

兒子：妳知道我是很愛妳的，我是非常愛妳的，媽媽！可是有時候我又很
　　　討厭妳，妳老是對我發脾氣！

主角：我不是故意的。

兒子：我知道妳不是故意的，但妳發脾氣的時候，我就覺得……可能是我
　　　做得不好……媽媽妳不要去死好不好？

導演：妳可以答應妳兒子嗎，媽媽？

　　導演需要確認主角是否還有尋死念頭，在諮商中一旦發現主角有輕生
念頭或行動，需小心處理，這是一種專業倫理所需做的，也是一種專業的
敏感。

兒子：妳死了我怎麼辦？

主角：（沉默）

導演：嗯？妳可以答應妳兒子嗎？

主角：在你沒有長大之前，不會的！

導演：在你沒有長大之前不會的，是吧？妳會不會陪孩子一起長大？媽媽？

主角：我會很努力的。

　　導演在從事自殺防治工作時要確認的是主角有無立即性的危險，若有
則需更進一步的探問有無自殺的企圖及自殺的行動。

導演：告訴妳兒子，否則妳兒子很擔心的，一個十歲的孩子，很害怕失去
　　　媽媽的，妳知道嗎？

　　導演再度強調孩子害怕失去媽媽。

兒子：媽我擔心妳！

主角：但是我沒有辦法做決定吧！……我會很努力的。

兒子：媽媽我很擔心妳，妳不要死好不好？妳不要死好不好？妳死了我怎
　　　麼辦，我沒有媽媽了……（哭泣）我沒有家了怎麼辦？妳不要死……

主角：對不起我不是故意想要死的……我不是故意傷害你的……（哭泣）

　　我真的不是故意傷害你的……

兒子：妳不要死……妳不要動不動就說死……妳死了……

導演：我有太多的難過悲傷，對不對？媽媽是不是？跟孩子講。

　　導演指出主角有太多的悲傷，才會有此負面的思維。

主角：有的時候媽媽……媽媽覺得搞不下去了你知道嗎？媽媽覺得很累，
　　　你知道嗎？

兒子：我知道媽媽很難，但是媽媽妳不要去死，妳要去死我就覺得是我做
　　　得不好……

主角：我只是想你稍微懂事一點，我知道這個要求不是對孩子的要求……
　　　但是我真的沒辦法你知道嗎？我沒有辦法……好多事情我做不來，
　　　然後……然後沒有人幫我，我就覺得自己好沒有用的，你知道嗎？

導演：所以我不是故意要傷害你，對不對？跟孩子講。

　　導演強化主角不是故意的，以減緩主角的自責。

主角：其實每次對你發完脾氣，我都好後悔的……

導演：嗯，媽媽其實罵你都很後悔，是吧？

兒子：我會表現好的，媽媽！妳不要死，好嗎？妳答應我，好不好？妳老
　　　是要死去死的，又不是我造成的！

主角：是……媽媽沒說是你造成的，有的時候可能給你這種感覺，主要是
　　　有的時候……有的時候，唉，你處理一些情況的時候，我就覺得我
　　　自己很沒有用。

導演：告訴孩子，不是你的錯。

主角：不是你的錯，是媽媽自己沒用，是媽媽自己……

導演：媽媽也不得已，是不是？

　　導演點出主角的處境。

主角：媽媽自己有的時候太痛苦了，你知道嗎？

導演：嗯！

主角：我有的時候覺得……覺得很累很累，我有的時候……就是，想說乾脆就解脫算了！我好累，我太累了……

兒子：妳看，妳又說想死就死，又不是我造成的，是我造成的嗎？妳動不動就死、死、死，妳死了我怎麼辦？

主角：我覺得有的時候……嘖，你就是這樣子，罵你什麼的也挺傷害你的，還不如……還不如我死了，然後……

兒子：妳要死我就跟妳一起死，好吧？我也去死！

主角：我就是擔心你，所以才……才沒有去死……

兒子：我好害怕的，媽媽……

導演：所以媽媽妳怎麼跟妳的兒子保證，讓兒子能夠很安心的長大？妳愛不愛妳兒子，媽媽？

　　　導演要主角向兒子保證，另一個目的就是在確認主角自殺的強度。

導演：媽媽妳愛不愛妳兒子？

主角：愛的。

導演：愛的。愛是不是要陪他一起長大？是吧？即使再苦？

主角：可是我很煩你知道嗎？（主角激動的說）每個人都要我愛他，每個人都要理解他，我都不停的在理解別人！

導演：是！

主角：誰理解我？誰理解過我？全當我是超人，你知道吧？

導演：是！所以妳需要的是什麼？妳需要的是什麼？

　　　導演切入主角內在的需要。

主角：（哭泣）

導演：妳需要的是什麼？妳很苦，對不對？所以當妳很苦的時候就沒有能力照顧孩子，是吧？是不是？

主角：（哭泣）

導演：所以哪些人可以愛妳，在妳的現實生活裡面？當妳苦的時候可以找他談？

導演探索主角的社會支持系統。

主角：我知道他們愛我，愛我有什麼用咧？光是光是嘴巴上講都沒有心那
　　　有什麼用喔？

導演：喔……那妳希望怎麼樣，媽媽？妳希望別人幫妳做些什麼？

導演引領主角具體化自身的需要。

主角：我希望有人……輔導一下孩子的學習，然後孩子自己自覺一點，就
　　　是不要總是有這樣、那樣的問題，我真的承受不了！我就照顧好我
　　　自己，然後把家裡的家務做一些，我承受不了那麼多東西！

導演：如果在現場裡面有人願意幫助妳的孩子，妳願意看看嗎？

主角：我就覺得我一個人扛著家裡面，你知道吧？

導演：Ya！

主角：總是我在這裡拚命的往前爬、往前爬、往前爬……

導演：如果有人可以分擔，幫妳輔導妳的孩子，妳願不願意，媽媽？

團體成員：（有三位成員舉手表示願意協助）

主角：願意啊，我就很想有一個！

導演：嗯……妳看有團體成員願意協助妳，知道嗎？

主角：嗯，我之前有請個家教過來，那個家教就幫他看一下，最後還是得
　　　我自己……噴，就是，就是，我就覺得可能是因為以前我自己情緒
　　　不穩定嘛，有的時候就是打罵孩子什麼的，然後孩子也很厭煩。

導演：嗯。

主角：我就很累很累很累，我就覺得，家裡什麼事都是我的事！

導演：嗯……老師要問妳，妳自己……，妳跟妳孩子之間要怎麼辦？看著
　　　妳孩子。

導演將問題焦點再度聚焦在主角與孩子身上。

主角：我想孩子爭氣，但在生活上我是壓抑了很多憤怒的！結果後來就把
　　　這口憤怒都發到孩子身上……

導演：嗯！所以妳知道了，當妳憤怒沒有消除的時候，就會把很多憤怒發
　　　洩到孩子，讓孩子也不知道怎麼辦，是吧？

　　　導演指出主角將自己內在情緒轉移至孩子身上。

主角：是的。我知道是我自己的問題。

導演：Ya！老師是期待有個人長期可以陪著妳，可以嗎？妳會自己找欣羽
　　　或敏方（團體中另兩位成員）嗎？如果當妳有需要的時候？

主角：嗯……有的時候會。

導演：（詢問學員）妳可以嗎？妳們兩個可以嗎？

敏方：可以。

導演：可以嗎？欣羽可以嗎？

欣羽：可以。

　　　導演動用團體成員的支持系統支持主角，讓主角更有力量來面對生活
中的難題，以減緩其情緒的壓力。

導演：聽到了嗎？然後真的有太困難的時候，就寫mail給老師，好不好？

主角：好。

導演：我就是覺得，很多東西其實就是我自己，自卑的那種東西……

主角：我問妳，妳想不想走出來？

　　　導演挑戰與鼓勵主角。

主角：想啊。

導演：妳是不是那麼大老遠跑來上課，就是想幫忙自己，是吧？

主角：嗯。

導演：是吧！我們從頭開始，可以嗎？

主角：嗯。

導演：所以第一個功課就是怎麼面對妳的孩子。妳要跟孩子說什麼？

主角：……

導演：妳會牽著孩子的手嗎？牽著孩子的手。

　　導演試圖透過肢體的接觸促進主角與孩子心理有更深的連結。

主角：會！（主角牽著孩子的手）

主角：我就是有的時候，當我覺得特別累的時候，孩子⋯⋯還過來⋯⋯因
　　　為我們家孩子從幾個月開始，晚上就一直是我一個人帶著，我老公
　　　他很喜歡打麻將嘛。

導演：嗯。

主角：我想當媽媽都知道帶個孩子是很不容易的，然後我看不見的話我就
　　　⋯⋯很累很累，有的時候那個⋯⋯那個情緒上來，我自己⋯⋯其實
　　　我自己知道，我自己情緒上來我自己當時就覺察到了，但是，我控
　　　制不了你知道嗎？

導演：Ya⋯⋯對。妳可以當妳以後情緒控制不了，妳可以先去廁所嗎？你
　　　們知道家裡有一個避風的地方，就是廁所嗎？幫你們緩和的地方就
　　　是廁所，妳可以嗎？因為生氣時說的話是會傷害孩子。

　　　導演教導主角如何面對自己的情緒。

主角：是的，我知道。

導演：試著先深呼吸，然後趕快去廁所，知道吧！這是一個很好的方式。

主角：我現在就沒有再打他了。

導演：那很好！

主角：因為呢，前一段時間就是在外面參加公共活動，一點小事他就在那
　　　裡要自殺啊，就在那裡吵啊什麼的，然後⋯⋯到後來他就跟我說，
　　　你知道的，他還是願意跟我溝通。

導演：妳知道孩子自殺是向誰學的嗎？

主角：像我，這我知道。

　　　導演點出媽媽自殺的意念會影響孩子也有自殺的意念。

導演：Ya！

主角：因為那一段時間⋯⋯就是這半年，我情緒就很不穩定，所以最後就

把工作辭掉了，因為……我如果又要打工又要照顧家裡面……我承
受不了。

兒子：其實妳想聽聽兒子心裡面的話嗎？其實我覺得我不需要這些輔導的，
　　　我覺得我有能力，我也可以照顧媽媽。但是關鍵是我怕。我沒有心
　　　思學習，我擔心媽媽，而且，妳要靠近我，我怕！我有點怕，我不
　　　知妳會不會發脾氣。我很害怕。

　　這是輔角自發性的聲音，一位好的輔角能適時的在所扮演的角色中說
出在角色中的感受與感覺，會有助於主角內在的轉化，所以導演直接點出，
促進主角對孩子內心的理解。

導演：妳聽到了嗎？他站在孩子的角色去感受。

兒子：我不需要那些輔導員！其實我可以在家裡聽媽媽的，我可以照顧媽
　　　媽的，但是我害怕！

導演：妳會叫妳孩子幫妳的忙嗎？

主角：會，他會幫我。

導演：那很好！

主角：他本來也就會幫我。

導演：那很好，妳多多用他，知道吧？當妳多用他的時候，孩子就會覺得
　　　他很重要。那當妳疲憊的時候，有團體成員支持妳。

　　導演點出孩子是聰明與貼心的，並提醒主角善用孩子，同時也點出當
主角疲累時可運用團體成員的支持。

主角：我知道，只是……我講了就是因為自己情緒的問題。

導演：所以媽媽，妳很知道是妳的情緒引起，對不對？所以當妳有情緒的
　　　時候，妳是不是可以用打電話？也許說可能那時候脾氣發起來，可
　　　是至少妳有一個宣洩的管道，是不是？我們試看看好不好？

　　導演依主角的內心需求將主題聚焦在主角的情緒上。

主角：而且這裡面我知道，很多時候把對丈夫的情緒發到了孩子身上。

導演：Ya！

主角：我自己其實……這些東西我都知道。

導演：嗯！但是，妳知道了，妳情緒沒有找到出口，對不對？

主角：嗯。

導演：老師教妳一些方法，好不好？當妳有情緒的時候，可以嗎？

　　導演具體化處理情緒的方式，心理劇很大部分是透過演出來轉化主角情緒，但有時也可以行動方式來教育主角與團體成員，讓團體成員有具體的方式來面對日常生活中的困境，特別是自我對情緒上的處理。

主角：（點頭）

導演：第一個，撕報紙。可以嗎？撕報紙很好用。（對學員）你拿幾張報紙讓她撕看看。老師讓妳體會妳就比較清楚。來撕，來。大力撕！

　　撕報紙是一種具體化宣洩情緒的方法，將內在心裡的糾結與受阻的情緒透過身體與行動突破阻礙，讓其情緒宣洩出來，撕報紙時的聲音與流暢性有助於情緒的宣洩。

主角：（主角用力撕扯報紙）

導演：對！對！妳撕了就把它丟了。對！

主角：（主角繼續撕報紙）可是我不是需要……我就是在家裡悶著知道吧？

導演：對，我知道，但是有生氣的時候……好，繼續來。

　　主角在學習新的事物時腦海會出現昔日的記憶阻礙其學習，此時導演可以同理但亦同時帶領與鼓勵主角，讓主角用行動來學習新的事物，產生新的經驗。

主角：我有的時候呢跑到樓上去站在那兒，我們家鄰居就去告訴我爸爸！

導演：對。

　　主角在撕報紙時會有與情緒有關的記憶或畫面出現，這是正常的現象，所以導演可以讓主角邊行動，邊說出其心裡的話，有助於主角情緒的宣洩。

主角：（主角繼續撕報紙）

導演：沒關係，繼續撕，老師讓妳體驗一下。第一個，不是孩子的問題，第一個是妳情緒上的問題，先把情緒先處理。很多事情是情緒處理來的，很多就會產生智慧出來面對了。對！大力撕！

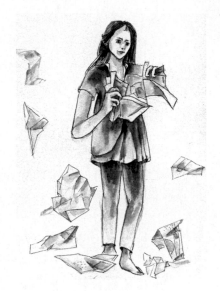

　　導演點出情緒與認知是相互影響，當將阻塞的情緒加以疏通時，理性思維與智慧也跟著出來，如同前面所述五行的相生相克原理，木克土，憤怒克制思考，一旦情緒宣洩，正向思維就跟著浮現。

主角：我就覺得我很難……真正的接納……接納自己。

導演：沒關係，先把氣先出來。

　　導演同理主角。

主角：（主角繼續撕報紙）

導演：再撕。紙不要對摺，就直接撕。對。不要對摺，就撕，這樣比較有力量。不要對摺，撕了就繼續撕。不要對摺，對！對！在撕的時候我要告訴各位喔，像剛剛老師是讓她情緒發洩，但現實生活是不能殺人的，知道吧？懂嗎？你可以在心理劇裡面老師來指導你把脾氣發洩掉，你才能夠冷靜思考問題，了解嗎？

導演：（對主角）對，繼續，很好！對……就丟了！妳知道我們生氣，就是內心遇到不順的事，將氣鬱積於內，內在的氣阻塞不通，所以當妳撕掉報紙的同時，就是把氣帶出來，當氣帶出來的時候，妳的氣就慢慢的宣洩與疏通。人有氣時可以找尋消氣的方式，人可以把他的怨氣、冤氣把它宣洩出來，但是要用一個方式就是不傷害別人、不傷害自己的方式。撕報紙既不會傷害別人，也不會傷害了自己。

導演：曾經有位學員因生命某事件讓他心裡鬱積很多的氣，在劇場中打壞三支出氣棒。老師教他若平日有氣就用撕報紙來發洩情緒，不能傷害自己或他人，他告訴我他們家有一個小房間，全部都是他撕完的報紙。他清了一車，但是他的脾氣就這樣……怎樣？慢慢慢慢的穩定了。那一天老師在某一學校演講他去看我，氣色變得很好，滿面春風。

導演：（對主角）很好，繼續撕知道吧？妳就是要慢慢學會把自己的脾氣透過撕報紙加以宣洩，妳不要用傷害別人的方式來宣洩。那當妳的情緒愈來愈平穩的時候，妳就會有更多的理智、更多的智慧來面對妳的問題。而且老師覺得報紙一張也不用多少錢對不對？如果家裡沒有報紙，下班時辦公室不要的報紙妳拿回家撕一撕，知道吧？最後將那撕碎的報紙拿去做一個儀式，就把它拿到垃圾桶去，就好像把妳的心理垃圾撕掉又倒掉，知道吧？要做這個動作，知道吧？這個是很好用的。但是撕完後有時候會很空虛，妳就聽一些安撫的音樂，讓自己休息一下，知道吧？或就拿個抱枕抱一抱，如果那時候老公可以抱抱妳，妳就好好抱抱他，知道吧？如果不能的時候怎樣？就抱著抱枕，好像抱著自己一樣，知道吧？很好用的。試看看！

導演：這樣撕的時候是不是心裡的東西慢慢拿出來？

　　撕報紙時很多人會將撕成一半的報紙疊起來再撕，這會削弱情緒宣洩的流暢度，因此，教導主角不要將報紙摺起來撕。在主角撕報紙的同時，導演趁機會教育團體成員人是可以表達情緒的，但是表達情緒時要遵循的原則是「不傷害自己，也不傷害別人」。在中醫有關情志理論中「木克土」，怒為木，思為土，過大的怒氣抑制人理智思考，若將人之怒氣適當宣洩，則有助於人平心靜氣的思考。因此，當人有過度的情緒時就需依中醫「實則洩之」的原理，將過多的情緒加以宣洩。然而，人在宣洩後，往往會感到空空的、虛虛的，這時則再運用「虛則補之」的原理為之。用什麼來補？具體的做法是用愛來補。因此，在心理劇中當主角情緒宣洩後，導演都讓人來支持或找主角的重要他人來抱，就是給主角愛，讓愛來滋補

主角的難過與失落，若沒有人可以實際的來安慰自己，則可以用抱枕來替代，有一具體很實在溫暖的東西抱在懷裡，讓自己不會覺得很空虛。最後，在自己情緒穩定後，有一個很重要的就是將自己心中的垃圾清理掉，撕碎的報紙代表心中的垃圾，將其丟在垃圾桶裡，象徵將自己心中的垃圾倒掉，讓主角從行動與視覺中轉化內在的記憶與情緒。

主角：是！（主角繼續撕報紙）

導演：對，慢慢來，一步一步知道吧？有時候不是一下子就能清空的。

　　導演讓主角慢慢來，慢慢來是很重要的，人在痛苦時有一種想立刻拿掉痛苦的渴望，但在現實中並非易事，因此，往往想用自殺的方式迅速拿掉痛苦，然而自殺卻造成更多痛苦。所以導演提醒主角慢慢來，生命事件非要馬上處理乾淨不可，否則過度催促自己，可能會讓自己更焦慮，更不知所措。

主角：我就看到別的人那他也是失明的，但他很容易滿足啊。

導演：但是他不一樣耶！

主角：是，他不一樣，我覺得他們有的人就每天做一下按摩啊就，然後沒事啊……

導演：Ya！妳知道嗎？有些失明的人在台灣學會按摩有什麼好處嗎？把氣巧妙的出在別人身上又幫自己，知道吧？

學員：（全體笑）

導演：最好的方式！所以按摩的行業很多都是這樣，妳看，按用力人家又舒服，然後又發洩，這是一個很好的行業知道吧？所以，張先生以後你生氣的時候就幫你老婆按摩知道吧？（對張先生老婆說）老婆要讓她好要幫她按摩知道吧？老婆也要好好按摩他。很好用，知道吧？那力道用對的時候，彼此是舒服的。

張先生：老師又叫我做一個工作。

學員：（全體笑）

導演：呵呵呵呵……真的，在很多夫妻工作坊，身體的按摩是最舒服的，

　　知道吧？其實夫妻要互相學習幫對方按摩的。

　　夫妻身體上的接觸有助於情感的親密，這是在婚姻治療中很重要的一環。因此，導演分享此實務經驗，藉團體成員來提醒主角可以此方法增進主角與先生的關係。

主角：（主角仍繼續撕報紙）對呀！那要我老公那時候腰痛我就幫他按摩啊。

導演：那他怎麼樣？

主角：（主角仍繼續撕報紙）我也不是說我老公不好，他也有對我好的一方面啊。但是我不知道，我就是……嘖，我覺得還是因為我自己自卑，然後自己很多事情做不到就投射到老公身上。

導演：Ya……

　　導演回應主角自我的覺察。

主角：我就希望他們很強大！希望他們……問題是，他就不是，就好像那天他就說：「我就是這樣的人！我就改不了！」

導演：Ya！老師告訴過妳，老師這幾天一直講，我們不可能改變人，但是我們可以影響人，知道吧？當妳慢慢調整的時候，孩子也調整，老公也可能調整。

主角：是啊，我兒子他就跟我說，他說：「媽媽妳快樂了我就快樂！」

主角：（主角仍繼續撕報紙）

導演：對啊！那孩子也說了這句話，是吧？慢慢來，好不好？一步一步的。撕報紙是宣洩情緒的第一個方法。第二個方法是，如果妳有氣的時候呢，來，站起來一下，來。其他人一起跟她做，好不好？來，慢慢來……插腰，那個氣從丹田……○○來，試一下，稍微跳一下然後氣從丹田出來，看林可（另一位學員）做，來。插腰……不要笑，笑會岔到氣，不要從喉嚨。1、2、3，哈！知道吧？

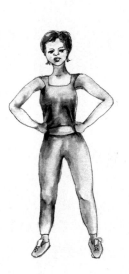

林可：（示範壯膽功）

導演：妳也試看看，哈出來，哈的時候，因為我們常
　　　常憋很多氣，這個胸口都鬱悶了，肺部都瘀結
　　　很多東西了，所以來喔，你們都比老師年輕知
　　　道吧，你看，1、2、3，哈！（導演示範）

導演：知道吧？來，跳起來，會比較大力。（學員與
　　　導演一起做）

主角：（主角跟著做）

導演：我要你們兩個兩個相對。（學員兩兩相對練
　　　習，導演指導學員練習，持續練習約兩分鐘）

導演：有沒有覺得胸口很舒服？

主角：嗯！

導演：好，休息一下。好，坐下來，坐下來，停一下。我們繼續，好，你
　　　看！這樣的話會不會傷害別人？

學員：不會。

　　在社會生活中基於人情世故，人往往不能將心中的感受表達出來，要
常常「忍氣吞聲」，情緒找不到出口，於是氣鬱結於肺，造成胸悶的現象。
壯膽功，是由外在形式導引內在氣息的方式，古人有「吟」與「嘯」來抒
發情緒，關於這方面張明亮教授所著之《五臟的音符——中醫五臟導引術》
有詳加說明，可自行參考。

導演：好，主角我們回到這邊來。（對主角）妳一樣坐著，跟兒子還想說
　　　什麼，來。

　　導演再度將場景移回主角與孩子的關係上。

導演：跟兒子還想說什麼？兒子在妳面前。

主角：（思索）

導演：當孩子難過痛苦的時候，當媽媽最好的方式是什麼？

主角：（主角走向前擁抱兒子）

導演：對！抱著他，現在抱著妳兒子，對。

主角：現在他總是要我抱他。

導演：對，不用說什麼話，知道吧？很多我們爸爸媽媽就是話太多了，知道吧？

主角：然後我兒子總是問我：「媽媽妳愛不愛我？」

導演：妳要怎麼回答？

兒子：媽媽妳愛不愛我？

主角：我每次都回答他：「愛。」但是我心裡面是不知道到底是……

導演：妳不用管心裡知道，妳就說：「我愛。」知道吧？

兒子：妳愛不愛我，媽媽？

主角：我愛。

導演：對，很好。

兒子：那妳答應我，妳不要死了好不好？

主角：好。

導演：當妳抱孩子的時候，妳是不是也讓自己心理也很穩定了？

主角：嗯！（點頭）

導演：所以要穩定妳的心理，第三個方法就是「擁抱」知道吧？就是「擁抱」。抱孩子、抱老婆、抱老公，都是穩定妳情緒很好的方式，知道吧？懂嗎？現在感覺怎樣？

主角：就很平靜。

導演：比較平靜。自己（主角替身）出來一下，孩子退。

　　心理劇很重要的目的是協助主角自我整合。因此，在處理主角與孩子關係後，導演就請主角的替身上舞台與主角做對話，協助主角做自我整合。

夢的工作

主角：我就感覺……就是說，我自己做這麼久的，我就覺得那不會是什麼……就是接納這個……就是自己，我有一次做夢，我覺得我的這個自我修復很強的，知道吧？（主角說話聲音顯得有力與平穩）我做

夢啊，就夢見我中毒啦，然後就有三個小孩子，這麼高的，一個叫
「無能」、一個叫「無助」、一個叫「無力」。

在心理劇中，讓主角與自己內在對話協助主角做自我整合是心理劇的
最後階段，但主角此時提出新的議題時，表示其內心尚有需要處理之事，
此時導演就不能強行結束，於是靜下心來聽主角所談之事並給予適當的處
理。

導演：嗯！
主角：他們就說他們可以救我，然後就說帶我去一個什麼地方，找一個人
　　　救我。那個是一個什麼樣的人呢？就是頭很大，身子很小，躺在床
　　　上不能動的。
導演：嗯，所以妳做夢，一個叫無能、一個叫無助、一個叫什麼？
主角：無力。
導演：無力。然後怎樣？

　　　導演探問主角夢的內容。

主角：他們說他們可以幫我。
導演：他們可以幫妳。然後呢？

　　　導演繼續探問。

主角：然後帶我去到一個地方，就有一個人躺在床上。
導演：是。
主角：那個人的頭很大，就是一個癱瘓的，頭很大，但是身體很小，但是
　　　很有智慧。
導演：嗯！
主角：可是那個夢沒做完，我醒了。（主角笑）

　　　聽完主角對夢的描述後，導演開始將主角的夢具體化。

導演：很好！妳們三姊妹過來。（學員走向前）一個叫無能、一個叫無助、

一個叫無力。好，老大叫無能，知道吧？（學員笑）因為平常時太有能了，所以讓妳做一下無能。然後老二叫什麼？無助。然後老三叫無力。好，來，站這邊。她們三個人對不對？帶著妳去一個地方，然後，那個人頭很大，對不對？

主角：不對三個都是男性。

導演：好，三個男的出來，妳們退，來，三個男生出來。（男學員向前）

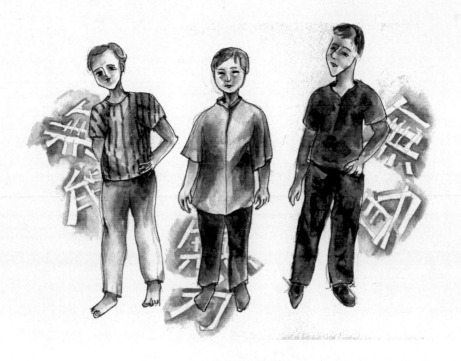

　　導演將主角的夢具體化，因為主角眼睛看不到，所以主角請團體成員中的三姊妹進來分別擔任此三個角色，由於在前一場劇是處理此三姊妹的生命故事，大姊平日很有能力，過度承當責任使自己累垮，因此請大姊扮演「無能」的角色，讓姊姊體驗無能的狀態。但主角說是三個男的，所以導演尊重主角的選擇，因為主角會選擇她想要的輔角有其特別的意涵，導演雖不知其意涵，但是要尊重主角的選擇。

導演：很有智慧躺在床上是不是？

主角：是。

導演：（導演請團體學員陳大哥擔任大頭哥）

導演：陳大哥，來，你躺在那邊，最有智慧的，來。那其他三個過來，一個叫無能、無助、無力，對不對？來，你們三個牽著她（主角），去見這一個頭很大很有智慧的人。

學員：（被指定的輔角依導演指示動作）

導演：好，現在已經帶到妳的夢裡了喔，然後面對這個大頭哥妳要跟他說什麼？

　　因為主角失明眼睛看不到，導演邊指導輔角動作邊說，是透過聲音協助主角暖入主角夢中的情境。

主角：我首先是覺得很奇怪，為什麼有三個這樣的，叫這三個名字，他們真的能幫助我，我覺得很奇怪。

導演：嗯，但是他帶到一個很有智慧頭很大的人這邊來，對不對？

主角：是。（點頭）

導演：妳的無能、無力、無助，其實也是在幫助妳的，有沒有？

主角：（思考）

導演：當妳無能、無助、無力的時候，其實妳需要的是一個大智慧的人在妳面前，是吧？

主角：（點頭）

導演：妳現在在大頭哥面前，妳要問大智慧的人什麼問題，妳現在問他。我們把那個夢做完。

　　夢，是人的內在與自我的另一種展現，而夢中的人物有時也是人內在的次人格，而此些次人格都是人存有的一種方式。對內在次人格的了解有助於自我內在的整合，主角在此時說出她所做的夢，是一種自我整合的需求蘊藏在其中，因此，導演就順此形勢，來完成主角未完成的夢。

主角：其實現在生活裡沒有那麼糟，但是總有些事情我接受不了。

導演：嗯！現在事情沒有那麼糟，只是有些事情接受不了。然後呢？

　　導演覆述主角說話內容並發問，目的讓主角感受到智慧者聽到她的話，並替智慧者發問。這是導演的技巧之一，導演是輔角的延伸，也是輔角的替身，覆述主角說話內容就如同輔角收到主角的話，發問就如同輔角收到主角的話後的提問，雖是出自導演之口，卻是行輔角的角色，是一很微妙、很高超的技巧，行之於無形卻發揮其效用。

主角：還是我自己內心……

導演：妳問問大頭，問問這個大頭，他很有智慧，妳問問他。妳把妳的困惑問問他，他會告訴妳。

　　導演與主角共同創造出「超越現實」的場景，因此，將此場景更具體化，讓主角在夢中沒有說的話，沒有機會提的問題提出來，因此鼓勵主角問問題。

主角：我覺得，其實是我自己內心很自卑，我覺得不如人家。

導演：所以當我覺得自卑、不如人家的時候，大頭，你可以告訴我什麼？是不是？

　　導演協助主角將直述句變成問句。

主角：我就想知道……

導演：我就想知道什麼？

　　導演順勢引發主角內心更深的話。

主角：怎麼樣找回到我剛失明的時候那個感覺，到我剛死裡逃生的時候，我就像個嬰兒一樣，我覺得世界好美好喔！然後充滿了信心。但是我把那個感覺丟掉了，那個時候我很愛周圍的人，我覺得很有信心。

導演：角色交換。

主角：……內心裡面很平靜。

　　導演本想讓智慧者回答主角的提問，但主角繼續說，就繼續順著主角

讓她想說的事全部說出來。

導演：那時候內心很平靜，然後很有力量，對不對？

主角：對啊，別人失明了都哭哭啼啼，我失明了我好開心的。

導演：所以那時候剛開始，妳是很有能力、很有力量的，是不是？

　　　導演順勢而言，點出主角與一般受害者的不同。

主角：對啊！我還告訴我爸爸媽媽：「大難不死，必有後福。」我就覺得
　　　那個時候，就像一個剛出生的嬰兒一樣。

導演：喔！其實失明的時候，讓妳好像初生的嬰兒，讓妳很有能力，是吧？

　　　導演此時是以導演與主角替身的身分與主角對話，而在對話中，導演
會適時的點出主角說話的重點加以強化及延伸，其目的是讓主角在對話中
更進入其內心世界，說出內心的感覺與引發出原有的生命力量。

主角：我就覺得什麼都……就不覺得好像很……不像別人那樣，覺得好像
　　　很絕望什麼的，我覺得我是行的。

導演：嗯！那時候是覺得好像重生，然後都很行的，對不對？

主角：我覺得不表示失明了就是一個廢的，我從來不這樣覺得。

導演：Ya！不表示失明就是會無能，但是現在覺得好像自己愈來愈無能、
　　　無力、無助，對不對？

　　　導演此問句是回應此心理劇一開頭主角所提出的議題，讓主角針對內
心的疑問找出路，同時與主角夢中的無能、無力、無助做連結。

主角：是。

導演：所以妳來問這個很有智慧的一個雖然身體癱瘓但是他頭腦很清楚的
　　　人，是吧？

主角：是。

導演：好，妳角色交換，做那個人。妳躺著。

　　　導演讓主角角色交換到智慧者的角色，讓主角從智慧者的角色中回應

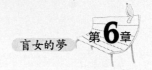

自己心中的提問。

主角：（主角更換位置，躺在床上扮演智慧者的角色）
導演：你是一個躺在床上，然後身體癱瘓，非常有智慧的一個人，對不對？

　　導演透過問話，將主角暖身到智慧者的角色之中。

智慧者（主角扮演）：嗯。
導演：是吧？心慧身上的無能、無助、無力三個人，把心慧帶到你的身旁
　　　來，要問你問題。你可以用你的大智慧回答一下心慧問你的問題，
　　　好嗎？你願意嗎？

　　導演繼續將主角暖身到智慧者的角色之中，並引導其用大智慧回應自
己所提的問題，這問話巧妙的引導主角是個大智慧者，也引導主角以智慧
來回應自己的提問。

智慧者（主角扮演）：好。
導演：來，問一下，來。
主角替身：我不知道為什麼他們三個人叫無能、無力、無助，他們把我帶
　　　到你身邊來。我不明白，為什麼我現在生活會愈來愈無力、無能、
　　　無助？我記得我剛失明的時候，那時候我像一個新生嬰兒一樣，我
　　　會覺得，這個世界是多麼的美好，我愛周圍每一個人，那時候，我
　　　就覺得，我有能力，我不會像別人失明了一樣，那麼絕望。我相信
　　　我有能力一定能做好，我還很好的安慰我爸爸媽媽，我很開心，我
　　　覺得我能活過來，我很相信我自己的能力。為什麼到現在，我這樣
　　　無力、無助、無能？我愈來愈被這種感覺纏擾。
智慧者（主角扮演）：因為妳有了「比較」的心。
導演：大聲一點！

　　主角回應時聲音較小，導演為讓團體成員聽到主角的聲音，因此，請
主角聲音放大，另一目的是讓主角以較大的聲音提升自我的能量。

智慧者（主角扮演）：因為妳有了「比較」的心。

導演：還有呢？你要怎麼幫忙她像剛失明一樣，那麼有能力？你告訴她一
　　　下。

　　導演以主角的角色向智慧者提問。

智慧者（主角扮演）：妳有了比較的心。妳拿自己去跟別人比較。

導演：嗯！有比較的心，拿別人去比較。還有呢？告訴她，怎樣才能恢復
　　　以前那樣的能力？

　　導演用「重述」技巧回應主角，並且用話語引導主角將話題聚焦在「怎
樣才能恢復以前那樣的能力」。

智慧者（主角扮演）：（主角牽著替身的手）

導演：對……你會牽著她的手，你跟她說什麼？

　　身體語言代表內心的狀態，導演點出主角的身體動作釋放出連結與關
懷之意，進一步促發智慧者以智慧及關懷來協助主角自己。

智慧者（主角扮演）：其實妳是很好的。

導演：嗯！

智慧者（主角扮演）：真的是很好的。

導演：嗯！

　　導演用「嗯」來回應主角的話語，一則肯定其智慧之語，二則讓主角
所說的話有人來回應，引發主角說更多話。

智慧者（主角扮演）：別讓那些人歧視妳，那是他們的事情。那並不是妳
　　　的錯，那些跟妳沒有關係。

導演：嗯……所以心慧是很好的，那些人給她歧視，對不對？跟妳沒關，
　　　其實她是很好的，是吧？

　　導演將主角在智慧者角色上所說的話加以整合，以強化其智慧之見解。

智慧者（主角扮演）：對，其實妳是很好的！妳已經很好了。

導演：妳已經很好了。

智慧者（主角扮演）：不要拿自己去和原來的比較。

導演：不要拿自己和原來的比較。還有呢？

智慧者（主角扮演）：而且其實妳家裡的人都是很愛妳的。

導演：嗯，還有呢？再告訴她，怎樣可以讓她恢復那麼多的活力？如何讓
　　　心慧第二度重生？告訴她一下。你從夢裡把她帶過來這裡，是不是
　　　要告訴她這些？對不對？

　　導演誘發智慧者以智慧來教導主角自己的同時，又將對話重心放在主
角在劇一開始的提問上——「怎樣才能恢復以前那樣的能力」。

智慧者（主角扮演）：對。

導演：還要告訴她什麼？

智慧者（主角扮演）：妳很久沒有鍛鍊身體了。

導演：很久沒有鍛鍊身體了。嗯！

智慧者（主角扮演）：妳記得以前鍛鍊身體的時候，情緒有穩定一些……

導演：喔……之前有鍛鍊身體的時候，情緒有穩定一些的。嗯，很好！還
　　　有呢？

　　導演回應主角以前鍛鍊身體對情緒有穩定作用。

智慧者（主角扮演）：不要因為覺得別人不愛妳，妳就自己也不愛自己了。

導演：喔……不要覺得別人不愛妳，妳就自己不愛自己了。很好！還有呢？
　　　你真的是個智慧的人啊！再告訴她一些智慧。

智慧者（主角扮演）：……（思索）

導演：還有嗎？

智慧者（主角扮演）：還有就是……其實我覺得不用說什麼。

導演：不用說……面對她老公，你對心慧有什麼建議啊？智慧的人？她要
　　　怎樣做才能讓自己好一點？

導演將議題導向主角與先生之間的關係，企圖希望智慧者給主角指引。

智慧者（主角扮演）：妳如果接受了妳自己，妳就接受他了。

導演：喔！如果妳接受了自己，就接受了老公了。嗯！還有嗎？

智慧者（主角扮演）：妳是有做不到的地方，但那不是妳的錯。

導演：妳是有做不到的地方，但那不是妳的錯。很好！

智慧者（主角扮演）：妳已經夠努力了，已經夠好了。

導演：妳已經夠努力了，已經夠好了。是吧？嗯，很好！

導演此間所用的是「重述」與「回音」，讓主角與觀眾聽到主角所說的話。

智慧者（主角扮演）：其實看不見的人也有做不到的地方。

導演：喔！真是大智慧啊！其實看不見的人也有做不到的地方，是吧？嗯！

導演透過讚美強化智慧者的所知所見，目的也在讚美和鼓勵主角。

智慧者（主角扮演）：有很多人看得見，但是他的心是盲的。

導演：有很多的人看得見，但他的心是盲的。嗯！

智慧者（主角扮演）：不要讓妳的心也盲了。

導演：不要讓妳的心也盲了。嗯！

智慧者（主角扮演）：妳看看後面那三個人。

導演：看看後面那三個人。

導演引導主角回到夢中的三個人。

智慧者（主角扮演）：妳去抱抱他們。

導演：去抱抱他們。無能、無助、無力過來一下。去抱抱他們，是不是？

智慧者（主角扮演）：他們沒有什麼不好。

導演：無能、無助、無力沒有什麼不好，去抱抱他們，是不是？

智慧者（主角扮演）：是的。

導演：OK！抱他們可以得到什麼好處？

智慧者（主角扮演）：……（沉思）

導演：接納自己的無能、無力、無助，就會有能、有力、有很多的力量出來，是不是？

　　導演說出主角未說出的話，來引導智慧者看出無能、無力、無助的正向功能。

智慧者（主角扮演）：嗯（點頭）

導演：喔……原來是這個樣子。還有嗎？

智慧者（主角扮演）：……（沉思）

導演：無能是不是讓她自己看到自己有些能力的地方，是不是？是吧？還是什麼，智慧的人？教教她，心慧是一個很棒的人，教教她。

智慧者（主角扮演）：無能不是錯。

導演：無能不是錯。嗯！

智慧者（主角扮演）：每個人都有無能的地方。

導演：每個人都有無能的地方。

智慧者（主角扮演）：每個人，妳總說別人把妳當超人，其實是妳自己把妳自己當超人。

導演：喔……嗯……還有呢？

智慧者（主角扮演）：其實這個無能、無力、無助每個人都有。

導演：嗯！無能、無助、無力每個人都有的。對啊，嗯！

　　主角此時很有智慧的接受自己的無能、無力、無助，這是很重要的轉化。人的轉化一般要經過四個階段：面對它、接受它、處理它、放下它。主角現在已經能夠面對與接受自己的無能、無力、無助，是一很好的轉化現象。

智慧者（主角扮演）：妳不要太逼自己了。

導演：不要太逼自己了。很好！

智慧者（主角扮演）：妳做到妳能做的就好了。

導演：做到自己能做的就好了，是吧？情緒的確會比較穩定，是不是？

智慧者（主角扮演）：是。

導演：嗯！還有什麼話要告訴心慧？智慧者？

智慧者（主角扮演）：多看一些經書。

導演：多看一些經書。嗯！

智慧者（主角扮演）：妳是有慧根的，是可以的。

導演：妳是有慧根的，是可以的。嗯！

智慧者（主角扮演）：都會好起來的。

導演：都會好起來的。嗯！

智慧者（主角扮演）：都會過去的。

導演：都會過去的。嗯！

智慧者（主角扮演）：一切都會過去的。

導演：一切都會過去的。對那個傷害她的人呢？你對心慧有什麼建議？智慧的人？

　　導演也試圖化解加害者對主角的影響。

智慧者（主角扮演）：把他當垃圾扔得遠遠的。

導演：把他當垃圾一樣把他丟得遠遠的，是吧？需要放在心上嗎？

智慧者（主角扮演）：我知道妳也不是特意想把他放在心上的。

導演：Ya！但今天心慧把他拿走了，對不對？

智慧者（主角扮演）：對！

導演：嗯！所以你對心慧這樣的行為，智慧的人你要告訴心慧什麼？

智慧者（主角扮演）：現在才是最重要的。

導演：現在才是最重要的。很好。還有嗎？

智慧者（主角扮演）：……妳行的。

導演：嗯！

智慧者（主角扮演）：妳行的！

導演：妳行的。OK……還有嗎？

智慧者（主角扮演）：好像沒有了。

導演：沒有了喔。角色交換，做妳自己。慢慢起來……

智慧者（主角扮演）：很多話不需要說，她都能夠懂的。（主角邊從床墊
　　　上爬起來邊說）

導演：喔！很多話你不需要說她都懂，因為心慧是一個很聰明的人，是吧？

智慧者（主角扮演）：她也是一個很有智慧的人。（主角坐著說）

導演：是一個很有智慧的人。嗯……

智慧者（主角扮演）：我知道妳一直都很愛自己。

導演：Ya……

智慧者（主角扮演）：其實一直都知道。

導演：其實你也是心慧身上的智慧，是不是？

　　　主角點出智慧者也是主角身上的智慧，因為夢境中的角色從心理劇夢
的工作而言，都是人內在次人格的一部分，其目的是讓主角認知到自己是
擁有智慧的。

智慧者（主角扮演）：是的。

導演：Ya！角色交換，做自己。慢慢起來。

　　　導演用角色交換，讓主角聽一聽智慧者跟她說的話。

主角：（主角起身，回到自己的位置，導演請陳大哥回到智慧者的位置）

導演：聽聽智慧者跟妳說的話好嗎，心慧？

主角：好。

導演：來。把那些話跟她說，一個一個說，順序顛倒沒關係。手牽著。妳
　　　是很好的。

　　　導演引導扮演智慧者的輔角說出主角剛剛所說的話，讓主角能夠聽到
自己智慧者的智慧，鞏固主角新的認知。

智慧者（輔角扮演）：妳是很好的。

導演：對！是很有智慧的。（導演提詞）

智慧者（輔角扮演）：是很有智慧的。

導演：嗯！妳只要不比較……（導演提詞）

智慧者（輔角扮演）：妳只要不比較……

導演：什麼都好的。（導演提詞）

智慧者（輔角扮演）：什麼都好的。

導演：嗯……繼續。

　　導演鼓勵輔角自發的說出剛剛主角所說的話。

智慧者（輔角扮演）：妳要加強鍛鍊，鍛鍊好自己的身體……

導演：嗯！

智慧者（輔角扮演）：過好每一天。

導演：妳看妳以前把身體鍛鍊好了，心情就好了，是吧？（導演提詞）

智慧者（輔角扮演）：妳先把身體鍛鍊好，心情就好了，心情就好，日子
　　　　就會過得很開心。

主角：是。

導演：對著後面的無能、無力、無助……（導演提詞）

智慧者（輔角扮演）：對著後面的無能、無力、無助……

導演：妳需要去擁抱他們的。（導演提詞）

　　導演用提詞的方式，提醒輔角講出剛剛主角所說最重要的事。

智慧者（輔角扮演）：妳需要去擁抱他們的。

導演：妳願意去擁抱他們嗎？

　　導演除了讓主角聽到智慧者說過的話外，也促進主角以行動來創造她
的夢。J. L. Moreno 在 1942 年遇見佛洛依德時曾說過經典名句：「你分析
人家的夢，我則給人勇氣再一次做他們的夢」（You analyze their dreams. I
try to give them courage to dream again），心理劇不只是讓主角的夢呈現，
更讓主角有勇氣創造他們的夢，創造出生命的可能性與智慧。

主角：願意。（主角前去擁抱無能）

導演：無能……每一個人都有無能的。（導演提詞）

導演重複主角前面所說的話。

智慧者（輔角扮演）：每一個人都有無能的。
導演：是妳把自己當得太超人了。（導演提詞）

導演提詞協助扮演智慧者的輔角說出智慧者剛才說過的話。

智慧者（輔角扮演）：是妳把自己當得太超人了。
主角：是的，其實這個無能也是有力量的。

主角說出很有力的心理轉化的話語。

導演：對，無能也是有力量的。無力呢？

導演鞏固主角新的認知，並請主角一一來面對。

主角：（主角移動位置前去擁抱無力）
導演：每個人都有無力的時候……妳是告訴自己要怎樣？（導演提詞）
智慧者（輔角扮演）：妳是告訴自己要怎樣？
導演：嗯？妳可以回答智者嗎？
主角：要休息。
導演：要休息。很好！當無力的時候要休息，不要硬撐，是吧？
主角：是。
導演：無助呢？無助呢？……無助呢？無助在告訴妳什麼？
主角：（主角移動位置改去擁抱無助）
主角：此路不通，另找一條路。
導演：Ya！此路不通，另找一條路。
導演：所以妳看，智慧老者叫妳擁抱他，就會給妳智慧，是吧？

「無能也是有力量的」、「當無力的時候要休息」、「無助時，此路不通，另找一條路」，主角很奇妙的轉化無能、無力與無助。因此導演再度強化當主角面對無能、無力、無助並擁抱他們時，讓自己有新的思維與

轉化的智慧與力量。

主角：（主角開懷的笑著說）是的！是的！過來一起擁抱一下。（主角和
　　　無能、無力、無助三位輔角擁抱在一起）

主角：是的！謝謝你們。（主角向無能、無力、無助擁抱後道謝）

導演：看看智慧老者。……對於妳的先生……

　　　導演再度引導主角與其先生的連結之目的是，此齣心理劇的開頭是在處理與先生的關係，導演需要有大海洶瀾的訓練與力道，讓主角從學習到的智慧運用於現實生活中，讓主角將所學轉移至生活中，活化主角生活中的力量與智慧。

導演：當妳接納自己，就會接納了他了。

　　　導演引用主角前面所說的話，這其中的含義是主角能接納自我心中的無能、無力、無助，接納了自己的一切，就能擴展自己去接受身邊的人、事、物。

智慧者（輔角扮演）：當妳接納了自己，就會接納他了。

主角：是的。

導演：對於以前傷害妳那個人……

　　　導演引導主角與加害者之間的對待。心理劇不只是讓主角對加害人宣洩其情緒，更重要的是協助主角以新的視框（frame）來看世界。

智慧者（輔角扮演）：對於以前傷害妳的那個人……

導演：就把他當做垃圾，把他丟掉就好了！

智慧者（輔角扮演）：就把他當做垃圾一樣，扔掉就好了！千萬別掛在心
　　　上。

導演：現在才是最重要的。（導演提詞）

　　　導演重複主角在智慧者角色中的話。

智慧者（輔角扮演）：珍惜現在的生活才是最重要的。

導演：妳是有能力的。（導演提詞）

　　導演重複主角在智慧者角色中的話。

智慧者（輔角扮演）：妳是有能力的。

導演：妳是可以的。（導演提詞）

智慧者（輔角扮演）：妳是可以的。

導演：有時候我不說話，妳也知道的。（導演提詞）

　　導演重複主角在智慧者角色中的話。

智慧者（輔角扮演）：有時候我不說話，妳也知道的。

導演：聽到了嗎？

主角：聽到了！

　　前面導演重複主角所說的話，是讓主角從內心聽到自己的轉化，同時也用主角所說過的話來整合主角內在。

導演：妳還想跟他說什麼？跟這個智慧的人說什麼？

主角：謝謝你。

導演：嗯！還有什麼問題問他嗎？

主角：現在沒有，只是覺得謝謝你。

導演：嗯……

主角：你一直都這樣慢慢的教著我怎麼樣愛自己。

導演：嗯……所以內心有個智慧的人，一直教著自己怎麼愛自己，是吧？

　　導演指出人內心中都有智慧清明的自己。

主角：是的。

導演：嗯……很好。

主角：我還是要學著把自己的古箏重新練起來。

　　主角自發性出來了，打算把古箏再拿來練，從自我興趣中開啟新的生活。

導演：對，要重新把自己的古箏練起來。非常好！
主角：我半年沒有練了……
導演：喔！太好了，那是不是可以調整妳的情緒的？

　　導演肯定主角的決定，並指出重拾興趣有助於情緒的穩定。

主角：嗯！（主角點頭）
導演：很好！下次彈給老師聽，可以嗎？
主角：好啊！
導演：也彈給妳心裡的智慧老者聽，可以嗎？
主角：好。
智慧者（輔角扮演）：下次我就等著聽妳的古箏聲音囉！
主角：好的，我來去練拇指搖，拇指搖先練好……我在我房間裡面練。
導演：嗯。
智慧者（輔角扮演）：妳練什麼樣的古箏，我都會喜歡的。
主角：是的，就是我老公每次嫌我煩。（笑）練的時候很難聽的。
主角：（對智慧者）謝謝你。
導演：現在感覺怎樣？

　　導演確認主角的狀態。

主角：會覺得有力量一些了。
導演：有力量一些了。還跟智慧的老人怎樣？做什麼嗎？

　　導演探索主角是否有未竟事務。

主角：我會覺得……對於智慧的老人不需要做什麼。他什麼都懂的。
導演：他什麼都懂的。好，可以請他們回去他們的夢中嗎？
主角：好。

導演：好，謝謝你們。

導演結束夢的工作。

主角：那我覺得呢，很感謝無力、無助和無能。

導演：是的。

主角：其實他們不是在……在阻礙我的……他們在幫我，所以中了毒才要他們來救我。

導演：是啊！所以，無助、無力反而是來告訴妳要學些新的東西，對不對？

導演附和與肯定主角新的領悟。

主角：對。

導演：嗯，很好！所以無力是告訴妳什麼？

導演再度鞏固主角新的認知。

主角：要我休息。

導演：嗯．無助呢？

主角：無助是告訴我妳這一條路不通就要換一個方法去求助。

導演：Ya！都很清楚的，是不是？無能呢？

主角：無能其實是有力量的。

導演：無能其實是有力量的。很好！告訴一下自己，跟自己對對話。謝謝你們，你們這邊退（夢境輔角退場）。謝謝你們。好。

導演：OK。聽一下，跟自己說話。剛剛那個智慧老者，教妳了些什麼了？

主角：你要把那些話重複再說一次嗎？

導演：不用的，妳看妳要跟自己說什麼都可以。現在看看自己，會討厭自己嗎？

導演引導主角與自己整合。

主角：不會。

導演：Ya！自己身上的無能、無力、無助其實是在教妳什麼？

主角：我覺得那些其實都是好的。

導演：都是好的！以前不知道都反而討厭自己無能，是不是？

主角：是啊！

導演：無力、還有無助，對不對？

主角：是啊！

導演：嗯！OK！現在跟自己做什麼？

主角：要擁抱一下。

主角：（主角走向替身，和替身擁抱）

　　　主角用行動展現與內在自我的整合。

導演：好，跟自己抱一下。很好！跟自己在一起。當自己接納自己的時候，
　　　就可以接納妳身邊的人，對不對？剛剛那智慧者告訴妳這些，是吧？

主角：對。

導演：很好！

主角：（主角抱著替身說）有時候我就是一個平凡的人。

導演：嗯！

主角：就是一個平常的人。

導演：嗯。

導演：有時候那智慧老者說其實有時候眼盲了，心眼沒有盲，對不對？是
　　　吧？

主角：嗯！

導演：妳心比他們更清楚，是不是？

主角：嗯！

導演：不要比較嘛，是吧？

主角：嗯！

導演：很好！

主角替身：我是一個平凡的人，可是我是一個聰明有智慧的人。

主角：嗯。

導演：現在整個人感覺怎樣？

　　導演確認主角的狀態，看是否可以結束此劇。

主角：我覺得……心裡面有力量，而且平和一些了。

導演：嗯！起來走一走，感覺有力量的樣子。

主角：是那種很「平和」的感覺。

導演：非常好！心裡很平和。走一走，把那種「平和」、那種「力量」走
　　　一走感受一下。跟自己走一走。（主角帶著替身在舞台走）

　　導演用行動讓主角與內在的自己一起行走，象徵主角內在與自己平和
在一起。

導演：對，很好。

導演：後面的燈打開……有感覺更亮了嗎？更有力量，對不對？

主角：就覺得很平和……，沒有那麼……那麼暴躁的感覺。

導演：嗯，很好。

主角：然後我把那個垃圾丟掉，好嗎？

　　主角想主動清掉內在受傷的垃圾，可以感受到主角內心力量再度出現。

導演：嗯……好，等一下拿去丟掉好不好？好，現在感覺怎樣？

主角：就覺得……覺得比較平靜跟平和，不像前段時間，情緒很不穩定。

導演：對……比較平和，不像前段時間那麼不穩定，對不對？

主角：嗯。

導演：妳帶著妳自己好不好？

主角：嗯。

導演：把這個垃圾……這個心理劇場就是妳的心理，對不對？

主角：嗯。

導演：徹底把它拿去丟掉，帶著妳自己，去把它丟掉。

主角：（主角將所撕的紙箱與報紙裝入垃圾袋中，並走出教室拿到垃圾場）

　　主角將所撕的紙箱與報紙裝入垃圾袋中，並走出教室丟到垃圾場是一

個很重要的儀式，由外而內的將心裡的垃圾丟掉。

主角：但是我想丟得很遠，這個地方不夠遠啊！

導演：沒關係，就丟出妳的心裡面，這樣就可以了，知道吧？

主角和其他學員：（主角和其他學員一起走出教室，在垃圾場）

其他學員：丟吧！丟吧！

主角：我要甩才過癮。

其他學員：甩。甩多遠都可以！

導演：徹底從妳心裡把它（他）丟掉！

導演：（導演與其他學員協助主角，用力將垃圾甩出）

導演：對！很好！丟得很遠了！我們回來吧！

其他學員：很遠，我們都看不到了！

導演：（走回教室）好，把門關上，把妳心裡的門關上，不讓它（他）進
　　　來了。

主角：鎖呢……有鎖嗎？

導演：有，鎖在這裡，對，這樣就鎖著，對，這樣就讓它（他）不能進來
　　　了。OK，好，跟自己再走一走，跟自己走一走。

　　　用鎖鎖住是很重要的一個動作，讓主角不再被傷害者闖入自己心裡，
自己能擁有主控權。

主角：（主角與其替身共同走動）

導演：現在感覺怎樣？

主角：還可以。

導演：比較平靜了，是吧？

主角：嗯！

導演：做到這邊，可以嗎？

主角：可以。

導演：去角！

陳大哥：去的第一個角，我不是那個傷害妳挖妳眼睛的壞人，我是陳大哥。

第二個，希望妳心中的智慧老者，會給妳提供更多的智慧，給妳更大的能量，好吧！我不是妳心中的那個智慧老者。

學員：我不是無助，我是〇〇。我現在有在學古箏，我覺得彈古箏很好，我們有共同的點。

主角：還有今天你知道嗎？當你說你的前女友的時候，我突然就釋然了，我過去很膩那些喜歡我的男人，因為碰到我就說，唉呀，怎麼想我啊怎麼……然後我今天理解了，他們不是……不是故意來羞辱我的。

學員：對，其實他們都是希望妳……對方過得好……

主角：沒有，他們是真的想我。（全體笑）

學員：（各輔角——媽媽、孩子、夢境三人、老公等接續完成去角，並為主角加油）

肆、分享

導演：好，全部坐進來，牽著手，坐下來，過來。好，來，進來。分享一下好嗎？分享一下，這個很重要。分享的時候記得，不分析、不批評、不比較，只講故事不說大道理，好嗎？還有分享的時候，因為老師剛剛給你們綜合著做，所以在裡面你們也可以分享，你在抱人、你在照顧人的那個過程，還有你被抱、被照顧的時候那個心情也可以分享，好不好？好，哪一位，開始來。有誰要分享嗎？剛剛看心慧的劇。

學員 1：我來分享。有三個感想，當說對自己的感覺，當時我對自己也滿生氣的；第二，……我忘了。

導演：忘了等下再說。

學員 1：第三就是，〇〇抱我的時候，我一開始會覺得我明明就……想哭也忍著，但後來就忍不住了，因為這好像就是……就是，我也不知道這是感慨還是……所以我就都沒有鬆開，然後你也成全了我。喔！然後第二個就是，當那個孩子說：「媽媽妳不要死！我不要妳死！」我就覺得心很痛，想回去好好抱自己的孩子。

導演：嗯……很好。還有誰分享的？好，○○說吧！

學員2：我有一個感受就是，其實我們很多的苦痛喔，真的就是自己……
不放過自己，自己在折磨自己，其實很多時候，自己對自己說，自
己做朋友，接納自己的時候，其實很多事情也就沒啦！這就要學習
囉！還有，剛才主角喔，講無力、無助和無能的時候，我覺得這話，
她後來自己對這三個人說的話，跟我感觸也滿像的，其實每個人心
中都有這些感受。她說，無能，其實每個人都有這些無能，但是我
可以從無能中獲得一點力量。是的，我也覺得我可以從這中間獲得
一種力量；還有無力，她說無力的時候就休息，對啊！我就很興奮
的想說幹嘛不休息啊，幹嘛拚著自己幹什麼呢？折磨我自己啊？還
有一個就是無助的時候，無助的時候我想也可以求助別人，我覺得
我這點做得滿好，我無助的時候我反正是心靈的、家庭的或者什麼
的，我到處去求助，我遇到了很多真心的對我滿好的親戚或朋友這
樣子。好，我的分享完了。

導演：還有誰分享呢？，剛剛這邊舉手，來。

雯雯：嗯，剛剛……我就是覺得人應該對自己好一點，就是善待自己、疼
愛自己，不苛求自己，不拿別人的過錯懲罰自己，這樣是……這樣
的感受就是，不要跑了個問題就是說，為什麼這事會發生在我身上？
為什麼我會遇到這樣子的人？為什麼這些人要這麼對我？因為我曾
經我是整個一個班，在高二的時候整個一個班的同學騙我嘛，然後
也被群毆過，我那時候是抱怨過，憑什麼他們要這麼對我？憑什麼
遇到這些事情是我不是別人？但是我一直是在不停的糾結，就是說
這些人為什麼要這樣對我，但是我永遠都找不到理由，因為我好像
覺得我沒有什麼事情要他們要這樣子對我。但是，後來我就是覺得，
這就是飛來橫禍，這可能就是無妄之災，沒有任何原因，沒有任何
理由的發生的事情。它永遠都不會給你一個答案的，永遠都不會有
一個結果的。所以，讓自己接受生命中發生的事。

導演：妳有新的體會，很好。

　　雯雯在心慧劇中，就是有軀體反應、嘔吐的那位學員，她能夠分享出來是自我轉化的第一步。導演此時未再對雯雯暖身下去是因為此劇已很長，團體成員需要休息。

導演：好！手牽起來！謝謝彼此！
導演：好！我們今天到這邊，好嗎？
眾學員：好。
導演：分享就到這邊，回去好好的吃頓飯、好好睡個覺，明天早上八點半
　　　見，好嗎？
眾學員：好。

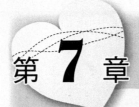

第 **7** 章

贖罪的媽媽——
墮胎母親的心聲

這是一齣以心
理劇療癒一位墮胎
母親之生命故事，
導演以「寫一封信
給生命中最想跟他
（她）說話的人」
作為暖身，從中選
出主角進行心理
劇。

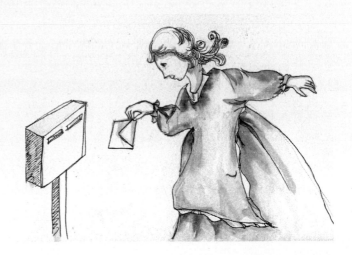

壹、暖身

導演：（放冥想音樂）請大家靜下來，把眼睛閉起來，想一下在你生命中
　　　有哪些重要的人？這些人可能還活著，也可能已經過世了，想一下
　　　如果有機會，你最想和哪一個人說話？

導演：好，現在把眼睛睜開，每一個人拿一張信紙，寫一封信給他（她），
　　　將你想告訴他（她）的話寫下來，這些話也許你曾經說過，也許沒
　　　有機會說，試看看，將你心裡的話寫下來，有機會來表達自己內心
　　　最深的感受。

導演：好，都寫好了嗎？我要你們四個人一組。

團體成員：（團體成員四個人組成一組）

導演：好，我要你們手牽起來，眼睛閉起來。（停頓一下）彼此手握緊一
　　　點，我們要一起分享生命中的故事，彼此要彼此支持與相互保密，
　　　在此分享的不去外面說。

導演：等一下分享時，每人將剛剛寫的信，用念的方式念出來，若有悲傷
　　　難過時，同組夥伴彼此支持，好，開始分享。

給我那無緣的孩子：

　　首先媽媽要向你懺悔，我對不起你，沒有能力保護你，而且還活生生
的將你殺死，在你一點都沒有抵抗能力的時候！我是兇手，這麼多年來，
我沒有勇氣去面對你，好好的跟你說聲抱歉！雖然如此，但你卻未曾在我
心底消失過，除了思念，有著更深的愧疚、心痛與難過。我是兇手，一個
該拚命保護你而卻沒有勇氣保護你的兇手！請你原諒媽媽的無能、懦弱與
殘忍，失去你，是我萬般無奈的選擇！二十五年了，這麼多年以來，我一
直在承受這個罪，我一直在背負這個錯誤，我沒有快樂的權利，一切都是
我自作自受，是我活該，我知道這一切都是你在懲罰我，我甘之如飴，毫
無怨言，這是我該嘗的苦果，我想，如果這樣能讓你心裡好過一些，我願

意一直承受下去，只要你好，只要你一切都好，這就夠了！這就夠了！（哭泣……）

一個不負責任的媽媽

在分享時，主角情緒很大，於是導演在團體全部分享完後就直接邀請主角來探索自己的生命故事，主角答應，於是進行以下的劇。

貳、做劇

導演：主角出來吧！好，大家跟主角的心在一起，主角想看什麼？

導演在導劇前要團體成員的心跟主角在一起，一則讓成員不只是當觀眾，同時也是一位陪伴者，陪伴主角一起經歷生命的事件，二則讓主角對團體產生信任。

主角：我在寫論文的時候才把一個完全都不想面對及想起的事再重新把它挖出來！
導演：什麼事件？

導演直接切入。

主角：在……在結婚之前拿掉一個孩子。（主角兩手緊握，手足失措）
導演：要保密喔！知道嗎？這非常重要喔！
成員：好，知道。

墮胎，在社會中是不被允許，也是個人相當私密的事，一旦說出來涉及的層面甚為深遠。因此，導演再三強調保密，營造並提供主角一個安全的處所。

導演：想起這件事情讓妳怎樣？
主角：覺得很罪過！（哽咽）

　　導演從主角的感受切入，探知主角對此事件的看法。

導演：幾歲？

　　導演從年歲探知事件的時空背景。

主角：1987 年的時候。
導演：幾歲的時候？
主角：二十四歲。
導演：還沒結婚？

　　導演問主角是否還沒結婚的原因是，結婚與否對墮胎的處境有很大的差異。

主角：還沒結婚！
導演：拿掉一個孩子？怎麼發現有這個孩子？
主角：那時候我已經跟我現在的先生交往了將近一年，那我們已經訂好要
　　　訂婚的日子了！農曆年，農曆年就是要訂婚的日子，那就到年底的
　　　時候我發現我懷孕了！
導演：男朋友就是後來的先生嗎？

　　導演會詳細探索男友是否是現在的先生甚為重要，若否的話，劇的主
軸就有變化。

主角：對！就是後來的先生。
導演：嗯！
主角：本來我也是很高興跟我男朋友講說是不是反正要結婚了，就把孩子
　　　留下來？可是沒想到我男朋友就說即使要結婚我們也沒有經濟基礎，
　　　所以他覺得他不想那麼早有小孩，所以，他就遊說我把孩子拿掉！

　　主角流露出期待孩子降臨以及即將結婚的喜悅，本是雙喜臨門的事，
但在二十多年前的台灣社會，未婚懷孕被視為一件可恥的事，再者，主角

男友尚無經濟基礎，主角在男友的強力遊說下將孩子拿掉，造成主角的無奈、遺憾與愧疚。

導演：所以妳自己一個人去？還是男朋友帶妳去？

　　墮胎，當事人常承擔身體受苦的壓力與背負被嘲笑的罪名，自己一個人去是自己承擔責任，兩個人一起去是一起承擔責任。導演在此同時也可探知兩者關係。

主角：他有陪我去！他有陪我去！76 年的時候我想資訊跟科技都比較不發達。

導演：在哪裡拿的？

　　導演開始探問主角墮胎的具體時空，便於將主角的故事空間化、具體化，並且為劇的設景（setting）鋪路。

主角：在嘉義拿的。

導演：診所嗎？

主角：對，在診所拿的，那時候我在北部工作。

導演：把診所布置出來。

　　導演讓主角設景，讓主角漸漸融入故事之中。

主角：（主角指著舞台旁邊的布）那裡的布可以拿嗎？

導演：當然可以，把那個診所布置出來。

主角：（主角在布堆中取出白色及灰色的布，並將布攤開放置在舞台中央）

　　導演提供各式各樣顏色的布料讓主角設景。「設景」是主角將心中事件外化的過程，在設景中主角對事件的記憶與情緒會跟著一一的浮現。因此，主角在設景時，除非是較重的物件，盡量由主角自己來做。在設景時，主角所布置與所選的物件對其心理都是一種象徵。如本劇主角在劇後的分享，主角當時選用的「白色」及「灰色」分別是象徵主角當時內心的「生命的慘白」及「對未來的灰暗」。

導演：一邊布置一邊告訴我這是什麼？

　　導演讓主角邊設景邊說的目的是，讓觀眾知道主角所布置的物件為何，將團體成員也融入主角的劇中。

主角：這是一個空間，那天晚上我們找了好幾家好幾家診所，這一家也不
　　　想進去，那一家也不想進去，然後，後來我們找到一家在巷子裡的
　　　診所，非常的隱密，黑黑暗暗的，而且那家診所看起來非常的老舊。
　　　這是手術房，牆壁是白色的，然後手術台就是灰色的。

　　主角道出羞愧的找診所，最後找到一家「非常的隱密，黑黑暗暗的，非常老舊的診所」，以及無奈、任人宰割的處境。

導演：好，把手術台布置出來，多大？手術台上的燈光暗的嗎？

　　手術台與燈光是一重要場景，所以導演要盡量讓它具體化，讓主角進入那個時空。

主角：燈光就是有一盞手術燈從上面照下來這樣而已。
導演：（導演將教室的燈全關，只留下一盞微弱昏黃的燈光）好，躺在手
　　　術台上。
主角：（躺在手術台上，眼淚不斷的從眼角滲出）

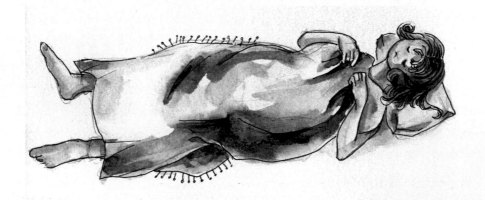

　　主角聽從導演指示躺在手術台上，讓主角穿越時空再度身歷其境，有如置身於二十五年前進行人工流產手術房一般。在此當下，主角所有的情緒如海浪般洶湧而至，所有的回憶如倒帶般歷歷再現，眼淚不斷的從眼角滲出。

導演：老公在旁邊嗎？
主角：沒有，在外面。

　　雖然主角的老公有陪主角一起就診，但在手術台時，只有主角孤伶伶的一個人面對。

導演：選一個人做妳的老公，誰可以當妳的老公？

　　導演請主角選出主角的老公。

主角：（觀眾席中搜尋）
導演：感覺像的，在心理劇中男生可以當女生，女生可以當男生，誰比較
　　　像？
主角：文彬。
導演：文彬，可以嗎？好，先站在旁邊，選一個人做妳，感覺像妳？
主角：錦雲。
導演：錦雲，可以嗎？
錦雲：老師，我可以不要嗎？
導演：可以，還有誰？感覺像妳？慢慢來！
主角：曉玫。
導演：曉玫，可以嗎？
曉玫：可以。
導演：好，先坐下來！

　　導演請主角逐一的將劇場中重要的人物選出來。在此過程中，被主角挑選的人若不想擔任，導演須尊重成員意願，避免成員受傷。特別是扮演

主角的替身，替身需要進入主角相同的處境與感受，心理的撞擊較大，所以一定要尊重成員的意願。

導演：醫生呢？男的或女的？

主角：男的，醫生很老了，可以請俊武幫忙嗎？

導演：好，丈夫請站在手術室外面。醫生在旁邊對不對？

主角：對。

導演：幾點的時候？

　　導演用時間將主角暖入情境中。

主角：好像八、九點。

導演：八、九點，好，二十五歲的自己對吧？

主角：二十四歲。

導演：二十四歲，妳現在要把孩子拿掉，妳在想什麼？

　　導演讓主角在手術台上說出當時無人可說、無人可訴的害怕。人在孤立無援時所遭遇的害怕很容易存留在記憶中，遇到相同的情境時就焦慮害怕。導演問主角在想什麼，給予主角有一機會說出心中的害怕，減緩孤寂感。

主角：我只覺得我很害怕！

導演：怕什麼？

主角：怕面對這一切，怕我要去殺死一個生命！（哽咽）

　　殺死一個生命，殺死自己的孩子，對女人而言，拿掉孩子並不是用機器拿掉血水，而是拿掉自己的至親骨肉，拿掉自己的生命。在實務工作中拿掉孩子的女人往往有很深的自責、愧疚、罪惡等複雜的情緒，進而心理受創，導致閃現、憂鬱症甚至覺得靈性虧損而罹患精神疾病。此就是所謂的墮胎後症候群（post abortion syndrome）。

導演：妳要殺死一個生命，妳現在要拿掉一個生命？是吧？

主角：是。

導演：妳現在在想什麼？

主角：心情很複雜！

導演：還有呢？看著妳肚子裡面的那個生命，妳想跟他說什麼？

　　導演引導主角回到墮胎的時刻，讓主角重新經驗當下的想法，同時創造出可以向未出世孩子對話、道歉、道別超越現實場境。

主角：對不起！

導演：對不起什麼？

主角：對不起要把他從我生命中拿掉！（哽咽）

導演：用妳的話跟那個孩子講！

主角：對不起！媽媽沒有辦法保護你！

導演：媽媽沒有辦法保護你，還有呢？

主角：很無奈！

導演：很無奈！還有呢？妳是故意的嗎？

　　導演一層一層地讓主角說出想跟孩子說的話，讓主角說出無法保護孩子的無奈，並且更進一步探索拿掉孩子是否是出於自己本意。

主角：這是一個故意的事情！

導演：是一個故意的事情，什麼意思啊？

主角：就是它不是自然流產，是故意……

導演：妳是故意要拿掉這個孩子嗎？（加重語氣）

　　導演提高語氣暗示主角去思考拿掉孩子是否真的是主角所願？試圖幫助主角自發性的覺察當時的處境。

主角：是我同意的！

導演：是妳同意的，妳想留住這個孩子嗎？

主角：我想留住！

導演：Ya！是誰不要？是誰不要啊？

　　導演覺察出主角心中的矛盾，因此用暗示性的語言觸動主角重新去思索問題的癥結。

主角：是爸爸！

　　主角此時覺察到當初選擇拿掉孩子是主角與先生兩人共同的決定，而且先生的角色占了決定的因素。

導演：所以呢？
主角：所以我沒有辦法，我也怕肚子一天一天的大起來呀！
導演：嗯，妳也怕被嘲笑？是吧？是吧？

　　導演深入主角內心感受未婚懷孕所面對社會的壓力，因此問「妳也怕被嘲笑？」讓主角有機會去覺察當時面對自身的無奈、擔憂，與所面對的社會指責。

主角：是！
導演：妳現在想跟孩子說什麼？

　　導演再度切入主角與孩子的議題中，試圖透過對話，創造超越現實的場境，說出主角心裡想跟孩子說的話。

主角：我想跟他說對不起！（哭泣）

　　主角說出對孩子的道歉。這是一種釋放，釋放內心的罪惡感。人感到愧疚時若無場境說出來，很容易更為深藏，進而轉化成對自己更深的內疚。

導演：嗯！
主角：我想跟他說我不是故意要殺死他的，我自己也承受這些所有的罪！
　　（哭泣中）

　　認罪與承擔罪是一釋放與受苦的過程。然而，認罪需要出口或依靠，

如將罪交託給上帝或在佛祖、菩薩面前懺悔，否則，很容易成為一種自我折磨、自我虐待。人無意間很容易自己扮演著世界的主宰或是法官，論斷自己或他人的罪，將自己定罪、將別人定罪，特別是對自己的定罪，用內在的枷鎖深深的桎梏著自己。

導演：嗯！

主角：我想跟他講說我跟他一樣痛苦，我到現在還在背負這個苦果！（哭泣中）

「現在還在背負這個苦果」，就是主角對自己的定罪。而此思維與認知也無形的成為主角婚後不幸婚姻的歸因。

導演：嗯！還有想跟孩子說什麼？

主角：我本來就好想要他，我本來就是一個好喜歡、好喜歡小孩子的人！

主角再三強調她的百般無奈，以及她對孩子的渴望，讓主角有機會說出其內心最真的看法。

導演：嗯！還有呢？

主角：我沒有不要你！（哭泣中）

主角說出內心最深的渴望與無奈。

導演：妳眼睛閉起來，可以感受到這個孩子嗎？

導演引導主角去感覺孩子的存在，將孩子從過去的「彼時彼地」，帶到劇場中的「此時此地」來，讓主角可以具體的與心中的孩子會心（encounter），讓主角進入孩子的內心世界來感受孩子的感覺、感受。

主角：他無時無刻（哭泣中）……

導演：他無時無刻怎樣？

主角：這幾年來他無時無刻都把我框住！

把我框住，是主角內心想像孩子對她的方式，也是主角受苦之事，因

此，導演繼續順此脈絡探索下去。

導演：他把妳框住了！是啊！他長得什麼樣子？

　　導演有時很容易被主角的言語帶著走，比如有的導演就會從此直接切入孩子如何將主角框住，但是導演繼續讓主角心目中的孩子形象化、具體化，為下面的療癒做準備。

主角：我感覺他是一個男孩！
導演：一個男孩，長得什麼樣的男孩？

　　導演讓其形象更形象化、具體化。

主角：長得很可愛！
導演：長得很可愛的男孩，他怎麼把妳框住？

　　導演在形象化、具體化孩子後，導演就防不慎防的切入主角內心最深的議題。讓主角來面對它、處理它。

主角：唉（嘆氣）！二十五年來生活中所有的、所有的痛苦回憶、不甘心，
　　　　無時無刻都在報復我！
導演：喔！所以他這二十五年來都在報復妳？是吧？是吧？

　　導演順著主角的思維繼續深入。身為導演需要「先順而後導」，先順入主角的思維脈絡中，而非論斷主角的認知、歸因是否錯誤，是在陪伴主角一起找出路，而非先入為主的否認主角的看法與感受。這就是一位導演與主角「同在」的必要修為。

主角：是！
導演：所以他帶給妳一些不幸是吧？他帶給妳哪些不幸的事啊？
主角：包括我結婚後首先面對的就是不孕，承受了五年不孕的煎熬。
導演：嗯！還有呢？還有他怎麼報復妳？

　　導演繼續探究。

主角：還有就是給我一個不負責任的丈夫！

導演：嗯！給妳一個不負責任的丈夫，還有呢？

主角：給我一個不幸福的家！

導演：給妳一個不是很幸福的家，還有呢？還有他怎麼報復妳？

主角：我覺得不管我做任何努力，所有的不幸和悲哀都一直跟著我！

導演：嗯！所以他帶給妳很多不幸和悲哀，是吧？還有呢？

　　導演順著主角的思路，一層一層探尋主角的認知與思維。

主角：雖然我很堅強，所以後來我好不容易去尋求試管嬰兒得到兩個孩子。

導演：嗯！

主角：可是……可是即使也許這些痛苦這些陰霾都過去了，可是沒想到就
　　　是一而再、再而三的就是老公的外遇！

導演：嗯！

主角：然後甚至就是拋棄整個家庭！

導演：嗯！所以這一切都是這個孩子，是吧？

　　導演順著主角，並將其思路做一簡單的摘要與回應，協助主角說出自
己內在的看法。此目的是深入主角內心的思維結構，讓主角在敘說中鋪陳
其思維理路，便於後面的「看見」與「轉化」。

主角：我覺得他都是在報復我，然後，雖然我不願意去承認，可是我覺得
　　　沒有辦法！我覺得就是這樣！

導演：所以從那個孩子之後，自己就是很悲哀的，很不幸福的，很不幸的，
　　　是吧？

　　導演以同理心的方式順著主角的心境提問及引導，這讓主角感受到是
被支持、肯定的。

主角：還有包括自己的身體狀況也一直亮起紅燈！

導演：嗯！有些什麼疾病？

主角：現在就是甲狀腺有幾顆小的結節，原因也不明，醫生還要再查是不

是食道有問題，或者是其他之類的，我也不是很清楚！

導演：嗯！還有呢？孩子在報復妳什麼？

主角：我的生活過得好苦，真的好辛苦！

導演：嗯！整個生活過得好苦，過得好辛苦！

主角：對！

導演：還有呢？

主角：他已經把我所有的感覺、所有的感情、所有的愛情統統把我抽離掉了！

導演：把妳所有的感覺、感情、愛情都抽離掉了，是吧？

主角：對！我知道我對不起他！（哭泣中）

導演：還有呢？

導演讓主角將心中所有的想法與感覺全部的說出來、表達出來，讓主角有一言說的機會。

主角：（哭泣中）

導演：他現在長得什麼樣子？妳眼睛閉起來，看看這個孩子，現在如果還活著應該幾歲了？（導演將燈光調得更暗）

導演感受到主角言已盡，因此，將重心再度轉到孩子身上，並將時空拉到現在，讓主角用此時此刻來面對孩子。這是一種微妙的轉換，讓主角不是一直「陷在」過去的思維與感受之中。時空，特別是痛苦的時空，讓人「陷在」那時的苦痛之中，停止前進；感覺、感受、記憶都凍結在那個時空之中，無法超脫與轉變。導演將時間拉到「現在」，就是隱含著讓時空轉移，同時對舊有的感覺、感受、記憶解凍。

主角：應該是一個大男生了吧？

導演：長得什麼樣子？

主角：長得高高瘦瘦的！

導演：高高瘦瘦的，在團體裡面長得像誰？

主角：像少安（團體成員）。

導演：像少安，他穿著什麼樣的衣服？妳看得到嗎？眼睛閉起來看一下，
　　　那個孩子穿什麼顏色的衣服？

主角：暗色系的。

導演：暗色系的，妳眼睛閉起來，看一下他現在眼睛看著妳的眼神是什麼？
　　　是什麼？（導演走到主角身邊，與主角的心在一起）

　　眼睛閉起來，是一種視覺內化與視覺顯化的方式。導演讓主角看孩子
的眼神，眼神為靈魂之窗，眼神很容易代表一切的情緒與感受。因此，導
演讓主角觀看孩子的眼神，同時也在探索她與孩子的對應關係。

　　另一方面，導演走到主角身邊以行動陪在主角身邊，讓主角感受到溫
暖與不再孤單，支持主角勇敢面對處境。

主角：面無表情！

導演：面無表情，站著在妳面前嗎？在哪裡？

主角：（右手指著右上角）

導演：右邊這裡是嗎？（導演指示扮演孩子的輔角站在主角所指的位置上）

主角：是的，他面無表情冷冷的看著我！

導演：有戴眼鏡嗎？（扮演小孩輔角的成員戴著眼鏡）

主角：有戴眼鏡。

導演：有戴眼鏡，面無表情看著妳，是吧？

主角：是。

導演：看看他嘴裡面在說什麼話？

　　導演運用主角內心影像來感受孩子的感受，特別用具體的方式讓主角
讀出孩子嘴裡的話，做為後面互動的依據。這種具體化的運用法甚為高妙，
讓主角直接表達出其感受。

主角：他在說活該，這一切都是妳自作自受！

導演：還有呢？

主角：妳本來就應該跟我一起承受這樣的痛！

導演：還有呢？

主角：我一直與妳同在！

導演：他聲音是很大聲還是很小聲的？感受到了沒？

　　　導演從聲音中來測知情緒的大小。

導演：妳活該！（導演聲音放大）妳就是要跟我一起承受，是吧？還有呢？
　　　還有跟妳講什麼？

主角：他說永遠都會跟著我！（主角聲音放大）

導演：他永遠都會跟著妳，還有呢？還有呢？

主角：他說「我有多痛妳就會有多痛！」

導演：喔！他說他有多痛妳就會有多痛，是吧？還有呢？

　　　附和主角的思緒，導演隨著導劇的進行運用心理劇技巧，其功能在於讓主角將感覺表達得更詳盡、更貼近內在。

主角：嗚嗚嗚……（一直哭泣中，泣不成聲）

導演：（走到扮演孩子輔角身邊，輕聲的請輔角說）活該！妳自作自受的，
　　　我會一直跟著妳，我有多痛，妳就要有多痛！

輔角扮演孩子：活該！妳自作自受的，我會一直跟著妳，我有多痛，妳就
　　　要有多痛！

主角：嗚嗚嗚……（一直哭泣中，泣不成聲）

輔角扮演孩子：活該！妳自作自受的，我會一直跟著妳，我有多痛，妳就
　　　要有多痛！

主角：嗚嗚嗚……

輔角扮演孩子：活該！妳自作自受的，我要一直跟著妳，我有多痛，妳就
　　　要有多痛！

主角：嗚嗚嗚……

導演：妳想要回應妳孩子什麼？

　　　導演一則請輔角說出孩子的話，二則讓主角對孩子的話做回應，讓主角有機會回應孩子，而非一直處在被動、挨打、受愧的位置。

主角：嗚嗚嗚……我很苦啊！我比你更苦，我真的過得比你更苦，嗚嗚嗚……

輔角扮演孩子：誰叫妳要堅持拿掉我，為什麼爸爸說什麼妳就做什麼？

主角：對不起！我不是故意的，嗚嗚嗚……

輔角扮演孩子：妳活該！

主角：對不起！我不是故意的，嗚嗚嗚……我不是故意的！

導演：妳想跟妳孩子怎樣？

主角：請他原諒我，嗚嗚嗚……我不是故意的！

導演：妳想跟妳孩子怎樣？他現在在妳面前，妳想怎樣？

　　導演讓陷在情緒中的主角繼續面對孩子。

主角：媽媽也很愛你，真的很愛你，嗚嗚嗚……我只是沒有能力保護你，然後那時候媽媽年輕不懂事，如果可以重來一次，我絕對不會這樣做，如果可以重來一次，我一定會拚命將你留下來！嗚嗚嗚……

　　導演讓主角有機會表達一個母親對孩子的愛、對孩子的思念、對孩子想要保護及付出的渴望心情！

導演：所以，妳現在想要跟妳孩子怎樣？他就在妳面前。

主角：我想跟他說時間不能重來，要不然，我可以背負所有人的嘲笑，我也要把你留下來，我真的不是故意的，從躺在手術台上的那一刻起我就後悔了，我自己也是掉到萬丈深淵，我一直掙扎可是我都爬不出來，真的，我沒有騙你！嗚嗚嗚……（主角蹲下來哭）

　　主角表達出內心更深層的感受，說出自己的後悔與苦楚。

輔角扮演孩子：活該！妳自作自受，我會一直跟著妳，我多痛，妳就要多痛！

導演：想跟妳孩子說什麼或做什麼？他在妳面前，站起來跟他說，想跟你孩子怎樣？現在腦海裡的獨白是什麼？在想什麼？在想什麼？

當主角卡住時，導演用獨白技巧，探索主角更內在未說出來的話。

主角：嗯！
導演：嗯！是怎樣？
主角：反正我在這個世界上也過得很痛苦！
導演：嗯！所以妳想怎樣？所以妳想怎樣？

導演繼續質問，探索主角更深的想法。

主角：要不是為了那兩個孩子，我隨時都可以跟你走！
導演：站起來跟妳這個孩子講。
主角：（起身中）
導演：他是不是折磨妳那麼多年了！夠了嗎？

導演讓主角體驗出這二十五年來所受的折磨也夠多了，是不是可以贖罪完畢。

主角：如果覺得不夠沒有關係，可是妳的兩個弟弟妹妹他們還小，我還有
　　　一個老母親，他們三個現在是我生命中的唯一，沒有他們三個我隨
　　　時都可以陪你去。
導演：所以妳願意用妳的行為負責是不是？
主角：（點頭）
導演：跟妳的孩子講，用妳的話跟妳孩子講。
主角：（咳嗽）
導演：用妳的話跟妳的孩子講！
主角：（咳嗽）

咳嗽是話語欲出又卡在心中的一種象徵。所以，導演繼續引導主角說出心中的話語。

導演：隨時都可以走是吧？還有呢？還想跟妳的孩子說什麼？
主角：請你多給我一點時間，讓我把這個家安頓好，讓你的兩個弟弟妹妹

他們可以獨立，求你多給我一點時間，可以陪陪媽媽，因為我對她
已經夠不孝了，她每天為我的事情，每天都是在擔憂，每天都在擔
心我的事情，每天都在關心我的家庭，她好可憐，我自己不重要，
真的，我自己一點都不重要，我的生命也不重要！

主角說出其可以隨時走來償債，但是人世間義務未了，希望孩子給予
時間。此點很重要，導演在處理個案當主角有自殺或放棄生命的念頭時，
需格外小心，要診斷主角有無立即性的危機。若有，則需轉入處理自殺的
議題，若無，則繼續順著主角的脈絡走下去。

導演：還想跟妳的孩子說什麼？想跟他道歉？還是說什麼？

導演在做悲傷輔導中的道歉事宜。

主角：我一直都在跟你懺悔！
導演：妳做過些什麼？為他做過什麼？

懺悔，比道歉更為深入，因此，導演讓主角說出為孩子做過哪些具體
的事以療癒主角的愧疚。

主角：我有去拜拜，祈求神明、祈求佛祖保佑你，在極樂世界過得很天真、
　　　很快樂！我甚至在想，如果勉強讓你來到這個家庭只是多受一份罪
　　　而已，因為你本來就有一個不負責任的爸爸，因為有時候我想你比
　　　我們快樂多了！
導演：嗯！所以妳希望孩子不要來是不是？很痛苦是不是？
主角：嗚嗚嗚……（點頭……）嗚嗚嗚……

主角說出自己「去拜拜，祈求神明、祈求佛祖保佑」孩子，「在極樂
世界過得很天真、很快樂」，同時也道出不要讓孩子來人世間受苦的想法。

導演：妳剛才寫信給他寫了些什麼？念給他聽！

導演請主角將在暖身時所寫的信重新在孩子面前念出來，讓主角很具

體的面對孩子說出心中的懺悔與愧疚。這是一種借力使力的方式，導演在暖身或導劇須注意與聆聽團體成員所做的事與所說的話，便於在導劇中隨手捻來使用，這也是身為一位導演的功力。

主角：我求你接受我的懺悔、深深的懺悔，我知道我不應該那麼殘忍把你殺死，尤其在你一點抵抗能力都沒有的時候，我知道我很殘忍，可是我真的是萬般無奈，也無能為力！嗚嗚嗚……嗚嗚嗚……

　　導演運用念主角所寫的信，將內心更深的情感說出來，協助主角情緒宣洩與療癒。

導演：那時候孩子懷了幾個月了？
主角：懷了兩個多月。
導演：兩個多月，還想跟孩子說什麼？
主角：對不起！真的對不起！二十五年來我一直很辛苦在撐這個家，嗚嗚嗚……好幾次……好幾次我都走到自殺的邊緣，嗚嗚嗚……我並沒有過得快樂，你也看到，你隨時都看到的，嗚嗚嗚……看到橋我想跳下去，以前家裡住七樓，我每天看著地上的馬路我想往下跳，可是我知道我的責任還沒了，除了我應該對你負責以外，你還有兩個……兩個弟弟妹妹，並不是我想要苟且偷生，嗚嗚嗚……嗚嗚嗚……

　　主角將深藏於心中未曾告之於人的悲苦敘說出來，使主角進一步的療癒。敘說即是療癒（talking is thearpy）就是這個道理。

導演：還有呢？把妳所有心裡的話都跟孩子講！
主角：我知道你不甘心，我也知道那時候你很痛，可是媽媽比你還痛，嗚嗚嗚……
導演：妳怎麼痛？告訴妳孩子，把妳的痛告訴孩子！妳心裡的痛、身體的痛都告訴孩子！

　　導演讓主角有機會敘說自己的痛，引導主角將自己所造成身心的痛都說出來。

主角：從那一刻起，我從手術台上爬下來，我整個心都沒有回來，我整個
　　　人整個心都掉到很深很深的一個深淵裡面，我一直爬……都爬不出
　　　來，在那個麻醉的過程中，我一直爬都爬不出來。當醫生正在動手
　　　術我就後悔了！我就很痛苦了！結婚之後又讓我產生不孕症，我忍
　　　受多少的嘲笑，公公婆婆每天看我不順眼，我每天都……嗚嗚嗚……
　　　求神問卜，所有的中藥吃到最後只要聞到中藥味都要吐了！做了多
　　　少的檢查？躺了多少次的檢查台？總是那麼冰冷！一次一次醫生告
　　　訴我很難……很難，很難懷孕！嗚嗚嗚……

　　導演讓主角有機會說出墮胎後產生不孕症，沒有子嗣時所忍受的嘲笑，
以及想要再生一個孩子所遭受的折磨與失落。

導演：還有呢？把妳的感受都告訴妳孩子，讓孩子也知道，妳是一直都在
　　　懺悔，一直在內疚是吧？告訴孩子！

主角：還一直努力拚命的工作，拚命的賺錢。孩子從幼稚園開始爸爸就丟
　　　下我們，我每天就是奔波在工作跟孩子之間，他們也不好過。從小
　　　……從小五、六歲就把他們丟在家裡，有時候逼不得已還要去台北
　　　出差，他們兩個晚上自己關在家裡沒有人幫忙，嗚嗚嗚……嗚嗚嗚
　　　……921 大地震那天晚上，我們住在七樓裡面，心裡有多恐懼？有
　　　多害怕？一點多我帶著兩個孩子跑到樓下去，跑到一樓去，心中的
　　　無助跟那種寒冷你知道嗎？嗚嗚嗚……沒有人讓我們依靠！後來
　　　1022 又地震了一次，我因為醫院裡的庫房全部都震垮了，我在醫院
　　　忙到晚上十點多不敢打電話給幼稚園的老師，他們已經找了我一個
　　　下午要我把孩子帶回家，我不敢接電話，不敢找她，因為我知道兩
　　　個孩子帶來我沒有辦法工作，硬把他們丟給老師，最後老師不得已
　　　把他們帶回家，直到晚上十一點我去接他們的時候，他們兩個已經
　　　睡在老師家的沙發上了，你說我們的日子會好過嗎？嗚嗚嗚……

　　主角悲從中來，道出孤兒寡母的苦處。

導演：妳說我們活得很苦！

導演同理其情緒，讓主角的心痛有個出口。

主角：有時候想一想，像這樣把你殺了，日子你還快樂一點，而我們呢？
我們每天都在嘗受千刀萬剮，但就是殺不死？嗚嗚嗚……（咳嗽）
嗚嗚嗚……

主角述說現實環境帶給她生不如死的無奈與悲愴。

導演：還有什麼想要告訴孩子？把妳心裡這二十五年來的苦告訴孩子，讓
孩子也知道，妳並不是好受的，是吧？妳受的折磨也夠多了！是吧？

主角：公公婆婆也跟我翻臉，還要我去接受你爸爸帶著小老婆的事實，嗚
嗚嗚……竟然為了這件事情把我趕出家門，連兩個孫子都不要了，
我能怎麼辦？

主角情緒崩潰的說出生活中的委屈與不平。

導演：我當初也想保護你，是吧？是吧？

導演再度導入主角想保護孩子的初心。

主角：如果可以，我也想要保護你啊！你們都是我的命，都是我心中的血，
我怎麼不要呢？我現在連看到別人的孩子，我都好喜歡、好心疼！
每個孩子都是那麼可愛，我怎麼會不要呢？嗚嗚嗚……如果……如
果是生在現在這個時候，懷孕了即使沒有嫁給他也沒有關係，可是
在那個年代，我承受多少壓力？爸爸媽媽對我的期望？對我婚姻的
期望？

導演：妳是不是說在妳知道懷孕的時候很想把他生出來？有沒有這種想法？

導演誘導主角說出正向渴望。

主角：當然有啊！

導演：跟他講，跟妳孩子講！

主角：當我知道我懷孕的時候，第一個想法就是很高興的，我想要把你留

下的，可是你爸爸一直說，一定要……一定要把你拿掉，雖然我很
無知，我為我的無知感到抱歉！我不知道那時候他就已經在劈腿，
一直在瞞著我，一次瞞過一次，而我一次又一次的相信他……

導演讓主角有機會自由地表達她對此事件深藏已久的情緒。

導演：如果妳知道妳會怎樣？

導演讓主角說出生命中的選擇。

主角：如果我知道，如果我知道我會毅然決然的離開，帶著你離開，即使
　　　要面對所有異樣的眼光我也願意。

導演：所以其實妳還是很愛妳的孩子，對不對？

導演導引主角看到自己是很愛孩子的。

主角：本來就很愛啊！

導演：是不是很捨不得？

主角：本來就捨不得啊！

導演：跟妳孩子說，他現在在妳面前，妳想怎樣？

導演製造更具體的圖像及場景，鼓勵協助主角將她內心積壓多年所有
的感受及心情表達出來！

主角：嗚嗚嗚……（咳嗽）嗚嗚嗚……（咳嗽）嗚嗚嗚……（咳嗽）（一
　　　直咳不停）

主角：（主角開始有軀體反應，開始嘔吐）

導演：吐出來，把它吐出來，裡面吐不出來的痰全部吐出來，對！

導演：對！吐出來，對！憋那麼多年的東西都吐出來！（主角趴在地上一
　　　直嘔吐……）對！對！吐出來！（導演協助推壓主角背部讓主角的
　　　氣出來）

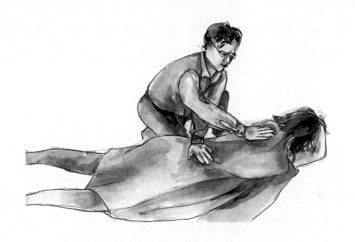

　　導演讓主角悲傷的情緒宣洩與釋放。

主角：嗚嗚嗚……（咳嗽）嗚嗚嗚……（咳嗽）嗚嗚嗚……（咳嗽）（趴
　　　在地上一直嘔吐……）

導演：對！對！對！對！吐出來！憋在心裡面太多苦水！對！吐出來！對！
　　　把心裡的話都說出來，憋了好久了是不是？憋了二十五年了，是吧？

　　宣洩，包含心理的宣洩與身體的宣洩，在心理劇實務中每當主角說出
心中最深的委屈時，連帶著就產生軀體反應，因此有咳嗽、嘔吐等現象，
此時導演從兩方面導引：一是繼續用話語鼓勵主角說出心中滿腹的委屈；
二是當主角嘔吐時將手放在主角的大椎穴上加壓，讓主角的氣與苦水吐出
來。此是中西醫合併的軀體反應治療技術，讓主角做心理與身體同時的宣
洩。

主角：嗚嗚嗚……你每天都把我壓得我喘不過氣！嗚嗚嗚……讓我求生不
　　　得、求死不能，你一了百了，而我呢？嗚嗚嗚……

導演：我比你還慘，是吧！

主角：嗚嗚嗚……嗚嗚嗚……嗚嗚嗚……

導演：對！哭出來！不要憋在心裡面。

主角：嗚嗚嗚……嗚嗚嗚……每當夜深人靜，我只能面對自己哭一哭以後

又要把它擦乾眼淚，嗚嗚嗚……嗚嗚嗚……然後……然後我要每天裝得很堅強，每天裝得很堅強去面對這個職場，我二十五年沒有過過一天是屬於自己的日子，嗚嗚嗚……嗚嗚嗚……

導演：嗯！

主角：我每天……每天……每天都戴著面具在過日子！嗚嗚嗚……嗚嗚嗚……

導演：嗯！

主角：根本就是一個沒有自我的日子，你說我快樂過嗎？嗚嗚嗚……嗚嗚嗚……

導演：媽媽心裡很痛苦，是吧？

　　導演讓主角看到自己也很苦。

主角：對啊！嗚嗚嗚……嗚嗚嗚……

導演：還有什麼要對孩子講？看著妳的孩子，還有話對妳孩子說嗎？

主角：我希望你過自己的日子，好好的去投胎，媽媽沒有資格擁有你，這個家庭根本沒有資格擁有你，找一個好人家去投胎，過一個屬於你應該過的日子！嗚嗚嗚……嗚嗚嗚……

導演：如果他去投胎，妳會感受到怎樣？

主角：如果他去投胎，我會感受到……如果他去投胎我會感受到很欣慰，了卻我心中的這一份遺憾！

導演：嗯！因為即使你生下來，看到你痛苦，媽媽也痛，是吧？

主角：對啊！你本來就不應該屬於這裡，這是一個不正常的家庭。

導演：所以，媽媽期待你怎樣？跟孩子說？期待怎樣？

　　導演引領主角說出內心的期待。

主角：我期待你趕快去投胎，不要再想不開了！你要懲罰我沒有關係，我本來就認為自己是有罪的，嗚嗚嗚……嗚嗚嗚……

導演：但是我希望你……

主角：但是我希望你好好的去投胎，趕快展開你的下一段人生，不要陷在

這裡面，陷在這個……陷在這個永遠沒有辦法改變的困境裡面……

導演：嗯！起來一下，角色交換，跟妳的孩子。

主角：（主角換到孩子的位置上）

　　導演讓主角進入孩子的角色，來感受孩子的回應。

主角：（換到小孩的位置）

主角扮演孩子：（主角與飾演孩子的輔角交換位置，由主角扮演孩子）

導演：你是小薇（主角的化名）的孩子是吧？是吧？你在媽媽肚子裡兩個
　　　月的時候，媽媽就把你拿掉，是吧？你氣不氣媽媽？

孩子（主角扮演）：氣！

導演：氣媽媽什麼？

孩子（主角扮演）：氣我想當她的孩子她卻不要我？

導演：那你知道媽媽也過得很苦嗎？那是你故意來折磨她的嗎？是嗎？

孩子（主角扮演）：（思索中）

導演：你的目的是什麼？告訴你的媽媽，告訴你的媽媽，你的目的是什麼？
　　　你要你的媽媽怎樣？你知道你媽媽過得很苦嗎？

　　導演藉由主角角色交換扮演孩子，讓主角自發性的說出孩子心中的感
受及想法。

孩子（主角扮演）：知道！

導演：要聽聽你媽媽說的話嗎？

主角替身：孩子，其實我真的不是故意的，當時我也是沒有辦法，我真的
　　　很抱歉！我真的很希望你能原諒我，每次去拜拜的時候，都會求神
　　　明、求菩薩保佑你在極樂世界過得很天真、很快樂！我甚至在想如
　　　果勉強讓你來到這個家庭只是多受一份罪而已，因為你有一個不負
　　　責任的爸爸，我現在如果不是因為阿嬤、還有弟弟妹妹，我真的可
　　　以大可跟你走。可是請你給我一點時間，求求你放過他們，這些年
　　　來我過得並不快樂，你時時刻刻都可以看到媽媽那麼痛苦，我真的
　　　不是故意要丟下你，我一直都很後悔，一直活在罪惡中，失去了你，

其實我也面臨很多不好的命運，希望你能理解。我嫁了一個不負責任的爸爸，有時候我覺得你如果來到這個世界，你一定也過得不快樂，會像我們現在這樣子，有時候我覺得你這樣子反而是好的，我希望你能夠原諒我，然後找一個好人家去投胎，過一個屬於你應該過的日子，我們家不配擁有你！

導演：聽到媽媽這樣說，你要回應媽媽什麼？你要跟媽媽說什麼？媽媽是故意的嗎？

孩子（主角扮演）：不是！

導演：想要回應媽媽什麼？

孩子（主角扮演）：媽媽不是故意的，只是我也是真心想要來跟她。

導演：Ya！因為你很喜歡這個媽媽，對不對？這個媽媽有什麼好處？

　　導演試圖製造孩子及媽媽的連結，讓孩子及媽媽看見彼此的愛。

孩子（主角扮演）：因為她很有愛心！

導演：很有愛心，所以她身上不幸是你造成的嗎？孩子，是嗎？是你給她的嗎？

孩子（主角扮演）：搖頭。

導演：搖頭是什麼意思？孩子，你知道媽媽是那麼有愛心，你會報復她嗎？該報復的是誰？

　　導演引導主角在孩子的位置，覺察、感受孩子的處境與想法。

孩子（主角扮演）：是爸爸！

導演：Ya！所以你對媽媽要說什麼？要對媽媽說什麼？你想報復媽媽嗎？

孩子（主角扮演）：搖頭。

導演：你看媽媽那麼苦，在 921 的時候，是吧？帶著你的兩個弟弟妹妹，是吧？還有另外一次大地震，是吧？你看媽媽還那麼有愛心，當護理人員只顧別人不顧自己，是不是？這樣的媽媽是不是很難得？你會報復這樣的媽媽嗎？

孩子（主角扮演）：搖頭。

導演：會嗎？會不會？

孩子（主角扮演）：搖頭。

導演：所以，其實你要跟媽媽說什麼？你想跟媽媽說什麼？其實你想跟媽
　　　媽說什麼？

　　　導演一步一步說出媽媽的愛，讓在孩子位置的主角，更深的體會。

孩子（主角扮演）：我不想報復媽媽！

　　　這是主角很大的覺察與轉化。

導演：Ya！你只是想跟著媽媽而已，對不對？你有沒有默默的保護媽媽？
　　　有沒有？

　　　導演繼續強化媽媽的愛。

孩子（主角扮演）：（哭泣無語）

導演：你是不是看到媽媽也很辛苦？你會原諒媽媽嗎？

孩子（主角扮演）：（哭泣無語）

導演：會嗎？會嗎？

孩子（主角扮演）：（點頭）

導演：用你自己的話講，用你自己的感受講，你會原諒媽媽嗎？你看著媽
　　　媽。

孩子（主角扮演）：我會原諒媽媽，可是……

導演：可是怎樣？

孩子（主角扮演）：我會原諒媽媽，可是我不甘心媽媽把我拋棄了！

導演：Ya！你可以不甘心，對不對？你不甘心的目的其實是想怎樣？孩子！

　　　導演先同理再引導。

孩子（主角扮演）：因為我喜歡跟著這個媽媽！

導演：Ya！喜歡跟著這個媽媽，因為這是一個好的媽媽，你看她隨時隨地還是念著你，是不是？是吧？她求神問卜的希望你在另一個世界，可以在極樂世界跟著菩薩修行，是吧？

　　導演做媽媽的延伸，將媽媽剛剛所說過的話讓孩子聽到。

孩子（主角扮演）：嗯！嗯！點頭！

導演：你現在在哪裡？眼睛閉起來，你現在在哪裡？你現在在哪裡？孩子！自從媽媽把你拿掉之後，你的魂魄在哪裡？

　　導演將時空拉到此時此地，為下面的治療鋪路。

孩子（主角扮演）：在這個天地裡面，嗚嗚嗚⋯⋯嗚嗚嗚⋯⋯（哭泣）

導演：在這個天地裡面，是吧？你希望媽媽幫你做些什麼？告訴媽媽，媽媽一定會做的，你會希望媽媽幫你做些什麼？抱抱你嗎？你會希望媽媽抱抱你嗎？會嗎？

　　導演試圖協助主角從身體的連結走向心的連結。

孩子（主角扮演）：很想媽媽抱抱我，嗚嗚嗚⋯⋯嗚嗚嗚⋯⋯（哭泣）

媽媽（替身扮演）：（走向前抱著主角）

孩子（主角扮演）：（主角與替身相擁而泣）嗚嗚嗚⋯⋯嗚嗚嗚⋯⋯（哭泣）嗚嗚嗚⋯⋯嗚嗚嗚⋯⋯（哭泣數分鐘）

導演：有什麼心裡的話想跟媽媽說，都可以跟媽媽說。

　　導演再次促進主角其內在的對話。

孩子（主角扮演）：想要這份母愛而已，嗚嗚嗚⋯⋯嗚嗚嗚⋯⋯（哭泣）

導演：喔！其實你想要這份母愛而不是折磨媽媽，是吧？

　　導演再一次強化孩子的想法。

孩子（主角扮演）：嗚嗚嗚⋯⋯嗚嗚嗚⋯⋯（哭泣）

導演：你想要告訴媽媽什麼？

孩子（主角扮演）：嗚嗚嗚……嗚嗚嗚……（哭泣）媽媽其實我很愛妳，
　　我只是想要受到媽媽的擁抱，希望有媽媽疼而已！

導演：嗯！你有要報復媽媽嗎？

　　導演再次強化鞏固主角的認知。

孩子（主角扮演）：沒有！

導演：告訴媽媽！

孩子（主角扮演）：我沒有要報復媽媽！

導演：媽媽身上的不幸是你給的嗎？

孩子（主角扮演）：不是！

導演：跟媽媽講，讓媽媽知道！

孩子（主角扮演）：嗚嗚嗚……嗚嗚嗚……（哭泣）媽媽我只是想要讓妳
　　抱抱而已，我只是想要有一個媽媽可以愛我而已，我沒有存心想要
　　報復妳，我不想看到妳過得那麼辛苦！

導演：你希望媽媽過得怎樣？

　　導演順勢引導孩子對媽媽的期待。

孩子（主角扮演）：我希望媽媽過得快樂一點，不要那麼辛苦！

導演：你看到媽媽站在七樓每次看到馬路想要跳下去，你當孩子的站在身
　　邊你心裡感受怎麼樣？孩子！

　　導演藉助孩子的力量，讓主角保重及珍愛生命。此很巧妙的間接處理
主角自殺的議題。

孩子（主角扮演）：嗚嗚嗚……嗚嗚嗚……（哭泣）

導演：嗯！你捨得媽媽跟你一樣死嗎？

孩子（主角扮演）：不要！我不要媽媽死！

導演：你希望媽媽怎麼樣？

孩子（主角扮演）：我希望媽媽健健康康的……

導演：嗯！

孩子（主角扮演）：嗚嗚嗚……嗚嗚嗚……（哭泣）

導演：角色交換做妳自己，聽聽孩子跟妳說的話！

導演讓主角角色交換，讓主角聽聽孩子的期望！

主角：（主角回到自己的位置）

導演：（示意扮演孩子的輔角講剛剛孩子說的話）

孩子（輔角扮演）：我想要來當媽媽的孩子，因為我覺得媽媽很有愛心，我想要跟著媽媽，媽媽妳的苦不是我報復妳的，我只是想要媽媽可以抱抱我，可以愛我，我不想要媽媽死，我希望媽媽可以過得快樂，我只是想要有媽媽可以抱抱！

主角：我也想要愛你呀！就像愛你的弟弟妹妹一樣……（母子相互擁抱）嗚嗚嗚……嗚嗚嗚……（哭泣）媽媽也很想愛你，很想抱抱你，可是就是抱不到你，我也很難過！嗚嗚嗚……嗚嗚嗚……（哭泣）我有能力我一定把你留下來，我怎麼會不要你！

導演：好好抱抱妳的孩子……

導演讓主角有機會擁抱孩子，讓自己與孩子實體的接觸，彌補媽媽未給孩子的愛，讓愛真實化、感受化、具體化。

主角：每天晚上一想到你我就好難過，嗚嗚嗚……嗚嗚嗚……（哭泣）嗚嗚嗚……嗚嗚嗚……（哭泣）

導演：其他人來給她支持一下，特別是做媽媽的，有拿過孩子的都過來，圍在第一圈，做媽媽的過來，一起抱著，其他人都過來，好。

成員：（成員起身一圈一圈的抱著主角和輔角）

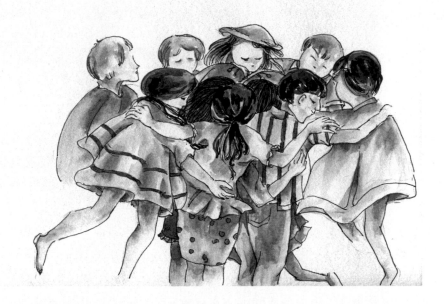

　　導演讓團體成員到舞台給主角支持，同時讓有相同遭遇的團體成員也
得到撫慰。

導演：（播放歌曲〈未完成的愛〉）
導演：好好的跟妳的孩子在一起，孩子很需要妳的，孩子很需要妳這個媽
　　　媽的！
主角：嗚嗚嗚……嗚嗚嗚……（哭泣）
主角：嗚嗚嗚……嗚嗚嗚……（哭泣）
導演：好好的跟妳的孩子在一起，妳也渴望這一刻的！
主角：嗚嗚嗚……嗚嗚嗚……（哭泣）
導演：現在抱著孩子妳感覺怎麼樣？多抱抱孩子，多抱抱妳的孩子，跟他
　　　在一起，讓妳有機會做一個媽媽照顧妳的孩子，如果有機會其實妳
　　　也很想好好的照顧他，是吧？
主角：（點頭）
導演：妳希望他像任何孩子一樣在妳懷裡，是吧？給自己這樣一次機會，
　　　抱抱妳的孩子，讓妳孩子得到他心裡想要的，只希望妳抱抱他而已，

那是妳孩子的心願！

（音樂播放中……過了十幾分鐘）

團體成員彼此之間互相給予支持、協助與陪伴。此景對主角而言再真實不過了，並且強烈感受到觀眾不再只是觀眾，不再是被動觀看劇情演出的人；而是讓主角覺得引以為恥、引以為罪惡的故事是得到觀眾接納的，降低主角自責的成分；也使主角感受到與團體其他成員有所連結，且真實得到支持的力量。

導演：謝謝你們（觀眾成員回到座位席），孩子留下，看看孩子，想跟孩子說什麼？

主角：媽媽真的很愛你。

導演：Ya！媽媽真的很愛你，還有呢？

導演：嗯！還有呢？他現在在旁邊，想跟孩子說什麼？

主角：（深情的看著孩子、注視著孩子）嗚嗚嗚……（咳嗽）

導演：還有呢？還想跟孩子說什麼？媽媽也捨不得，對不對？心裡是不是渴望孩子也長那麼大？是吧？

導演說出主角未說的話。

主角：（點頭）對啊！對！嗚嗚嗚……

導演：妳每年也是希望孩子一年一年長大，是吧？

主角：（點頭）對！嗚嗚嗚……

導演：還想跟孩子說什麼？

孩子（輔角扮演）：我沒有懲罰妳，我只是想讓妳抱抱而已，因為妳是個很好的媽媽，對別人也很有愛心，我只是在妳旁邊而已，我並沒有捆綁妳，我也不希望妳去死！

藉由輔角的聲音讓主角再一次聆聽孩子的心聲。

導演：聽到孩子的話了嗎？嗯？妳聽見孩子說的話嗎？

導演：嗯？妳想告訴孩子什麼？

主角：謝謝！

導演：謝謝孩子什麼？

主角：謝謝你其實一直關心媽媽，陪伴著媽媽！

導演：Ya！妳也感受到孩子是在陪伴妳、關心妳的，是吧？謝謝孩子，還
　　　想跟孩子說什麼？有嗎？

主角：希望下輩子如果有緣再續前緣！

導演：希望下輩子如果有緣再續前緣，是吧？讓媽媽好好補償！

主角：（點頭，哭泣）

導演：角色交換，做孩子！

主角：（換到孩子的位置）

導演：有聽到媽媽說的話嗎？剛剛媽媽抱抱你，讓你感覺到怎樣？

孩子（主角扮演）：很溫暖！

導演：心裡一直很渴望，是吧？

孩子（主角扮演）：對！

導演：想跟媽媽說什麼？

孩子（主角扮演）：謝謝媽媽！

主角替身：媽媽也要謝謝你，謝謝你一直在我旁邊陪伴著我！

導演：是嗎？你在媽媽身旁是因為你想陪伴媽媽，是吧？還是來懲罰媽媽
　　　的？

　　　導演再度藉主角在孩子的角色轉化主角的看法，將懲罰轉化為想陪伴
媽媽。

孩子（主角扮演）：不是！

導演：不是喔？你想告訴媽媽什麼？

孩子（主角扮演）：我是愛媽媽的！

導演：Ya！媽媽念的經你有收到嗎？有嗎？

　　　導演將主角前面說過為孩子做的事及希望說出來，讓孩子知道媽媽為
孩子做了很多事，也一直在彌補錯誤的決定。

孩子（主角扮演）：有！

導演：都有收到了，是吧？所以你還會那麼苦嗎？那麼痛嗎？你媽媽希望
　　　你能夠去投胎轉世，你願意嗎？

孩子（主角扮演）：（點頭）

導演：點頭是什麼意思？

孩子（主角扮演）：我願意，我也希望下輩子能夠當媽媽的孩子！

主角替身：我也希望下輩子你能當我的孩子，讓我好好補償你！

導演：聽到了嗎？

孩子（主角扮演）：嗯！

導演：你還想跟媽媽怎樣？你會祝福媽媽嗎？你媽媽這二十幾年來是不是
　　　一直在燒香拜佛，你有跟菩薩一起修行，是吧？你有跟菩薩在修行
　　　嗎？

孩子（主角扮演）：有！

導演：有！是吧？所以你現在感覺到怎麼樣？還是在痛苦中？還是跟著菩
　　　薩？孩子？

　　　導演藉著主角的信仰，協助主角釐清孩子的現況，好讓主角安心。

孩子（主角扮演）：沒有痛苦了！

導演：告訴媽媽，否則媽媽以為你一直在痛苦，因為你痛苦的時候媽媽就
　　　痛苦，是這樣嗎？你有在痛苦嗎？

孩子（主角扮演）：（搖頭）沒有了！

導演：告訴你媽媽。

孩子（主角扮演）：我沒有在痛苦了，菩薩已經把我收為祂的孩子了，我
　　　希望媽媽過得好！

導演：你會祝福媽媽嗎？

　　　導演引入祝福，祝福是一種寬恕、一種消解，寬恕人的過去，消解其
中的怨、恨、仇與自責。

孩子（主角扮演）：我會祝福媽媽！

導演：你會祝福媽媽什麼？

孩子（主角扮演）：握住媽媽（扮演主角的替身）的雙手，祝福媽媽身體
　　　健康，然後多愛自己一點！

導演：媽媽受的苦夠了沒有？

　　導演強化主角所受的煎熬與贖罪已經夠了，不用再被框住，可以原諒
自己、寬恕自己。

孩子（主角扮演）：夠了！

導演：媽媽是不是將要否極泰來？

　　這是一種轉化的暗示，壞的都過去了，婚姻中的一切苦難都過去了，
要往好的方向前進。

孩子（主角扮演）：唉！點頭。（淚中帶笑！）

導演：嗯！你在天上看得很清楚，是吧？而且你有怎樣？

孩子（主角扮演）：握住媽媽（替身）的雙手，我有保佑媽媽，陪著媽媽
　　　一路走過來了，媽媽辛苦了，一切都過去了！

導演：媽媽偉不偉大？

孩子（主角扮演）：一直握住媽媽（主角替身）的雙手，唉！（點頭）

導演：你有沒有保佑你的弟弟妹妹，有沒有保護他們？

　　導演一步一步的讓孩子與媽媽有正向的連結，同時也讓孩子與弟弟妹
妹有所連結，將負向的思維轉為正向的力量。

孩子（主角扮演）：（點頭）有！他們都很貼心、很乖、很棒！

導演：其實那兩個弟弟妹妹是怎樣？是你派來的嗎？

孩子（主角扮演）：（哭泣中）

導演：是吧？是吧？

孩子（主角扮演）：（哭泣中）

導演：是不是？

孩子（主角扮演）：嗯！

導演：告訴媽媽，讓媽媽知道，否則五年多沒有孩子怎麼會懷了弟弟妹妹
　　　是吧？

　　　導演再一次協助主角創造出一個更寬廣的視野，讓主角看見希望。

孩子（主角扮演）：是啊！

導演：跟媽媽講。

孩子（主角扮演）：媽媽，其實弟弟妹妹是我派他們來陪伴妳的，因為我
　　　知道媽媽承受太多的苦，如果沒有這兩個孩子，媽媽是會活不下去
　　　的，是我希望弟弟妹妹能夠代替我陪伴妳的，所以，妳只做一次試
　　　管嬰兒就成功了！

導演：所以看到弟弟妹妹就等於看到誰？

孩子（主角扮演）：就等於看到我！

　　　導演具體處理孩子在主角心中的位置。

導演：跟媽媽講。

孩子（主角扮演）：握住媽媽（主角替身）的雙手，媽媽，如果妳想我的
　　　時候，妳就抱著弟弟跟妹妹，就會好像抱著我一樣，雖然我沒有緣
　　　分成為妳的孩子，希望下輩子能有幸當妳的孩子。（哭泣）

主角替身：下輩子我們再續前緣！

導演：還想跟媽媽怎樣？

孩子（主角扮演）：握住媽媽（主角替身）的雙手，媽媽妳要加油！

導演：當媽媽很無力的時候，你要怎樣？告訴媽媽，你跟菩薩修行充滿了
　　　智慧，對不對？

　　　導演藉助主角在孩子的位置上，讓主角思索當自己無力時如何用智慧
來面對生活。

孩子（主角扮演）：嗯！

導演：是吧？當媽媽無力無助的時候，可以怎樣？告訴媽媽。

孩子（主角扮演）：當媽媽無力無助的時候，可以念阿彌陀佛觀世音菩薩

的法號，祂可以給妳無形的力量。

導演：還有呢？面對阿嬤怎麼辦？

孩子（主角扮演）：盡力盡孝道吧！把握住並去享受可以陪伴的每一天，
人生本無常啊！

導演：媽媽有沒有照顧自己？

孩子（主角扮演）：媽媽沒有照顧自己！

導演：你看在心裡，你大概覺得怎樣？

孩子（主角扮演）：很心疼！

導演：很心疼！所以你希望媽媽怎樣？跟媽媽講。

孩子（主角扮演）：希望媽媽不要煩惱那麼多，弟弟妹妹漸漸都長大了，
一些責任讓他們自己去承擔，不要再讓自己扛那麼多的責任。

導演：媽媽有煩惱的時候可以怎麼辦？

導演：她有沒有朋友？你幫媽媽看一下，媽媽身邊有沒有好朋友？

　　導演協助主角探索生活中的支持系統。

孩子（主角扮演）：（思索中）

導演：有沒有？

孩子（主角扮演）：（搖頭）沒有！

導演：都沒有？

孩子（主角扮演）：（搖頭）沒有！

導演：一個都沒有？媽媽不敢交朋友，但是她有沒有朋友？她是不是有很
多朋友關心她？

孩子（主角扮演）：她是有關心她的朋友，只是媽媽都不敢跟他們深交而
已！

導演：媽媽都在拒絕，對不對？

　　導演點出主角內心的畏懼，間接刺激主角走出自我的限制。

孩子（主角扮演）：對！

導演：媽媽都在怕什麼？告訴媽媽。

孩子（主角扮演）：其實……其實是妳自己想太多了，妳認為妳不幸的婚
　　姻、不幸的家庭，別人會取笑妳，其實不會的。

　　導演運用技巧，幫助主角再一次的覺察內心的害怕與恐懼。

導演：但是媽媽故意要這樣不幸的婚姻、不幸的家庭嗎？是嗎？

孩子（主角扮演）：不是！

導演：是嗎？是不是？

孩子（主角扮演）：唉！（啜泣）

導演：所以你希望媽媽怎樣過活？媽媽要怎樣？你在天上跟菩薩比較能夠
　　放心的修行，你希望媽媽怎樣？

孩子（主角扮演）：就是……就是希望媽媽能夠走出去，不要再躲在……
　　不要再躲在角落裡了！

　　導演運用孩子的期待，喚醒主角勇敢走出來，不要再躲在角落之中。

導演：媽媽可以做些什麼？你在天上看得很清楚，對不對？告訴媽媽，媽
　　媽可以做些什麼？

孩子（主角扮演）：媽媽其實是一個很堅強的人，她只是……她只是覺得
　　自己……自己的命運很悲慘，然後自己覺得很……很羞辱吧？

導演：所以呢？你想告訴媽媽，媽媽要怎樣？

孩子（主角扮演）：我想告訴媽媽，其實沒有人在笑妳！

導演：在團體裡面有人笑媽媽嗎？

孩子（主角扮演）：（搖頭）

　　導演借助團體，給予主角立即的看到團體成員並無人在笑主角，主角
不用羞愧，不用一直躲起來。導演做這些是在消解主角社會上的壓力。

導演：告訴媽媽，用你的話告訴媽媽！

孩子（主角扮演）：在這個團體裡面每一個人都在關心妳！

導演：願意支持她的上來跟她搭個肩！

團體成員：（團體成員起身相擁而上搭住主角的肩）

　　導演給予主角立即上的回饋與真實的感受，感受到他人不一定會嘲笑主角，而且有很多人會給予支持的。

孩子（主角扮演）：（哭泣）

導演：告訴媽媽。

孩子（主角扮演）：（哭泣）

導演：告訴媽媽，他（她）們有沒有在笑媽媽？

孩子（主角扮演）：嗚嗚嗚……他（她）們那麼多人都那麼關心妳！

導演：他（她）們有沒有在笑媽媽？

孩子（主角扮演）：他（她）們都沒有在笑媽媽……都沒有！

導演：而且覺得媽媽怎樣？

孩子（主角扮演）：覺得媽媽很堅強！

導演：所以你希望媽媽怎樣？跟媽媽講！

孩子（主角扮演）：希望媽媽走出來！

導演：是不是要善待自己？

孩子（主角扮演）：要善待自己，而且不要那麼自責了！

導演：媽媽有沒有買好的衣服給自己穿？多久了？

　　買衣服給自己雖是一件小事，但願意買衣服給自己、打扮自己，是一種看見自己、愛自己的一種展現。很多失婚女性，在失婚後不再打扮自己，「女為悅己者容」，已無想為他打扮的對象，打扮做什麼呢？捨不得花錢，也捨不得為自己美麗，因為自己已經不值得，不值得美麗、不值得照顧與愛護。因此，導演從此處讓主角看見自己對自己的不照護。

導演：嗯？多久了？

孩子（主角扮演）：很久了！（微笑）

導演：幾年了？

孩子（主角扮演）：好多年了！

導演：所以要告訴媽媽什麼？

孩子（主角扮演）：告訴媽媽要勇敢的走出來，媽媽妳對命運那麼勇敢，

為什麼對自己那麼不勇敢呢？

導演：當你對自己勇敢的時候能夠怎樣？告訴媽媽！

孩子（主角扮演）：當你對自己勇敢的時候，你就會覺得海闊天空！

導演：是你把媽媽綁著還是媽媽綁了自己？

孩子（主角扮演）：是媽媽自己綁住的！

導演：用你的話，跟媽媽講！

孩子（主角扮演）：媽媽，是妳自己把自己綁住的，是妳在自我懲罰，沒
　　　有人在懲罰妳，事實上我們都很愛妳的！

導演：媽媽需要再懲罰自己嗎？需不需要？她需要再為你的事來懲罰嗎？

　　導演趁勢引導，讓主角洞察出「是妳自己把自己綁住的，是妳在自我
懲罰」。

孩子（主角扮演）：不需要，媽媽不是為我的事在懲罰自己，是為了不能
　　　給弟弟妹妹一個完整的家在懲罰自己！

導演：所以你希望媽媽怎樣？

孩子（主角扮演）：希望媽媽不要背負那麼多了，不要再懲罰自己了！

導演：當媽媽懲罰自己的時候，你會怎樣？弟弟妹妹會怎樣？

孩子（主角扮演）：弟弟妹妹……弟弟妹妹他們看在眼裡不敢說而已，其
　　　實他們心裡很難過的，嗚嗚嗚……

導演：那你在天上呢？

孩子（主角扮演）：我在天上也是希望媽媽能夠想開一點，不然我也會很
　　　擔心妳啊！所以我才會一直跟著媽媽呀！

導演：如果媽媽妳能夠照顧自己我會怎樣？

　　導演繼續引導。

孩子（主角扮演）：如果媽媽妳能夠照顧自己，我就可以放心的去過我的
　　　下一個人生了，媽媽這一切都不是妳的錯！

「媽媽這一切都不是妳的錯」，這是主角很大的轉化與釋懷。

導演：Ya！這一切都不是妳的錯，是吧？這都只是命運的安排，是吧？

孩子（主角扮演）：是！

導演：角色交換做自己。

主角：（主角做回自己）

導演：聽聽妳孩子跟妳說的話。

　　　導演讓主角聽一聽孩子所說的話，讓主角將習得新的認知更為固化。

孩子（輔角扮演）：媽媽，我沒有要懲罰妳，是妳在自我懲罰，妳要對自
　　　己好一點，不要想太多，妳要勇敢走出來，妳已經做得很好了，身
　　　邊很多人都會支持妳，沒有人會嘲笑妳，妳看妳旁邊有多少人？身
　　　邊大家都支持妳的，是妳自己想太多，我沒有把妳困住，是妳困住
　　　自己的，妳懲罰妳自己的時候，我也覺得很擔心，如果妳過得好的
　　　話，我才能夠放心去投胎！

導演：聽到妳孩子說的話嗎？

主角：嗯！

孩子：妳要對自己好一點，妳好久沒去買衣服給自己了，好久沒照顧自己
　　　了，弟弟妹妹也慢慢長大了，要給他們一些責任，不要再懲罰自己，
　　　要走出來！

導演：孩子講的話對嗎？

主角：對！

導演：妳願意嗎？

主角：我願意！

導演：妳願意怎樣？跟妳孩子說。

主角：我願意把壓在我身上的這個殼卸下來！

導演：嗯！

導演：誰把妳壓得很重很重？

主角：我自己！

　　　主角更進一步洞察出是自己把自己壓得很重，並「願意把壓在我身上

的這個殼卸下來」。

導演：Ya！所以呢？

主角：所以我自己要快樂一點！

孩子（輔角扮演）：妳快樂的時候我就不用一直陪在妳旁邊，我就可以跟菩薩去了！

導演：聽到了嗎？聽見孩子說的話嗎？

主角：（點頭）謝謝！

導演：你們旁邊的人有誰會看不起她的？有沒有？用你們的話跟她講。

　　導演再將剛剛團體對她的看法讓主角聽到。

觀眾：沒有，加油！妳好棒！

主角：唉！嗚嗚嗚……謝謝！

導演：聽到了嗎？

主角：嗚嗚嗚……嗚嗚嗚……

導演：聽到了嗎？

主角：謝謝你們……嗚嗚嗚……

導演：還想跟孩子說什麼？做什麼？

主角：謝謝！

導演：（團體成員先回座位）

導演：還想跟孩子怎樣？

主角：（主角往前抱住孩子）

導演：對！抱抱妳的孩子！

主角：（抱住孩子）嗚嗚嗚……嗚嗚嗚……（一分多鐘）

導演：看看孩子。

主角：（擁抱、注視著孩子）

導演：手術台這些東西還在嗎？

主角：看著白色及灰色的布條。（搖頭）

導演：還在嗎？是不是不在了？

主角：（點頭）

導演：把它去掉，從妳的心裡拿掉，妳也不用在那邊受苦，孩子也不用在那邊受苦！

主角：（蹲下身拿起白色及灰色的布條，將之用力丟出門外）

　　導演具體化去掉主角心理的陰影。

導演：把它去掉，對！把它丟掉，扔出去，不要了！對！不在妳的腦海裡了。

導演：對！

導演：看看現在，孩子不在手術台了，對不對？

導演：對！

導演：妳還想跟孩子怎樣？妳看孩子在跟妳怎樣？

主角：對我笑！對我微笑！

導演：Ya！最後還想跟孩子說什麼？做什麼嗎？

主角：謝謝！謝謝你用你的智慧告訴我，讓我做出來，謝謝你！

導演：角色交換。（由主角扮演孩子，與主角替身對話）

主角：（主角換到孩子的位置）

主角替身：謝謝你用你的智慧告訴我，讓我做出來，謝謝你！

導演：孩子，聽到媽媽這樣說，你心裡感覺到怎樣？

孩子（主角扮演）：（微笑點頭）

導演：你現在是笑著對媽媽？還是怎樣？你高不高興媽媽這樣子？

孩子（主角扮演）：（微笑點頭）高興！

導演：你看見媽媽現在身上的殼怎樣？

孩子（主角扮演）：脫下來了！

導演：Ya！你會祝福媽媽什麼？

　　導演進行主角與孩子的祝福與道別。

孩子（主角扮演）：我會祝福媽媽過得開心、身體健康！

導演：嗯！你希望媽媽為你做些什麼嗎？有嗎？

孩子（主角扮演）：不用了！

導演：嗯！她已經為你做很多了，是吧？

孩子（主角扮演）：對！

導演：媽媽還需要懲罰自己嗎？

孩子（主角扮演）：（搖頭）不用！

導演：嗯！角色交換做自己。（主角做回自己，與扮演孩子的輔角對話）

導演：聽聽孩子跟妳說的話。

孩子（輔角扮演）：希望媽媽能夠幸福，我要媽媽健康快樂就好，不要再懲罰自己，不用再為我做什麼，妳已經為我做很多了！

導演：聽到了嗎？

主角：嗯！聽到了。

導演：還想跟孩子做什麼？

主角：沒有！

導演：可以讓孩子先回菩薩那邊嗎？可以嗎？

主角：嗯！可以。

導演：孩子回菩薩之前妳還想跟孩子怎樣？

主角：（撫摸孩子的肩膀，拍拍孩子的肩膀）

導演：現在孩子是不是已經慢慢在跟菩薩修行了？

主角：嗯！

導演：是吧？

主角：是的！

導演：現在還有病痛嗎？

主角：沒有了！

導演：（導演指示扮演孩子的輔角離開舞台）

導演：眼睛閉起來，感受到妳的孩子是不是很健康的跟菩薩在一起？

　　導演用意象技術讓主角從新經驗與創造孩子新的影像，取代原來的創傷圖像。

主角：嗯！

導演：感受到了將這個影像放在妳的腦海裡，可以看得到孩子嗎？

主角：（點頭）可以！

導演：他的臉是怎樣的？

主角：微笑的！

導演：他跟誰在一起？

主角：跟菩薩在一起！

導演：Ya！在菩薩旁邊是吧？

主角：（點頭）是！

導演：他自己是不是法相莊嚴了？

主角：（點頭）是！

導演：高興嗎？

主角：高興！

導演：妳聽得到孩子對妳的祝福嗎？

主角：（點頭）聽到了！

導演：跟自己說說話，看著自己。（主角的替身）

　　導演最後讓主角與自己對話，協助主角整合自己。

導演：想跟自己說什麼？

主角：其實……其實妳本來就很堅強、很勇敢，妳也一直心存善念，不需
　　　要再有罪惡感。

導演：對！妳本來就很勇敢，而且心存善念，是吧？

導演：還想跟自己說什麼或做什麼？

導演：告訴自己，妳的孩子跟妳說了什麼？

主角：他說希望我勇敢的走出來，然後快快樂樂的做自己！

導演：告訴自己現在孩子在哪裡？

主角：孩子在菩薩的身邊修行。

導演：嗯！還有，想孩子的時候可以怎樣？

主角：就念阿彌陀佛的法號，然後迴向給孩子。

導演：嗯！而且想孩子也可以怎樣？看看自己的弟弟妹妹，是吧？

主角：對！看看自己的孩子就像看到他一樣！

導演：還想跟自己怎樣？還想跟自己做什麼或說什麼？

導演：角色交換，換位置，聽聽自己跟自己說的話。

主角替身：其實妳已經很堅強、很勇敢了，妳不必要再自己把自己捆綁住，
　　　　　妳已經做得很好了；如果想孩子的時候就念經迴向給孩子。

導演：自己說得對不對？

主角：（點頭）對！

導演：要回應自己什麼？想跟自己怎麼說？

主角：放下自己心中解不開的那個結！

導演：不用跟我講，看著自己，對自己說，妳都不敢看自己，是吧？告訴
　　　自己，孩子希望妳怎樣？

　　　導演提醒主角看著自己，接觸自己是一件不容易的事，特別是要寬恕
自己，所以導演要主角看著自己。

主角：孩子希望我好好的愛自己。

導演：那是用嘴巴說的嗎？

主角：是用行動表示的。

導演：是站在那邊嗎？

主角：（趨前擁抱自己的替身）

主角：好好的愛自己，然後跟自己在一起，然後勇敢走出去。

導演：告訴自己身邊有哪些人？

主角：身邊有很多人都是很關心妳、很愛妳的，根本沒有人在取笑妳！

導演：自己是不是很久沒有買衣服給自己了？

主角：對呀！

導演：要求一下自己。

主角：去做自己想做的事，買幾件漂亮的衣服給自己穿。

導演：下禮拜要穿來給大家看。

團體成員：（成員大笑）這個好！這個好！

導演：是吧？

主角：嗯！嗯！

導演：跟自己在一起感覺怎樣？

主角：很好！

導演：把眼睛閉起來，好好跟自己在一起。

導演：自從孩子拿掉之後自己是不是不見了？

主角：不見了！

導演：今天把自己重新找回來。

導演：有感受到自己在自己的身旁嗎？

主角：有！

導演：有跟自己在一起嗎？

主角：有！

導演：在自己的心裡嗎？

主角：嗯！

導演：好好的跟自己在一起。

主角：嗯！

導演：現在整個人感覺怎樣？

主角：（與主角替身微笑的手拉手擺擺手）很舒服！

導演：還想做什麼嗎？

主角：沒有了，謝謝你們，謝謝大家！

導演：那個老公今天要處理嗎？還是下次再做？

　　在心理劇中並非要一次處理所有的問題，可以分次處理，同時也要尊重主角的意願。

主角：（搖頭）希望永遠不要再看到他！

導演：喔！最重要是找回自己，對不對？

主角：嗯！對呀！

導演：是吧？現在怎麼樣？

主角：現在舒服很多，清爽很多。（與主角替身微笑的手拉手擺擺手）

導演：殼呢？

主角：殼已經把它卸掉了，然後拿掉一層面具吧？但是也許我戴上去的不
　　　是只有一層？但至少我已經把這一層拿掉了！

團體成員：恭喜！恭喜！

主角：嗯！我會加油！

　　此時，主角的臉上似乎抹上了不同的色彩與光澤，觀眾也發出等待許
久才爆出的祝福聲，團體好幾位成員正抹去眼角的淚！

導演：告訴一下自己，妳剛剛拿那一條布的能量是什麼？去拿過來給自己，
　　　讓她自己拿。

　　能量布，是導演在處理悲傷輔導前，讓團體成員自己選擇一條可以感
受到能量的一條布。這是處理悲傷情緒前的一種安全網的設置，讓團體成
員發現自己是有能量的陪伴，不是脆弱無力的。心理劇中「布」是一種很
好運用的媒材，象徵著各種意義也扮演了多種的功能，身為導演要善加巧
妙的運用。

主角：（主角拾起地上淺橘色的能量布）

導演：這是什麼？

主角：這一條是代表很沉穩，然後很堅毅！

　　導演透過主角先前自己選擇的能量布，讓主角重新體驗所期待的能量
及力量。

導演：告訴自己，不是告訴別人！

主角：我第一眼看到這條布就覺得它是很沉穩的顏色。

導演：所以，看看自己，這是自己還是別人？（導演指著主角替身問）

主角：這個是我。

導演：Ya！看到了嗎？給自己披上！

　　導演用具體的方式讓主角感受到能量。

主角：（主角將布圍在肩上並感受它）

導演：現在感覺怎樣？

主角：感覺除了沉穩跟堅毅之外，還多了一份溫馨！

導演：告訴自己。

主角：我覺得它帶給我很溫馨的感覺。

導演：最後還想跟自己怎樣？

主角：（向前擁抱替身）謝謝自己能夠走出去，更謝謝自己能夠走出來！

導演：到這邊可以嗎？

主角：可以，謝謝老師！

導演：好，去角。

　　去角就是去除角色，通常是在該劇結束後、分享前進行。去除角色對於主角、輔角都是很重要的儀式，需要在演完下戲時，刻意加以強調提醒，以便主角及輔角能恢復本身身分，否則在結束後，還帶著所扮演的角色，將影響日常生活。

參、劇後主角感言

　　透過做劇讓我有機會對孩子訴說無奈、不捨與愧疚，並且不時的請求原諒與祝福；讓我在角色交換扮演孩子的角色裡，讓孩子也有機會說出對媽媽心中沒有恨、沒有報復、沒有折磨，只是渴望當媽媽的孩子、渴望有媽媽愛、希望媽媽幸福快樂而已。劇中讓主角將孩子抱在懷中疼惜著，滿足孩子渴望有媽媽疼愛及保護的願望。劇終我更得到團體成員的支持，每位同學一一向前走向舞台中間，擁上來搭著我的肩、摟住我，讓我感到前所未有的溫暖，那股力量磅礡有力排山倒海而來，讓我充滿能量，感受到從現在起不再是孤獨一人！

　　做完劇的那天傍晚，我依然獨自開車回家，走在路上，繽紛的夕陽用餘暉溫暖照耀著我，天空那麼橘、樹那麼綠，小鳥對我微笑、風兒招呼問好，心美了，一切都是美的，平日的孤單、罪惡、愧疚、無助、困頓、自怨自艾已然消逝，取而代之的是一股安穩而充滿溫馨、信心的力量，痛哭

完一場之後，我的胸口一直以來的緊悶感也消失不見了。眼皮痠了，身體累了；心情開了，腦子清醒了，那一夜睡得很沉很穩，孩子不再出現在我的夢中冷冷看著我，醒來之後全身有一種充滿能量的力量，感覺更實在了，放下了、也放鬆了！經過一場心靈的焠鍊，我看見重生的曙光！透過心理劇的行動，具體的讓我體會原來生活也可以有很多樣貌的。一直以為我就該接受宿命的安排，無從抵抗，也無力反擊！然藉由導劇過程及所設的景，讓我領悟：原來「天堂地獄僅在一念之間」，人生不要光顧心外的生活，最重要的是必須要觀照心內的「天堂」，如果心內的「天堂」沒有建設好，把憂悲苦惱的「地獄」留在心裡，那麼就會一直帶給我們苦不堪言的人生！喜、怒、哀、樂，如何選擇與我們當下的每一分鐘相遇，完全在於個人轉念之間！夜是那麼寧靜、星星如此燦爛、風兒這般優雅、檳榔樹散發淡淡的清香，世界何其美好與寬廣，為何執意桎梏困頓於陷落的地獄之苦？

第 **8** 章

失去寵物的媽媽

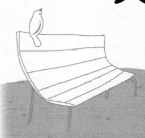

這是一齣有關失去愛狗的一場心理劇。

壹、暖身

請同學在看完《失落的行李》（*Left Luggage*）電影後，探索一下自己相關的失落經驗，並將此經驗寫下來，與團體成員分享。輪到主角時，主角分享家裡的寵物毛毛過世後，兩年多來經常哭泣與感到失落，因此，導演要請主角加以處理此失落經驗。

貳、做劇

主角：面對我家毛毛走的時候，讓我走不下去，跟牠十三年，因為牠我來
　　　念生死學研究所，真是關起一扇窗，開啟一扇門，這是我的失落，
　　　如果可以讓我重新重整人生，那這一份失落……
導演：想探索此失落嗎？

身為一個導演需要有偵測能力，適時偵測出主角的需求並加以邀請。這也是導演做劇切入的時機點。

主角：好。
導演：好，麻煩主角出來。

導演順著主角在分享時所提的重要「人物」，從「人物」切入展開整個劇。

導演：毛毛是誰？
主角：毛毛是一條狗，是母狗。
導演：牠是一條母狗？

導演複誦主角的話，以話引話，並順便確認性別。

導演：那妳現在可不可以先跟我們講，妳跟這隻狗狗的故事，讓我們簡短的能夠了解一下，好嗎？

導演讓主角以說故事的方式說出主角與狗的故事，便於進一步探索。

主角：喔，好！毛毛是，是一條母狗，牠是我兒子老大，他在國小大概是三年級，三年級那時候，然後牠在田埂，因為我們住宜蘭，然後都是，都是稻田，那牠是在田中央，那時人家在割稻子，對，那個田中間。然後跟我家老二，因為他們兩個才差一歲，然後就用他們小小的安全帽，腳踏車的安全帽裝回來，起先我很不支持他養，那我看小孩子哭得很傷心，我就跟他講說，好，明天你們去上課時媽媽放牠回去，如果你們能夠找得到的話，我就讓你們養牠！結果隔天他們就真的連晚飯都沒吃飯去找毛毛，把牠找回來。帶回來的時候，這隻狗才剛開眼睛，連奶瓶也都不會吸，因為是吸母奶，所以奶瓶都不會吸，那時候還滿難餵牠，歷程是這樣子的！

敘說，是一種療癒的方法，透過敘說讓主角有機會說出主角與失落對

象的關係，從回憶中勾起與失落對象的情感。

導演：喔！了解！
導演：那牠後來跟了你們幾年？

　　導演從時間點與時間長短了解與失落對象情感的深淺。

主角：十三年！
導演：十三年，養了之後呢？
主角：牠……我們家毛毛，很聰明……（主角開始哽咽哭泣）不好意思，
　　　我一直都哭不夠。
導演：嗯！

　　當主角情緒出來時，導演可以用簡單的語句如「嗯！」來回應，讓主
角繼續說，因為說就是一種情緒的宣洩，敘說就是一種療癒。在現實生活
中，人沒有說的場境、說的對象，只能哭，在心理劇中就是提供主角有一
個說的場境與情緒宣洩的機會。

主角：因為，我兒子帶回來，因為很小，那小孩子不會照顧，他們要上課，
　　　我先生要上班，那幾乎都是我，我在照顧牠的！慢慢大了以後跟我
　　　們去游泳，牠就真的成為我們一家，一家人。我先生從小就養狗，
　　　那時候他給我孩子一個很深的觀念，當你決定養牠的時候，牠就是
　　　我們家的一份子，就是家人，就要一輩子顧到牠老、到牠死，所以
　　　全家都有這麼一個共識。
主角：小孩子不在的時候，都是我在照顧。說真的，我生的三個孩子都是
　　　奶媽帶大的，到他們五、六歲時才帶回來自己照顧。只有我們家毛
　　　毛是我用餵奶，一直寸步不離的照顧，我甚至要去跟朋友喝下午茶，
　　　還是幹嘛，我也都會帶著牠，可是我不知道，一年之後怎麼會變得
　　　那麼大，那是大狗，不是小狗！對啊，然後就再也不能帶牠出去，
　　　可是牠都會很乖，牠都會在院子裡面等我回來，聽到我車子進，回
　　　來還是騎車回來，牠都會很高興這樣子。我們暑假去武荖坑游泳還

　　是什麼的，牠還會去，小孩子如果說玩得比較遠，會去，去咬他，牠會狗爬式咬他回來。所以一直，所有的行為，會讓我們真的是，把牠當成家人，然後就會覺得牠是我的小女兒一樣。

導演：那，妳記得牠要離開妳之前，是一個什麼樣的狀況嗎？就是在走之前。

　　導演從時空切入與拉回主角想要探索的主題，導引主角失去寵物前的情形。雖然說「敘說」有助於主角的療癒，但也會讓主角一直陷入過去的時光之中，同時形成一種聊天式的對話。因此，導演再度將主角拉回探索的議題上，協助主角處理寵物過世的悲慟。

主角：牠是，應該是兩年前，對，然後牠從生病的時候，應該算是我老公照顧得很好吧，牠是從不生病的，然後牠也胃口很好，然後就是二十八公斤的大狗。

導演：喔，這很大！

主角：對，然後，當牠開始不吃的時候，我以為牠是挑食，然後帶去給醫生看，然後，醫生跟我先生講說，這些藥吃完，三天要吃完，如果再、再不吃的話，你，就帶牠來抽血檢查。三天之後，牠還是沒有什麼胃口，就是想睡這樣子，然後我先生就，就真的再帶去，帶去之後就抽血檢查了之後，大概醫生……因為醫生也是從小看牠，到大，十三年了，以我們人類的歲數的話，大概是九十一歲了，牠也滿老了！

導演：這算是長壽！

　　導演從認知上讓主角認知到毛毛是長壽，間接說是壽終正寢。

主角：對！然後醫生跟他講說，再等一天的報告，醫生可能要我們自己心理準備，那時候我們覺得醫生也是在跟我們開玩笑。

導演：喔！

主角：其實他是有經驗的，只是要先幫我們打預防針，只是我們就覺得說他在開玩笑，好吧，那就再等一天，結果等了兩天之後，他才，我

先生一直去找他，他才兩天，就是他才正式叫我說，叫我先生說，你跟你老婆都一起來，然後我、我們兩個去的時候，他才說，毛毛可能，不到一個禮拜就會走了。

導演：那時候毛毛住院嗎？

主角：是在我們家！

導演：喔，在你們家！

主角：牠那時候，已經快走了，我是問他說為什麼？他說，是所謂的快速腎衰竭，那快速腎衰竭的話，一般來講，不會超過半個月，最快的話三到十天就是會、會走，然後會走，醫生他叫我先生說，還是他來我們家，把牠安樂死。

導演：妳記得最後那一天的行程嗎？

　　導演將時間更聚焦在毛毛離開那天。

主角：我們再跑去問醫生說，有沒有其他方式可以幫牠？他就講說，叫我們標會。我說幹嘛標會？標會要做什麼？他說，有一種可以處理快速腎衰竭的機器，全台只有一台，用那機器處理的話，狗不會痛，如果指數能夠救回來的話，那牠還可以再活！那我先生就問他說，那費用多少？他說差不多要……要二、三十萬，我就說不用標會，那就決定搶救，然後那天下午醫生就動刀！

主角：帶毛毛去手術前，毛毛已經下半身都不太動了！然後我跟牠講說，臭毛毛，（主角又更哽咽）媽媽帶你去找出路，找活命，那麼牠還是很難過爬起來就趕快跟我們，快到了上車，上不了，是我先抱牠上去，然後就送去醫院。那天折騰到晚上十二點，醫生說還好，牠盡力救看看，在這治療的過程，第一天檢查之後，第二天觀察，第三天洗腎，總共洗了八天，一天一次，可是在這八天，指數都回來的時候，牠還是選擇離開，（哭泣）這是我……其實我一直不太能夠接受的，為什麼？錢也花了，然後，我每天都上台北去看牠，我跟我先生每天都早晚各去一次，可是牠還是，嗚……嗚……（哭泣）要這樣，就是，說真的我也不知道可不可以講，我找一個通靈的幫

我看，他說毛毛跟我講說，謝謝我，這十三年對牠的照顧，可是，牠因為這樣子，牠真的可以去阿彌陀佛那裡了，牠要去，雲端那一邊。那我朋友就問牠說，為什麼要去雲端那一邊？牠就說牠要先去雲端那一邊等我！叫我要放下，可是我還是放不下，我都很捨不得，兒子也沒有跟我那麼親啊！上課的上課去，我有時在家會昏倒，那很多時候都是牠舔我，舔我醒來，也算是我的救命恩人，這樣，所以我很難、很難接受牠這樣的離開，可是還是救不回來。那一天我陪牠陪到八點，牠指數都回復正常，我跟牠說，毛毛我們明天就可以出院回家了，媽媽明天再來！那，今天你在這裡！然後我回家，可是十一點二十一分，醫院就打電話來跟我先生講說，毛毛走了！要不要插管急救？我先生說，不要了，既然牠、牠已經走了，那就不要救了！

超越現實

導演：眼睛閉起來一下，先眼睛閉起來，回想！眼睛閉起來一下，看一下毛毛去了哪裡？

導演知道狀況後，不讓主角一直沉浸在離苦的畫面。因此導引主角以超越現實的方式處理主角的傷慟。

主角：牠在一個、一個宮殿裡面。
導演：嗯，宮殿裡面有一些什麼？（導演將燈關暗）

導演導引主角更進入內在，將內在更為視覺化、具體化、空間化，同時將舞台的大燈關暗，讓主角更容易融入情境之中。

主角：有很多的桌子。
導演：嗯。
主角：跟椅子。
導演：嗯，毛毛在哪裡，宮殿的什麼地方？

　　導演導引主角指出毛毛的位置，便於與毛毛對話。

主角：毛毛，牠不是毛毛耶，他是一個小男生。

　　這是一個很大的轉折，由狗轉變成一個小男生。導演此時需順著主角所見、所思，相信主角的所見與所感，切勿注入自己的主觀見解。這也是治療時一個很重要的觀念──「想像為真」，人生活在一個如真似幻的世界，對於生活中摸不著、看不見的人事物都以想像來對待，說真似假、說假似真，人就是在這真假中存活著。要相信主角，跟著主角走，走入主角的生命、走入主角的故事，與主角同在。

導演：喔，呀，多大的？
主角：我不知道、不知道要怎麼講。
導演：感覺呢？
主角：五、六年級的樣子。
導演：喔，他穿著什麼樣的衣服啊？

　　導演讓主角從穿著打扮，讓視覺更具體化。

主角：他穿的像那個小王子的那一種，那種金黃色的。
導演：金黃色的衣服是不是？
主角：嗯！
導演：那現在是在那個很漂亮的宮殿裡面對不對？

　　導演再具體化空間與視覺化，讓主角進入劇中。

主角：對！
導演：他是坐著呢？站著呢？還是怎樣？

　　導演探索那個男孩的姿勢與動作，更加將主角暖入劇中，走入超越現實之中。

主角：（主角停一下後）他現在躲在柱子的後面。

455

導演：在柱子的後面做什麼？

　　導演一邊聽主角描述，一邊請團體成員拿幾張長條桌子豎起來，圍起來像柱子一樣。

主角：好像在跟我玩躲迷藏一樣。
導演：不給妳看是吧？
主角：對！
導演：看一下他的眼神，他的眼神在告訴妳什麼？

　　「看眼神」甚為重要，眼睛為靈魂之窗，眼睛敘說著靈魂，敘說著一個人的心思，敘說著一個人的全部感受，透過眼睛讓人與人直接的靈魂接觸。因此，導演請主角看毛毛的眼睛，讓主角直接感受毛毛的感受，讓主角與毛毛的心接觸。

主角：我想太多了。

　　主角講出釋放的話。釋放了對死後毛毛的擔心與掛慮。

導演：嗯？
主角：我想太多了！
導演：妳想太多了，還有呢？
主角：他很好。
導演：他很好，還有呢？那宮殿有很多柱子嗎？

　　導演想讓場景更具體化，因此詢問宮殿中是否有很多柱子。

主角：沒有。
導演：只有一個柱子是不是？
主角：嗯！
導演：就躲在那個柱子是不是？
主角：那個柱子很大，圓形的。

導演：圓形的柱子，是不是？很大的是不是？（導演邊聽邊請團體成員拿教室的長桌放在舞台中，並將其豎起來調整成圓柱形）

　　場景，是心理劇的重要元素，導演邊聽主角描述，邊請團體成員將主角所描述的場景布置出來，是讓主角等一下張開眼睛之後，能立即看到所描述的景，有助於主角更為融入情境之中。

主角：是，對！
導演：他長得什麼樣子？他已經蓮花化身變成一個男孩了，是吧？

　　導演再度將焦點轉到孩子身上，並以佛教的信仰來探問孩子的狀態。蓮花化身，意味著到達西方極樂世界，心靈得到解脫與淨化。導演如此問也是在探索毛毛是否已轉化、已得到解脫，藉以讓主角更為安心。這是一種很漸微的問法，從細微處引導、轉化主角的所思、所感。

主角：我不知道是不是蓮花化身，可是他就穿得像小龍袍那樣！

　　毛毛雖不知是否已蓮花化身，至少從穿著上已轉為富貴的穿著。

導演：喔，很好，小龍袍。
主角：對。
導演：金色的是不是？

　　導演再次確認毛毛的穿著，為後面替身的打扮鋪陳。

主角：對。
導演：黃金色的嗎？
主角：對。
導演：身高呢？

　　導演讓毛毛更具體化，便於主角後面選毛毛的輔角。

主角：這樣子（主角用手比孩子的高度）。
導演：這樣子喔，嗯，眼睛睜開一下，感覺一下，團體成員哪一個感覺像？

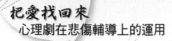

　　導演請主角挑選人當毛毛的輔角，便於讓主角與毛毛具體的接觸。

主角：我不會講名字耶，因為都不知道。

導演：看一下，妳先看一下，是哪一個人？看一下，走過去看一下。

主角：我覺得應該是她！

導演：好！OK！

主角：翠玲（化名）同學。

導演：翠玲可以扮演此角色嗎？

　　導演詢問輔角是否願意擔任此角色甚為重要，在中國傳統裡對於死是一種禁忌，特別是對扮演死後的人需要加以詢問，以尊重其意願。

翠玲：可以。

導演：主角，請妳跟剛剛一樣眼睛閉起來，站回原來的地方。

　　導演再度將主角置於空間中，讓主角回到場景之中。

主角：（主角走回原位）

導演：那孩子躲在那個圓柱後面，是不是？

　　導演透過詢問輔角位置的同時，也在將主角再度暖入情境中，因為在剛才的選輔角中，中斷了主角的感受。

主角：對！

導演：（導演請扮演孩子的輔角躲在柱子後面）

導演：他有沒有戴眼鏡？

　　因輔角戴眼鏡，故導演問毛毛是否戴眼鏡。這是在導劇極細微之處，若輔角帶著眼鏡而主角心中的毛毛沒戴眼鏡，就會影響主角的視覺化，阻擋主角情感的流露，因此如何讓輔角更成為主角心目中的輔角是身為一位導演所需注意之處，而這同時也是在替輔角暖身。

主角：沒有。

導演：（導演請扮演孩子的輔角將眼鏡拿掉）

導演：好！眼睛睜開，看看是不是這個樣子？

主角：（主角張開眼睛）嗯！

導演：是吧？妳想不想看到他？妳想跟他怎麼樣？

　　導演導引主角與毛毛互動。

主角：他一直想跟我玩！

導演：嗯，他想跟妳玩，是吧？

主角：對！

導演：然後呢，妳想跟他說什麼？

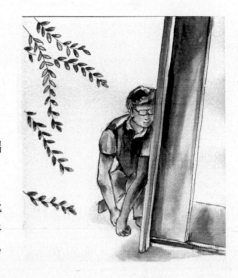

　　導演導引主角說出想與毛毛說出的話，藉以宣洩其內在的思念。

主角：我想跟他說，（主角邊說邊走
　　　過去小孩那邊抱著小孩）我好
　　　想他，好想他，他有好久沒有
　　　來我夢裡了！

導演：嗯，所以妳現在想跟他怎樣？

　　導演再強化主角說出想跟毛毛說的話。

主角：我很想抱他！（主角把輔角抱得更緊）

　　主角用行動表達對毛毛的思念與不捨。

導演：是啊，他在這裡啊！

　　導演強化主角與毛毛在一起。

主角：毛毛，嗚……嗚……（哭泣）你常常都會回來看媽媽是不是？媽媽
　　　都有感覺到你回來！嗚……嗚……娜娜（主角家中的貓）牠都一直
　　　喵喵喵，我就知道你回來了。

導演：把妳想念毛毛的話，全部都告訴他！想跟他說什麼，都跟他說。

　　導演繼續鼓勵主角將心中的話說出來。

主角：現在爸爸都回宜蘭了，都是媽媽一個人的！都是媽媽跟喵喵還有妹妹而已，媽媽真的好想你喔！

　　主角道出自己的孤單與對毛毛的想念。

導演：媽媽是不是很捨不得你？

　　導演說出主角心中未說的話。導演在導劇時是主角的替身，走入主角的內心世界說出主角未說出來的話，藉以引導主角說出心中未說出來的話。

主角：對啊！媽媽超捨不得的！
導演：你比我三個孩子還親，是吧？

　　導演引用主角之前說出的話。

主角：對啊！你都比哥哥他們好啊！（邊說邊哭泣）
導演：是吧？
主角：對啊！
導演：我看著你在受苦，我也很難過，是吧？

　　導演將時空引入狗狗在醫院手術的時空說出主角當時的心境，藉以療癒毛毛過世前主角心中的不捨。

主角：嗯。爸爸不回去那也不行啊，不能不賺錢，不能一直陪毛毛。
導演：把妳所有的話都跟他講！把妳所有的話都跟他講！

　　導演繼續鼓勵主角透過言說宣洩其情緒。

主角：嗚……嗚……嗚……我每次夢見你，你都、都是在宮殿裡面，那你到底是去了哪裡了？到底是去了宮殿還是去了哪裡了？還是真的去西方？還是去兜率天（即往生彌勒淨土）？我都搞不清楚了！

導演：所以妳很想問妳的孩子這件事情，是吧？

　　導演順著主角的話，讓主角繼續宣洩。一般而言，在心理劇導劇過程中，若主角想尋找事件答案時，會用「角色交換」，讓主角在對角中回答自己的提問。但是，此時導演並沒有馬上中斷主角，用角色交換的方式讓主角在毛毛的位置上回答主角的疑問，是因為主角仍在情緒中，而主角好難得有機會宣洩心中的思念與情緒，所以，導演繼續讓主角宣洩。這是一種臨場的反應，是導演感受到主角此時宣洩重於找尋答案，因此順著主角的脈絡，讓主角繼續宣洩其情緒。

主角：對啊！他到底去了哪裡？他真的好嗎？

導演：嗯，是不是真的好嗎？是不是？

主角：可是那個人是一直說，你不好！你不好！嗚……嗚……

導演：我很擔心你，是吧？

　　導演說出主角的擔心。

主角：對啊，可是我就，我就覺得你應該是很好很好啊！因為在我夢裡出現的都很好啊！嗚……嗚……

導演：嗯！

主角：我好擔心你喔！

導演：嗯，還有呢？還有些什麼想跟他說？想跟毛毛說，今天都跟他說！把妳憋在心裡的話都跟他說！

　　導演繼續引導主角心中的話。

主角：所以媽媽就到處找人問啊！那又，好多人說你很好，又有一些人說，你不好！那你到底好不好？嗚……嗚……

導演：讓我很困惑對不對？

　　導演用情緒反映技巧，讓主角覺察自己的情緒。

主角：對啊！

導演：嗯，我也不知道要相信誰，是吧？

主角：對啊！

導演：跟毛毛講！

主角：哥哥他們也都好想你，可是他們大家都憋著，都不敢講。

導演：妳這兩年來過得好不好？跟毛毛講！

主角：不好！不好！不好！一點都不好！嗚……嗚……

導演：怎麼不好？告訴他！怎麼不好？

　　導演讓主角可以盡情的傾訴。

主角：哥哥他們要為自己的前途啊！然後也一直都不在身邊啊！

導演：嗯！

主角：對啊，那只有爸爸陪媽媽，來養喵咪啊！他們又不會像你一樣，那
　　　麼貼心！

導演：你是無法被取代的，是吧？

　　導演點出毛毛的不可取代性。

主角：對啊！

導演：你看你還是我的救命恩人，是吧？

主角：對啊！

導演：我之前暈倒，都是你把我舔起來的，是不是？

　　導演說出主角先前的話。

主角：對啊！

導演：我當然捨不得你走，是吧？

主角：對啊！

導演：跟他講，把這一兩年來的一些心裡想法都告訴他！

　　導演繼續引導主角將毛毛走後主角的心情說出來。

主角：媽媽來南華讀書啊，就是要找原因啊，看自己能不能好過一點啊！

也想要幫助，可以幫助更多人啊！可是媽媽也好像做不到，做不到！做不到！嗚……嗚……媽媽好難適應喔！好難適應來這裡，媽媽好難適應！

導演：怎麼難適應，告訴毛毛！

　　導演順著主角的話說。導演為何要在主角宣洩情緒時說話或做情緒反應，其主要的作用是讓主角在談話時不是對著空氣說，而讓主角處在一個對談中，此時，若輔角能自發的回應主角那就更好，但是在心理劇中除非主角選的是一位專業的輔角，否則從團體中選出來的輔角一般是沒有經驗，不知可以自發的回應在輔角角色上的感知、感受，或是以主角先前講過的話來回應主角。因此，就由導演來充當輔角的替身的聲音，順暢主角宣洩的情緒。

主角：嗚……嗚……你知道！你知道，你都回來，你都有回來，你知道啊！

導演：嗯！

主角：媽媽好難適應喔，太久沒有讀書了，媽媽好難適應喔！嗚……嗚……

導演：嗯！

主角：壓力好大！好大！嗚……嗚……

導演：嗯，如果你在我身邊，我就也許更好一點，是吧？

　　導演再度說出主角心中未說的話。

主角：對啊！嗚……嗚……

導演：以前難過悲傷，都有你陪，是吧？

主角：對啊！嗚……嗚……

導演：現在好像都少了，是吧？

　　導演點出主角心中的失落與缺憾。

主角：對啊！爸爸再怎麼疼媽媽，可是媽媽還是看起來……還是要有你啊，才更好啊！嗚……嗚……

導演：嗯，還想再跟他說什麼？

　　導演繼續引導主角說下去。

主角：媽媽要不要再讀下去啊？還是辦休學？毛毛你告訴媽媽，爸爸都說，
　　　沒關係，媽媽想怎樣，就怎樣！可是，我不知道啊，我不知道，我
　　　好想休學，我不想讀了！嗚……嗚……
導演：嗯！媽媽也好苦，是不是？

　　導演做情緒反應。

主角：我腦筋都記不住啊！我再怎麼努力讀，我好痛苦喔，我好難過喔！
　　　嗚……嗚……
導演：嗯，還有什麼難過委屈，告訴、告訴毛毛，把妳心裡的難過，找他
　　　傾訴！現在他在妳身旁！好好跟他在一起！好好跟妳心愛的毛毛在
　　　一起！

　　導演繼續鼓勵主角向毛毛傾訴。

主角：嗚……嗚……我記得我有一次夢見你跟我說，媽媽我們回宜蘭了啦，
　　　不要讀了，是這樣子嗎？毛毛？
導演：喔，好好跟毛毛在一起。都憋著，都不敢說，是吧？
主角：對啊！
導演：今天毛毛在妳身邊，把妳心裡所有的委屈、妳的難過都告訴毛毛！
　　　毛毛會聽的，跟妳在一起！
　　　（導演放〈未完成的愛〉的音樂）

　　導演見主角的悲傷需要受安撫，因此，放〈未完成的愛〉的音樂來平
撫主角的情緒，用音樂來療癒主角失落的心靈。

主角：（哭泣）嗚……嗚……
導演：好好跟毛毛在一起！好好跟毛毛在一起！好好跟他在一起，這兩年
　　　來，看著摸不到，是吧？

　　導演強化主角與毛毛在一起，用身體的感受療癒失落的空虛與孤寂。

（音樂迴盪著，伴著哭聲）

主角：對呀，媽媽真的好想你好想你！好想你！嗚……嗚……（主角抱著
　　　毛毛哭泣）

導演：對，跟他在一起！妳坐在這邊比較舒服，來！（導演將床墊搬到舞
　　　台）坐在中間，抱著毛毛在這邊坐著比較舒服！這邊，坐在中間！
　　　（導演調整主角的位置，讓主角抱著毛毛，請其他同學靠在旁邊支
　　　撐著主角）

　　導演見主角在木地板上抱著毛毛，因此，請同學將床墊搬至舞台中央，
讓主角可以舒服的抱著毛毛，讓毛毛舒服也讓主角在舒服的床墊上撫慰自
己、撫慰著毛毛。並請團體成員靠在主角的背後給予支撐，讓團體成員在
主角身旁做團體療癒。

主角：這裡？

導演：對，妳也坐中間一點！好，抱著，其他人給她靠著一下！

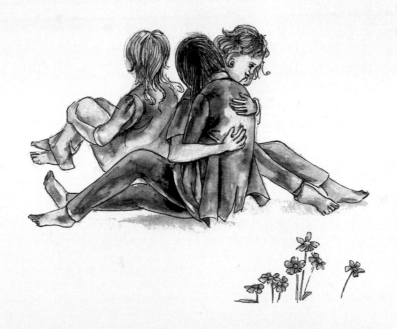

主角：嗚……嗚……（哭泣）

導演：好，跟毛毛在一起！把這兩年來的難過悲傷，什麼都跟他說，對，好好跟毛毛在一起！還有什麼想跟毛毛說的，都跟他說出來！

主角：你最懂媽媽的！媽媽不想放棄！媽媽想要堅持啊！

導演：嗯！

主角：可是媽媽痛痛，你要看媽媽這麼痛苦啊！

導演：嗯！

主角：難過啊！嗚……嗚……

導演：嗯！

主角：媽媽下學期就不要讀了，就辦休學回宜蘭去！毛毛，媽媽到底要怎麼辦啊？媽媽到底要怎麼辦？嗚……嗚……

導演：媽媽很困惑，對不對？

主角：對啊！媽媽很努力在讀啊！

導演：嗯！

主角：很用心在讀啊！嗚……嗚……

導演：嗯！

主角：很用功啊！

導演：媽媽也很挫折，是吧？

　　　導演說出主角心中的挫折。

主角：對啊！嗚……嗚……

導演：想堅持，卻又堅持不下，是吧？

　　　導演說出主角心中的難處。

主角：媽媽也不能實習了耶！怎麼辦？

導演：嗯，好多事情都困擾著我，對不對？

　　　導演說出主角心中的困擾。

主角：對啊！

導演：很多事情都沒有想像中那麼容易，是吧？

主角：對啊！

導演：自己也有點受傷，是吧？也懷疑自己了，是吧？

主角：對啊！嗚……嗚……（哭泣）

導演：好好跟毛毛在一起，用妳的心，跟他在一起！用妳的心跟他在一起，
　　　靜下來一下，讓毛毛可以陪伴妳！讓毛毛可以陪伴妳！妳用妳的心
　　　跟他在一起！他懂妳的！靜靜跟毛毛在一起！他懂妳的！他現在就
　　　在妳的身旁，跟妳在一起，好好的講！所以妳靜靜的跟他在一起！
　　　他懂妳的！對！妳讓毛毛好好的陪伴妳！對，好好陪伴毛毛，也讓
　　　毛毛好好陪伴妳！

　　人一有至心的傾訴對象，就會一股腦兒的將自己所欲、所苦之事傾洩
出來，這是一宣洩性的療癒，但在宣洩之後須加以安撫。從中醫治療原理
而言，「實則洩之，虛則補之」，主角心中滿實的思念、苦惱透過言說加
以宣洩，當心宣洩後成空虛之時，則要加以補之。用什麼來補？用愛來補，
何來之愛？抱之則得。因此，導演讓主角靜下來好好跟毛毛在一起，抱毛
毛就如同在擁抱自己，安撫毛毛意在安撫主角自己。

主角：（主角哭聲漸歇，靜下來）

導演：好好撫慰妳自己！讓毛毛可以好好的陪著妳！毛毛以前都是靜靜的
　　　陪著妳，對不對？對，他現在在妳身旁，有機會讓毛毛可以再陪伴
　　　妳！靜下來一下，對，妳兩年來，太苦太累了！

主角：（主角擤鼻涕）

導演：對，休息一下，讓毛毛可以靜靜的陪著妳！好好休息一下！
　　　（音樂持續著）

主角：（主角擤鼻涕，伴著音樂微微的輕泣，過了約四、五分鐘）

導演：現在感覺怎樣？其他人，謝謝！我要妳在團體裡面，找一個人做妳！
　　　誰可以做妳，感覺哪一個比較像妳的？有嗎？哪一個人感覺像妳的？

　　導演見主角情緒漸平穩得到安撫，於是進一步讓主角與毛毛對話。

主角：慧珍（化名），好不好？

導演：慧珍，是不是？

導演：OK！妳角色交換，當做毛毛！

主角替身：坐著嗎？（主角替身與扮演毛毛的主角坐在墊子上）

導演：Ya，都坐著！眼睛都閉起來一下！毛毛，媽媽看到你，現在在宮殿
　　　裡面對不對？

　　　導演將主角暖入毛毛的角色。

導演：所以你是一個很活潑、很調皮的男孩子，對不對？

　　　導演繼續將主角暖入毛毛的角色。

毛毛（主角扮演）：嗯！

導演：你可以告訴老師一下，你為什麼要躲著媽媽呢？跟媽媽怎麼躲貓貓
　　　呢？你想給媽媽、你想帶給媽媽什麼？

　　　導演從行為面切入內心。

毛毛（主角扮演）：希望媽媽自己很快樂，想要跟媽媽玩！

導演：喔，想要跟媽媽玩！你很貼心嘛，對不對？

　　　導演用小孩的口吻與毛毛對話。

毛毛（主角扮演）：嗯！

導演：你在，你在，你都在那個宮殿裡面，對不對？還是在哪裡？

　　　導演探詢毛毛所在之處是哪裡，用來回應之前主角對毛毛去處的懷疑
與困惑。

毛毛（主角扮演）：是，都是在宮殿裡面。

導演：喔，你在，你都是在那個宮殿裡面！因為媽媽以後會來這邊，都是
　　　修行人，對不對？

毛毛（主角扮演）：對！

導演：你在這邊過得好不好？

做悲傷輔導時，對於逝者生活得好不好是生者所關心之處。因此，在導劇時導演需適時的問出，並適當的處遇。

毛毛（主角扮演）：很好！

導演：很好是不是？你還可以逗、逗媽媽玩，對不對？可你過得快不快樂啊？

毛毛（主角扮演）：快樂！

導演：很快樂喔？是不是？

毛毛（主角扮演）：嗯！

導演：你看到媽媽今天來看你，高不高興？

毛毛（主角扮演）：很高興！

導演：你也常跑到她夢中，對不對？

回應主角之前的話。

毛毛（主角扮演）！對！

導演：是吧？是吧？

毛毛（主角扮演）：對！

導演：你想告訴媽媽什麼？看著媽媽！

導演讓主角在毛毛的位置上，說出對主角的期待與話語。

毛毛（主角扮演）：不要難過，不要為我擔心！

導演：你過得怎樣？

毛毛（主角扮演）：我過得很好！在夢中我也這樣告訴妳啊！這樣我也好擔心！

導演：妳都不想相信是吧？妳看我今天是不是又逗妳玩了，對不對？是吧？還想告訴媽媽什麼？

導演與毛毛同調說出毛毛的話。

毛毛（主角扮演）：不要為我擔心，我真的很好！

導演：嗯！

毛毛（主角扮演）：妳要好好保重自己！

導演：嗯！

毛毛（主角扮演）：對啊，因為大家都不在妳身邊啊！

導演：嗯！但是妳會不會暗中的保護媽媽？會不會？

　　暗中保護，是一種很重要的轉化，身體不見了，但意識與心可以同在，讓主角在潛意識中轉化毛毛雖然過世但仍在保護著主角。

毛毛（主角扮演）：會！

導演：跟媽媽講！你能夠到兜率天，是不是很不容易了？是不是有一點神通了，對不對？

毛毛（主角扮演）：嗯！

導演：是吧？你看，媽媽照顧你十三年了，對不對？你要跟媽媽說什麼？

　　導演進行悲傷輔導中的道謝。

毛毛（主角扮演）：謝謝媽媽！

導演：嗯！還有呢？

毛毛（主角扮演）：我也好愛這個家！

導演：嗯，因為時間到了，對不對？

毛毛（主角扮演）：嗯！

導演：你看，狗的壽命跟人是 1 比 7，能夠活十三年，等於活幾歲了，九十一歲了，是吧？

　　導演用實際數字讓主角感受到毛毛是長壽，是壽終正寢的，是時間到、因緣盡、塵緣了。

毛毛（主角扮演）：嗯！

導演：九十一歲了，長不長壽啊？

毛毛（主角扮演）：長壽！

導演：告訴媽媽！告訴媽媽！

毛毛（主角扮演）：所以我算是很長壽了，那也很感謝妳跟爸爸還願意為我付出，可是真的夠了，夠了！

導演：嗯！

毛毛（主角扮演）：對！

導演：他們做了夠不夠多？

　　讓主角覺知自己的付出已夠多。

毛毛（主角扮演）：夠多！夠多！

導演：是吧？

毛毛（主角扮演）：對！

導演：而且這樣強把你救起來的時候，你會怎麼樣？

　　這是回應之前主角丈夫不為毛毛插管的決定。

毛毛（主角扮演）：我還是選擇離開呀！因為，這是他在夢裡告訴我的，他說，強救起來的話，他如果不自己選擇離開，如果不選擇離開的話，我會變成類似像癱瘓的狗一樣！

導演：Ya！

毛毛（主角扮演）：你們要付出更多的精神去照顧我，我不願意！

導演：所以毛毛，老師問你喔，你是不是偷聽慧開師父的課？見好即收是吧？是吧？

　　導演以幽默方式道出生死觀。「見好即收」是釋慧開博士對臨終關懷所提出的獨特見解，慧開法師強調人在人世間的義務與責任，同時也強調對死亦要有正知正見，在生時及時修行，死之將至不畏不懼，不拖不延，順自然而去，不插管，不做心肺復甦術，莊嚴寧靜的離開。但有此境界需要修，修就有道行，修行修行，要修才能行，才能行得自然，行得了無牽掛。這是一種對死亡超克的智慧見解。

毛毛（主角扮演）：嗯，大概吧？

導演：是吧？是不是？人生歲數夠了的時候，就該回去，不要拖這樣，是
　　　吧？

毛毛（主角扮演）：嗯！

導演：是吧，告訴媽媽一下，面對生死要怎樣？

　　　導演借力使力，因主角是生死學研究所的研究生，用其在學校所學來
面對生死。

毛毛（主角扮演）：放下啊！

導演：嗯！

毛毛（主角扮演）：要自然的看待！

導演：嗯！是吧！而且每一次的輪迴，是不是讓我們靈性更高，是吧？是
　　　不是這樣子？

　　　導演也用生死學來啟發主角對死亡的超克。

毛毛（主角扮演）：是！

導演：嗯，告訴媽媽，你是很有智慧的，是不是？

毛毛（主角扮演）：對！

導演：告訴媽媽一下！

毛毛（主角扮演）：妳放心啦！我在這裡一直可以聽經聞法，也一直在等
　　　著妳來啊，可是妳現在都不清靜，都很懈怠，都一直只讀世間書，
　　　都不再讀佛經書了！

導演：所以你希望媽媽怎樣？告訴媽媽？

　　　導演順勢引導毛毛對媽媽的期待。

毛毛（主角扮演）：媽媽要多用功點，這樣！

導演：嗯，還有呢？

毛毛（主角扮演）：我們才可以很快再見面！

導演：嗯！還有媽媽一直要問你說，她現在讀研究所讀得很苦，你對媽媽
　　　有什麼建議？

　　導演將主角在情緒宣洩時所提的提問來問，讓主角在毛毛的位置上來回應主角先前所提的問題。身為一位導演需進入主角心中，同時將主角心中的問題記下與提出，讓主角以清明的智慧來回應。至於導演為何有此記憶？「投入」即可，因為投入就能「深入」，能夠深入主角內心世界並適時的引導。

毛毛（主角扮演）：妳自己有一次在靜坐的時候問我，媽媽要不要讀？我
　　　不能告訴妳要不要讀，因為這是妳自己的決定！
導演：Ya！
毛毛（主角扮演）：妳應該要有所堅持！
導演：嗯，這是不是媽媽自己的選擇？
毛毛（主角扮演）：對！
導演：嗯，她那麼苦，可以過嗎？

　　導演的探問。

毛毛（主角扮演）：靠媽媽妳自己，而且我對媽媽最有信心了啊！
導演：Ya，你在兜率天看了事情都很清楚，對不對？

　　導演運用贊同技術及綜合心理學的觀念，讓主角用 Self（高層次靈性的我）來面對自身處境。

毛毛（主角扮演）：嗯！
導演：這個娑婆世界，又叫什麼世界？
毛毛（主角扮演）：堪忍的世界。
導演：Ya，什麼叫堪忍的世界，告訴媽媽！
毛毛（主角扮演）：一切都是苦啊！
導演：在堪忍世界很苦，對不對？
毛毛（主角扮演）：對！
導演：但是這個苦人還是可以忍的，對不對？叫堪忍，是吧？

　　導演以佛對「堪忍世界」之義來擴展主角的視域，世界很苦，但這些苦都是堪忍的苦，從忍中動心忍性，增益其所不能，從受苦中淬鍊出生命的意義。

毛毛（主角扮演）：對啊！

導演：是吧，所以很多苦是可以過的，是吧？

毛毛（主角扮演）：對！

導演：那要怎麼可以度過這個苦呢？告訴媽媽！是要用什麼？

毛毛（主角扮演）：智慧！

導演：Ya！是要用般若智慧，是不是，教媽媽一下，你現在當媽媽的老師，
　　　教媽媽一下！怎麼觀照？怎麼用般若智慧？

毛毛（主角扮演）：萬法歸心。

導演：嗯，對讀書這件事怎麼辦？

　　導演引導如何用智慧來面對讀書這一件事，讓主角具體、聚焦。

毛毛（主角扮演）：一切盡力就好。

導演：嗯，還有呢？

毛毛（主角扮演）：而且還是不要太認真！

導演：嗯。

毛毛（主角扮演）：認真了只會苦了自己！

導演：你在天上看了很清楚對不對？媽媽是不是很認真了？

　　導演再用主角的 Self（清明的自己）來看自己。

毛毛（主角扮演）：很盡心！

導演：盡力在讀了，對不對？其實媽媽讀得好不好？

毛毛（主角扮演）：她讀得很好啊！

導演：只是她自己都不承認，對不對？是不是？

毛毛（主角扮演）：自我要求太高了！

導演：是啊！你看她在游老師的諮商輔導課，是不是表現得很好？

　　導演以具體事件來證成。

毛毛（主角扮演）：嗯！

導演：是吧？你在天上是不是看得很清楚？很公平、很公正對不對？但是，
　　　媽媽呢？媽媽怎樣？告訴媽媽，用你的話告訴媽媽！

毛毛（主角扮演）：妳一直都不滿意自己！

導演：嗯！

毛毛（主角扮演）：對自己那麼的嚴苛要求！這樣只會讓妳自己更苦、更
　　　累，人生沒有走不過的路，只有看不開的事！

導演：嗯，你真的有智慧！對！

　　導演適時讚許主角。

毛毛（主角扮演）：我也很想妳啊，我經常回來看妳啊！

導演：嗯！

毛毛（主角扮演）：喵喵妹妹牠們都看得見我啊！

導演：嗯，所以我也很關心妳對不對？

毛毛（主角扮演）：對呀！最近爸爸不在家，我更常回去看妳啊！

導演：嗯！

毛毛（主角扮演）：可是妳的夢啊，一直跳來跳去啊！

導演：嗯！

毛毛（主角扮演）：我都會被那個夢擠出來啊！會被那個夢擠出來啊！

導演：喔，嗯！

毛毛（主角扮演）：媽媽妳自己都有能力，妳為什麼都不好好靜下心來？
　　　用妳自己的能力，為什麼要靠別人知道我？不需要啊？妳都自己知
　　　道啊，妳自己有這個能力，妳為什麼不好好的利用？為什麼？

導演：是不是媽媽心亂了？

　　導演點出主角的狀態。

毛毛（主角扮演）：對啊，我在天上看得好著急！

導演：Ya，我希望妳怎樣？跟媽媽講！你是不是希望媽媽像以前很鎮定的？

　　導演暗中暗示主角找回原有的力量。

毛毛（主角扮演）：對啊，為什麼都不行？
導演：跟媽媽講！
毛毛（主角扮演）：媽媽都不行，為什麼都不行？
導演：媽媽可以做到嗎？
毛毛（主角扮演）：可以可以！她可以的，她真的可以！
導演：跟媽媽講！第一步驟，媽媽應該怎麼做？第一步要怎麼做？告訴媽
　　　媽！告訴媽媽，第一步要怎麼做？

　　導演引導主角如何有步驟的面對自己的煩躁。

毛毛（主角扮演）：把心靜下來，好不好？
導演：怎麼靜？教媽媽一下，可以做些什麼？可以做些什麼？

　　導演要讓主角行動具體化。

毛毛（主角扮演）：靜坐。
導演：嗯！
毛毛（主角扮演）：不要再想一些負面的事情啊。
導演：在靜坐的時候怎麼才可以讓自己進入真正的禪定，而不是被這些妄
　　　想給牽制住呢？告訴她一下，哪一部經典告訴她？

　　導演更進一步引發主角內在的力量。

毛毛（主角扮演）：如果妳真的都沒有辦法，念佛數息的時候啊。
導演：嗯！
毛毛（主角扮演）：不妨讓自己放空啊！
導演：Ya！
毛毛（主角扮演）：讓自己放空，妳試著做看看！
導演：嗯！

毛毛（主角扮演）：當念頭進來的時候，妳盡量的就觀照那個念頭，當下，
　　妳用「祖師禪」或者是「達摩禪」都可以！

　　主角有自己對治妄想的方法。

導演：Ya，用「祖師禪」或「達摩禪」都可以，很好！

　　導演讚許與固化。

毛毛（主角扮演）：對啊！
導演：提醒媽媽一下，對，那媽媽都會了，對不對？
毛毛（主角扮演）：對呀！為什麼都不用呢？為什麼都不用？
導演：敲媽媽一下，把媽媽敲醒！

　　導演半戲謔的用禪宗當頭棒喝之義來點撥主角。

毛毛（主角扮演）：我看了我都好難過、好心痛喔！
導演：你也很著急是吧？

　　導演又機巧的說出毛毛的感受。

毛毛（主角扮演）：對啊！
導演：所以你希望媽媽怎樣？從今以後怎麼樣？

　　「從今以後怎麼樣？」這是在悲傷輔導中常用的問句，換言之，是要
將前面主角所言、所悟之智慧如何用在日後生活之中。

毛毛（主角扮演）：媽媽妳振作啦！妳振作啦！
導演：當妳振作起來，我在天上才會怎樣？

　　導演運用「當……會怎樣」的語句完成式引導主角的正向思維。

毛毛（主角扮演）：我就會很高興啊，我也會很認真的讀書啊！
導演：否則你聽佛法，你的心也跑掉了，對不對？

　　導演點出毛毛的心與主角相連，相互牽引，正則正，負則負，使主角往正的方向發展。

毛毛（主角扮演）：對啊！

導演：你也不專心了，對不對？

毛毛（主角扮演）：對啊！

導演：用你的話跟媽媽講！

毛毛（主角扮演）：媽媽拜託妳好不好？就當為了我啊！妳趕快振作起來
　　　　　　　　　　啦！

　　「就當為了我啊！」此句很重要，人有時為自己做事常提不起勁來，為重要的人做事勁就出現，這是一句很有力的話語。

導演：嗯！

毛毛（主角扮演）：沒關係我們延畢一年就一年，沒有關係啊！

導演：是啊，時間只是生命的一個計算公式而已，對不對？

毛毛（主角扮演）：對啊！

導演：是吧？還想教媽媽什麼？還想告訴媽媽什麼？跟媽媽講！

　　導演因勢利導的運用主角在毛毛的角色來點撥主角。

毛毛（主角扮演）：妳快樂好不好？小哥哥、大哥哥他們都好擔心妳，只
　　　　　　　　　　是嘴巴不說而已！

導演：告訴媽媽，可以做什麼事情，可以快樂起來，告訴媽媽！可以去做
　　　　些什麼？可以做些什麼？

毛毛（主角扮演）：找老師談談啊，妳可以找一些老師談談聊聊啊！

導演：哪些老師？

毛毛（主角扮演）：不然，找游老師、陳老師好了啦！

導演：第二個可以做什麼？

　　導演繼續引導主角具體的做法。

毛毛（主角扮演）：那妳在家裡，就好好的對著我的相片說話好不好？

導演：喔，這也是一個方式，對不對？嗯，還有呢？可以做什麼快樂一點？媽媽有沒有什麼興趣？

毛毛（主角扮演）：媽媽現在的興趣就是，讀書、讀書、讀書啊！就只是讀書、讀書、讀書啊，讀得都變笨蛋了！

導演：而且這樣是不是苦越來越多了？

毛毛（主角扮演）：對啊！

導演：都中毒了，對不對？

毛毛（主角扮演）：對呀！

導演：是吧？所以提醒媽媽，除了讀書之外，讀書是很重要，但是除了讀書之外還可以做什麼？

毛毛（主角扮演）：她都不出門啊，都笨笨的啊，都只會躲在家裡，一直讀書一直讀書，從早讀到晚，神經病啊！

導演：喔！

毛毛（主角扮演）：對啊，看得都很討厭了！

導演：是啊，所以媽媽是不是應該偶爾去走一走？

毛毛（主角扮演）：她又不認識路，她是大路癡一個！

導演：在家裡附近會丟失嗎？會不會？

毛毛（主角扮演）：有啊，上一次有去兩次公園，我有陪她去，然後那天晚上，我又有給她夢啊！

導演：Ya！

毛毛（主角扮演）：說媽媽妳做得好棒喔！

導演：Ya，所以你很貼心嘛……你都幫忙做到了耶，對不對？媽媽做到，你即時給她回饋，對不對？

毛毛（主角扮演）：對啊！

導演：喔，你好棒喔！對！所以媽媽是不是這樣做，你也高興，對吧？

毛毛（主角扮演）：對啊！

導演：嗯，還有呢？就是說除了讀書之外，還可以去公園散散步，對不對？

導演給予聚焦與小結。

毛毛（主角扮演）：對啊！

導演：還可以呢？還可以怎樣？看著相片，還可以怎樣？還可以做些什麼？
　　　媽媽有什麼運動嗎？

毛毛（主角扮演）：沒有，她就只是會讀書！

導演：你希望媽媽培養什麼運動？

　　　運動對人來說是一個療癒的重要因素，特別是失落者而言，喪親者往
往伴隨著憂鬱症，從主角的敘述可以感受到失去毛毛後有輕度的憂鬱傾向，
因此導演藉主角在毛毛的位置上，建議主角培養某種運動。

毛毛（主角扮演）：不然做易筋經也不錯啊！

導演：是啊！

毛毛（主角扮演）：對啊！上一次我有陪媽媽看啊，看她做那個易筋經啊，
　　　不錯啊。

導演：是啊，所以可以做做易筋經是不是？

毛毛（主角扮演）：對啊！

導演：如果媽媽做這些的時候，是不是身體就慢慢的好起來？

毛毛（主角扮演）：對啊！

導演：你是不是比較放心？

毛毛（主角扮演）：對啊！

導演：嗯，還有什麼要跟媽媽說嗎？

　　　導演繼續探索是否有其他未說之話。

毛毛（主角扮演）：快樂一點啊，最擔心的就是爸爸啊，爸爸在宜蘭也不
　　　會很放心的工作，都要兩三頭跑，好辛苦喔。

導演：所以，所以告訴媽媽，妳要那麼辛苦嗎？還是叫媽媽好一點，你就
　　　不用那麼辛苦？

毛毛（主角扮演）：媽媽好一點，我就不用這麼辛苦了，我一下子要回去

　　看爸爸，一下子又擔心妳！好辛苦喔，來來回回跑，都沒有好好的
　　讀書！

導演：嗯，毛毛，還有什麼要跟媽媽說的嗎？你會不會祝福媽媽？

　　祝福，是悲傷輔導重要的一環，祝福帶來力量與能量，同時也是讓逝
者與生者很好的心理能量的連結。在主角其他事宜完成後，導演就將焦點
導入祝福一事。

毛毛（主角扮演）：我會，會！會！會！會！

導演：會祝福媽媽什麼？跟媽媽講！

毛毛（主角扮演）：妳放心，妳是最棒的，妳是最棒的！是最棒的！妳一
　　　　定可以，一定可以克服！不要放棄自己！真的不要放棄自己！

導演：對！不放棄自己！妳是最棒的，對不對？

毛毛（主角扮演）：對呀！

導演：你對媽媽有沒有信心？

毛毛（主角扮演）：有，有！有！有！有！

導演：你給媽媽喊個口號，來！

　　這是一種行為改變技術的自我肯定與增強。

毛毛（主角扮演）：媽媽是最棒的！媽媽是最棒的！

導演：是不是最好、最棒、最優秀的？

毛毛（主角扮演）：對呀！媽媽是最好、最棒、最優秀的！

導演：給媽媽加油一下！

毛毛（主角扮演）：媽媽加油！

導演：嗯。

毛毛（主角扮演）：妳是最好、最棒的！

導演：Ya！角色交換做自己！

　　導演見主角力量已增，讓主角回到自己的角色，聽一聽毛毛對主角所
說的話。

毛毛（輔角扮演）：媽媽我最近過得很好。

導演：對，很好！大聲一點，對！

毛毛（輔角扮演）：我真的過得很好，妳不要擔心！

導演：妳看，我還逗妳玩，我還躲在柱子後面！

　　導演對輔角加以提詞。在面對沒有經驗的輔角，導演可以用提詞的方式，讓輔角說出剛剛主角所說的話。

毛毛（輔角扮演）：妳看，我還逗妳玩，我還躲在柱子後面，逗妳開心！

導演提詞：很謝謝妳！

毛毛（輔角扮演）：很謝謝妳！

導演提詞：妳看，把我照顧了那麼久！

毛毛（輔角扮演）：妳看妳照顧我那麼久。

導演提詞：嗯，妳看其實我的生命歲月很長，我到這家來生活九十幾歲了，
　　　　　對不對？

毛毛（輔角扮演）：妳看我的生命歲月是不是很長？看我這樣以人類來講，
　　　　　算九十幾歲了，對不對？

導演提詞：而且知道你們都一直很希望救活我，還好我自己選擇我要走的
　　　　　路，否則我會變成癱瘓的狗，妳會更難過！

　　導演整合主角剛剛在毛毛角色上說過的話。

毛毛（輔角扮演）：我知道，如果那時候，如果我變成了癱瘓的狗，妳這
　　　　　樣子，看了也會很難過！

導演提詞：我也會不舒服！

毛毛（輔角扮演）：我也會很不舒服！

導演提詞：我在兜率天過得很好。

毛毛（輔角扮演）：我在兜率天過得很好。

導演提詞：我也會祝福妳的！

毛毛（輔角扮演）：我也會祝福妳的！

導演提詞：我希望媽媽妳……

毛毛（輔角扮演）：我希望媽媽妳……

導演：快樂的過生活。

毛毛（輔角扮演）：我希望妳快樂的過生活！

導演：你告訴媽媽，看媽媽要做些什麼？

毛毛（輔角扮演）：媽媽已就是可以……就是可以靜下心，多念一點佛經，
　　　　然後如果心靜不下來，就是可以念佛號然後修行，然後如果有念佛
　　　　經啊，就是可以觀照那個念頭。

導演：嗯。

　　當輔角自發起來的時候，導演就以「嗯」來加以回應就可以，同時回
應輔角與主角。

毛毛（輔角扮演）：然後盡量就是念多一點佛經。

導演：可以用祖師禪，對不對？

毛毛（輔角扮演）：祖師禪，然後把心靜下來！多念一點佛經！

導演：還有呢，我希望妳快樂的過生活！

毛毛（輔角扮演）：我希望妳快樂的過生活！還有如果有問題的，老師可
　　　　以、就是可以找人講，像游老師啊，或其他的老師都可以。

導演：妳可以看看相片！

毛毛（輔角扮演）：妳可以看看我的相片！跟我講講話。

導演：妳可以練練易筋經。

毛毛（輔角扮演）：妳可以練一練易筋經。

導演：Ya，還可以……讀研究所很辛苦，但是把時間放長啊！

毛毛（輔角扮演）：讀研究所很辛苦，媽媽妳就把時間放長一點，不要太
　　　　辛苦了。

導演：不要再整天都一直讀、一直讀、一直讀。

毛毛（輔角扮演）：妳不要整天都一直讀書、一直讀書、一直讀。

導演：把自己都關在家裡面！

毛毛（輔角扮演）：把自己都關在家裡面！

導演：看妳這樣做，實在很為妳擔心！

毛毛（輔角扮演）：看妳這樣，我真的實在為妳很擔心！

導演：我也希望妳有空到公園去走一走！

毛毛（輔角扮演）：我希望妳有空到公園去走一走！

導演：所以妳那天去做了的時候，我就跑到夢裡來，告訴妳了！

毛毛（輔角扮演）：妳那天有去公園，走一走之後我就有去夢裡看妳，跟妳講。

導演：嗯，妳一定要快樂起來。

毛毛（輔角扮演）：妳一定要快樂起來。

導演：否則我一下要照顧妳，還要照顧爸爸，我也受不了！

毛毛（輔角扮演）：如果我一下要照顧妳，一下要照顧爸爸的話，我這樣兩邊跑也會受不了！

導演：嗯，其實我常常回去看妳的！

毛毛（輔角扮演）：我其實常常回去看妳的！

導演：妳看我們家的貓都知道。

毛毛（輔角扮演）：妳看我們家的貓都知道。

導演：媽媽我相信妳是最好！最棒的！

　　身為一個導演需要有這樣的記性與統合能力，如此才能協助主角統合。

毛毛（輔角扮演）：媽媽我相信妳是最好！最棒的！

導演：聽到了嗎？妳相信毛毛說的話嗎？

　　當輔角說完剛剛主角在毛毛角色上說的話後，更重要的是要和對角通完話後的感覺與感受。

主角：相信！相信！

導演：嗯，看一下毛毛是不是長得很好？是吧？

主角：對！

導演：是不是？

主角：對！

導演：成為一個新的生命，是吧？

導演再從視覺上強化毛毛長得好，且轉化成為一個新的生命。

主角：對！

導演：是吧？

主角：嗯！

導演：還想跟毛毛說，跟毛毛說什麼、做什麼？有沒有？妳會接受毛毛跟
　　　妳說的建議嗎？

主角：會！

導演：真的嗎？

主角：真的！

導演：妳會不會讓毛毛再、再煩惱？

主角：不會！不會！

導演：妳現在看著毛毛，想跟毛毛說什麼或做什麼？

主角：媽媽會聽你的話，聽話照做！謝謝！

導演：還有嗎？還想跟毛毛說什麼或做什麼？有沒有？

導演繼續探究主角的未竟事項。

主角：就是想講的，當媽媽一口氣不來的時候，你記得來接媽媽！

導演：嗯！

主角：因為那是你、你離開的時候，我們跟爸爸，我們的約定。

導演：嗯！

主角：媽媽一直跟你強調。

導演：嗯！

主角：當媽媽氣不來的時候，第一個來接的一定要是你！

導演：嗯！

主角：不是菩薩，不是佛，是你！

導演：嗯！

主角：你也答應媽媽了！

導演：嗯！

主角：不是你也答應媽媽了？

導演：嗯！

主角：要帶媽媽去一個最好的地方。

導演：嗯！

主角：我主要是太辛苦了，媽媽一直適應不了！

導演：嗯！

主角：你也很清楚跟媽媽說過，媽媽既然是天上來的，那就回去天上，不
　　　要留在這裡，太辛苦了！

導演：嗯！

主角：要等媽媽自己的業報完了之後，你就真的記得要來帶媽媽！回到媽
　　　媽該去的地方！不要忘了你對媽媽的承諾。

導演：角色交換！做毛毛，毛毛是穿上金色的衣服。

　　　導演讓主角回到毛毛的角色上，並以金色的布披在主角身上協助主角
進入毛毛的角色。

毛毛（主角扮演）：嗯！（披上金色的布）

導演：你現在是毛毛！

導演：毛毛，媽媽有一句話要跟你說，你可以聽媽媽一下嗎？

毛毛（主角扮演）：嗯！

導演：那個媽媽說一下！

媽媽（輔角扮演）：毛毛，你說的話，我一定會照做，可是你不要忘記，
　　　我們之間的承諾，就是我走了那最後一個時刻，一定是你要第一個
　　　來接我，而不是菩薩！你知道我要回到我自己天上的家，那在我的
　　　業障完了之後，我就要回去，你記得要來接我，不要忘記你對我的
　　　承諾！你記得，記得！

導演：毛毛，你會答應嗎？

毛毛（主角扮演）：會！

導演：跟媽媽講，用你的話跟媽媽講！

毛毛（主角扮演）：會！我一定會！我一定會！

導演：那媽媽，現在在人間的任務還沒有完成之前，你告訴媽媽要怎麼生活？

　　導演又趁勢加深治療層次，協助主角思考在有生之年如何過生活。這是在治療過程中很重要的事項，讓主角將生活的重心轉移到現實生活來，而不是陷在過去回憶中。

毛毛（主角扮演）：媽媽，我健康了，妳很清楚，我也真的要告訴妳一句話，多在乎一點爸爸，多在乎一點哥哥他們的感受，妳快樂，他們就真的都快樂！妳自己都沒有警覺到，可是旁邊的人，真的都好擔心妳！尤其爸爸一直很怕妳走不下去。

導演：所以你希望媽媽跟爸爸怎樣？

　　導演讓主角與活著的人做連結。悲傷輔導很重要的工作之一，就是讓主角將生活的重心從與逝者的連結轉到與現實生活中的人連結。過去主角生命與生活的中心都和她的狗毛毛連結在一起，將自己的丈夫、孩子的序位都排在狗的後面，一旦狗逝去之後，主角便失去生活的重心，飄搖於人世，忘卻身邊還有很多重要的人。因此，導演透過心理劇讓主角與其他生活中的人重新建立起連帶，創造新的生活模式。

毛毛（主角扮演）：爸爸給妳電話，妳不要不接啦！我都很討厭妳！爸爸就是一直很怕妳過不了，人在宜蘭，又一直都早晚給妳電話！妳就不接，為什麼不要接呢？

導演：所以你希望媽媽怎樣？告訴媽媽！

毛毛（主角扮演）：快樂一點啊！

導演：嗯，所以爸爸打電話的時候要怎樣？

毛毛（主角扮演）：要接。

　　導演讓主角的行為更具體化。

導演：都要接電話還要跟爸爸怎樣？

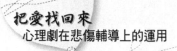

　　導演更進一步促進主角與先生的連結。

毛毛（主角扮演）：要讓爸爸放心，要讓哥哥放心，哥哥現在在拚他自己
　　　的事業，要讓他放心，妳不要不讓他放心。

導演：毛毛我問你喔，偷問你一下喔，媽媽會帶爸爸出去走一走嗎？

　　導演促進主角與先生在生活有更多的連結。

毛毛（主角扮演）：是爸爸帶媽媽出去走一走。

導演：媽媽有沒有主動過？

毛毛（主角扮演）：媽媽她現在只會讀書，什麼也不會。

導演：人生，讀書是最重要的嗎？雖然讀書很重要。

毛毛（主角扮演）：不是啊，她自己死腦筋啊！

導演：所以告訴媽媽，該怎麼辦？

毛毛（主角扮演）：我想把妳的腦袋瓜打開！好好洗一洗。

導演：嗯，告訴媽媽，要怎麼陪爸爸，多久陪爸爸一次？多久回去宜蘭一
　　　次？

　　導演很具體的提出主角與先生的相陪次數，具體化、數量化行為。

毛毛（主角扮演）：可是她現在課業那麼多，十門課哪有辦法回去？回去
　　　看了都很難過。

導演：嗯！

毛毛（主角扮演）：為什麼要這麼貪心。

導演：是啊！

毛毛（主角扮演）：為什麼要這麼的貪心，不放過自己！

導演：嗯，要怎麼辦？這學期媽媽過得了嗎？

毛毛（主角扮演）：她自己都沒把握了！過得了嗎？

導演：有哪幾科可以放掉？你在天上看得很清楚！

　　導演試圖與主角一起想辦法多增加主角與先生的相處時間。

毛毛（主角扮演）：她是很貪心的，她根本就都不想放！（主角笑）

導演：是啊！真的一點時間都沒辦法陪爸爸嗎？你看得很清楚，毛毛，告訴、告訴媽媽，媽媽是在找藉口還是怎樣？

導演探索主角與先生的互動狀態。

毛毛（主角扮演）：她覺得爸爸很煩！（主角笑）

導演：Ya！

毛毛（主角扮演）：她覺得爸爸超煩的！哈！哈！哈！哈！（主角笑）

導演：所以呢？就用讀書來躲避對不對？然後找藉口來，是吧？是吧？

導演點出主角問題的癥結。

毛毛（主角扮演）：對啊，大概吧？

導演：所以告訴媽媽，要怎麼辦？

毛毛（主角扮演）：放鬆一下自己啦，真的！

導演：老公是不是世界上唯一的一個，對不對？

導演點撥主角老公的重要性。

毛毛（主角扮演）：對啊！

導演：是吧？人生能夠在一起，是不是時間不多了，是吧？

導演點撥主角與先生相處的時間有限性。

毛毛（主角扮演）：對！

導演：是不是？

毛毛（主角扮演）：嗯！

導演：教一下媽媽！

毛毛（主角扮演）：媽媽妳醒一醒好不好？沒關係，我們可以不要這一張畢業證書也可以的！哈！哈！哈！哈！（主角笑）

導演：是啊，她擁有的已經很豐富了，是不是？

毛毛（主角扮演）：對啊，妳怎麼會這麼死腦筋？

導演：告訴媽媽，來這邊是要做什麼？是開智慧，還真的為了一個文憑啊？

　　導演指出讀書的目的。

毛毛（主角扮演）：可是媽媽好幾次都跟我講說，她都要！
導演：是啊！所以在佛法裡面，要告訴媽媽什麼？

　　導演藉主角是佛教徒，讓主角以佛教之義理來點撥自己。

毛毛（主角扮演）：好，媽媽好愚癡喔！呵！呵！呵！
導演：Ya，所以怎麼辦呢？用什麼話可以對治自己愚癡呢？
毛毛（主角扮演）：就是要聰明一點啊，要有智慧一點啊，才有辦法對治
　　　自己的愚癡啊！
導演：嗯，是吧？
毛毛（主角扮演）：嗯。
導演：是吧？而且智慧是用在生活，對不對？
毛毛（主角扮演）：對！
導演：智慧是用在珍惜身旁的人，是吧？

　　導演直接點撥主角。

毛毛（主角扮演）：嗯！
導演：很多時間一過，很多都沒了，是吧？
毛毛（主角扮演）：對！
導演：就像媽媽以前跟你相處，這段日子媽媽很盡心盡力，對不對？

　　導演從主角與毛毛相處的時間之有限性點撥其與先生、與孩子相處時
間的有限性。

毛毛（主角扮演）：對！
導演：所以生命那麼美好，是吧？
毛毛（主角扮演）：嗯！
導演：那跟爸爸是不是也應該製造這樣的機會？跟三個孩子也要製造這樣

的機會。

導演一步一步的導引主角珍惜在有限時間之下與親人的相處。

毛毛（主角扮演）：嗯！

導演：你是不是都在教媽媽？

毛毛（主角扮演）：對呀！

導演：可是媽媽沒有覺悟對不對？

毛毛（主角扮演）：對啊！

導演：把她腦袋瓜敲一下，把她敲醒！當頭棒喝一下！

毛毛（主角扮演）：呵！呵！呵！（主角笑）不行啊，媽媽是我的最愛！

導演：是啊！但是你是不是要去……用你的話教媽媽，怎麼辦？

毛毛（主角扮演）：真的多陪一下爸爸！然後真的多陪一下哥哥，那現在
　　　大哥哥比較不行，二哥哥或者是小哥哥，可以的話，多陪他們一下！

導演：是不是至少要一個月或是一個半月回宜蘭一次？

　　導演再具體化相處的時間次數。

毛毛（主角扮演）：對！

導演：是吧？

毛毛（主角扮演）：嗯！

導演：用你的話告訴媽媽。

毛毛（主角扮演）：下個月就回去一趟，我陪妳回去，我會在夢中告訴妳！
　　　妳應該怎麼做！呵！呵！呵！

導演：角色交換。

　　導演用角色交換讓主角回到自己的位置，聽一聽自毛毛位置上所說的
話。

導演：聽聽妳那麼有智慧的毛毛的話！好不好？

主角：嗯！

導演：來，毛毛，告訴媽媽！

毛毛（輔角扮演）：媽媽我答應妳的事情啊，我會，我會去接妳，等妳那
　　　　一口氣上不起來的時候，那時候看到的人一定是我！我一定會去接
　　　　妳，然後我要跟妳講，就是妳要多……媽媽妳要多在乎一些爸爸跟
　　　　哥哥他們，因為當妳不快樂的時候，他們都感覺到，所以妳要多陪
　　　　陪他們，然後爸爸如果打電話給妳的時候，妳不要嫌他煩，妳要接
　　　　他的電話，好不好？如果可以的話，不要這張文憑沒關係，放輕鬆
　　　　一點！然後可以的話，下個月回去陪爸爸，我會跟妳一起回去找爸
　　　　爸跟哥哥，然後在夢裡告訴妳該怎麼做，好不好？

導演：妳要回應毛毛什麼？

　　　導演引導主角回應。

主角：我會做到，說到做到。毛毛，我會說到做到，說到做到。

導演：站起來一下，離開那個墊子！看一下，現在毛毛多大了？嗯？是吧？

　　　導演以高度具象化毛毛，強化主角毛毛長大的形象，讓主角看到毛毛
轉化得比以前更好、更有智慧，讓主角放心與放下牽掛。

主角：嗯！

導演：是不是長大了？很有智慧，對不對？看見毛毛，還想跟毛毛說什麼
　　　或做什麼？

主角：我很放心了！

導演：嗯！

主角：這兩年來真的沒有放過一次心。

導演：嗯！

主角：對，然後再加上課業，已經整個人快崩潰了！

導演：嗯！

主角：對啊！那剛好今天藉這個機會，讓我非常非常的安靜跟放心，心中
　　　的大石頭好像也可以放下了，我會好好的珍惜爸爸跟哥哥他們的，
　　　對啊！，太忽略他們了！只有書本，每天只有書本，太不應該了！
　　　我會降低自我要求標準，這樣可以嗎？

導演：我怎麼知道，妳問毛毛啊！還想跟毛毛說什麼或做什麼嗎？

主角：今天看他這樣子，很開心！

導演：嗯，所以比較放心了，是不是？是不是還想跟毛毛說什麼或做什麼嗎？

　　　導演再探問主角是否還有未竟事宜。

主角：這個家是你的，歡迎你回來！老師我還可不可以講一個？我們在太保有買一棟房子，然後想把你的那棵、那棵樹帶去那邊種，有前院那裡，看是要種在前院還是旁邊的花園，對，那，可是很怕萬一又要回宜蘭的話，那怎麼辦？又要把你留在這裡，不能跟著我們一起走，好為難喔。

　　　這是殯葬中的一種方式——樹葬，將遺體火化後把骨灰撒在樹的周圍，而其中有的樹是固定栽種在某處，有的是栽種在樹盆中，便於移動。

導演：所以呢？

主角：你覺得呢？

導演：角色交換！

　　　導演用角色交換讓主角在毛毛的位置上來回答主角的提問。

導演：毛毛，媽媽現在有一個重大問題要問你，你試著聽看看好不好？

主角替身：嗯，媽媽現在有一個重大問題要問你，那請你聽媽媽的意思，聽聽看，我們買……我們在太保買了房子了，想要把那一棵樹種在太保的庭院或後院，可是我們又擔心，如果回到宜蘭呢，那你就留在太保了！我們不知道該怎麼辦？

導演：毛毛，你的想法是什麼？告訴媽媽！

　　　導演再度讓主角進入毛毛的角色中。

毛毛（主角扮演）：媽媽妳想太多，妳好笨喔！幹嘛在意那個，我不就都隨時跟你們在一起嗎？怎麼會為了這個事情，我知道啊，妳跟爸爸

研究很久了啊！你們怎麼都會突然之間都腦殘了？哈！哈！怎麼會去罣礙這些呢？

主角在認知上已很具體的轉化，精神是不受具體身體或骨灰綁住或框住。

導演：嗯，告訴她心經怎樣？心無罣礙的樣子。

導演藉話引話，用心經之「心無罣礙，無罣礙故，無有恐怖，遠離顛倒夢想」來肯定其見解。

毛毛（主角扮演）：對啊，不管妳把我種在太保也好，把我種在宜蘭也好，都無所謂了，甚至像爸爸一樣啊，撒向大海也 OK 啊！不用罣礙這些。

導演：是吧？

毛毛（主角扮演）：對，好輕鬆喔！（主角快樂的舞動著）

導演：角色交換！

導演見主角釋然、頓悟，將罣礙放下，因此，讓主角回到自己。

主角：我怎麼那麼笨啊！好腦殘喔！呵！呵！呵！（笑）

導演再強化毛毛對主角說的話。

導演：聽聽毛毛跟妳說的話！

毛毛（輔角扮演）：媽媽妳好笨喔！妳不知道我都已經都跟妳在一起了嗎？我隨時隨地都跟妳在一起，不管妳是種在太保，還是種在宜蘭，我都跟妳在一起，妳怎麼會跟爸爸罣礙這種事，罣礙那麼久呢？我都跟你們在一起啊！

導演：然後快樂的舞動一下！

主角：哈！哈！哈！（主角哈哈大笑並去擁抱毛毛）好，媽媽知道，媽媽知道！媽媽知道！來讀書怎麼都變笨呢？腦殘喔！呵！呵！呵！對啊！

導演：還想跟孩子說什麼或做什麼？

　　導演再確認主角還有無其他未說之話。

主角：不要為我擔心，我知道怎麼做！對啊，尤其就像爸爸講的，不管有
　　　沒有考諮商師，都不用為這個擔心，最重要的是，要媽媽要快樂，
　　　這是爸爸一直告訴媽媽的，讀書要快樂，縱使沒有考上也要快樂，
　　　縱使當一個諮商師也更要快樂，才有辦法真正幫助別人！

導演：嗯！

主角：對啊，嘿！我現在突然知覺到，哇——爸爸，哈！哈！哈！也好有
　　　智慧喔！

　　主角的覺知。

導演：是啊，妳都不理他，對不對？

　　導演點一下主角。

主角：對啊，都不理他！呵！呵！呵！

導演：妳心中只有毛毛，對不對？都沒有三個孩子，對不對？

　　導演再點撥一下主角。

主角：對呀！呵！呵！呵！

導演：都沒有老公，對不對？

　　導演更明確點撥主角。

主角：對呀！謝謝毛毛，謝謝毛毛！

導演：嗯，所以在世界上除了毛毛會疼妳、會照顧妳以外，世界上還有誰
　　　會疼妳、照顧妳？跟毛毛講！

　　導演用問句方式，再度固化主角的覺知與先生及其他小孩的連結。

主角：譬如爸爸還有哥哥他們啊！

導演：嗯！

主角：對啊，媽媽都一直忽略他們！

導演：嗯！所以從今以後要怎樣？告訴毛毛！

主角：媽媽會更愛他們的，呵呵呵，要好好的珍惜他們的，對！謝謝毛毛，
　　　謝謝毛毛！好，很棒很棒！（緊緊的抱著毛毛）

導演：可以讓毛毛回去繼續去天庭玩嗎？

　　　導演接下來進行主角與毛毛的道別。

主角：（主角靜靜的、緊緊的抱著毛毛數分鐘）

導演：對，好好跟他在一起，也好好跟自己在一起。

　　　導演讓主角好好跟毛毛在一起，沉澱、安撫，做告別前的擁抱。

主角：（數分鐘後）好，可以，媽媽可以，讓他回去，可以。

導演：好，那毛毛可以回去兜率天，去玩了嗎？

主角：可以！

導演：好，就跑回去吧，快點。

毛毛：（毛毛走回去原來舞台上柱子的後面）

導演：那個毛毛！妳看一下，是不是在兜率天那邊了？是吧？是吧？

　　　導演再度用視覺化讓主角放心。

主角：嗯，對！

導演：是吧？

主角：心很鎮定！

導演：是吧？看到了嗎？

主角：嗯！

導演：是吧？自己（主角替身）出來一下！

　　　導演最後讓主角與主角替身對話做自我整合。

主角替身：（主角替身走到舞台中央與主角面對面站著）

導演：跟自己講講話，告訴自己什麼？告訴自己什麼？（導演將舞台燈光打亮）

　　將燈光打亮是讓主角從超越現實中回到現實生活中來。

主角：妳可以的！

導演：可以什麼？

　　導演讓主角說話內容具體化。

主角：可以戰勝妳自己的心魔！

導演：嗯！

主角：可以放開一點！

導演：嗯！還有呢？還想告訴自己什麼！

主角：妳做得到的！

導演：做得到什麼？

主角：對自己好！

導演：告訴自己，從今以後要怎樣？

　　導演讓主角自己告訴自己將來要如何生活，這除了再一次強化主角的新思維，另一方面也在檢核主角所學。

主角：從今以後要快快樂樂的。

導演：還有呢？跟孩子老公怎樣？

主角：更加的在意著他們！

導演：嗯！

主角：更用心的在意他們的感受感覺。

導演：嗯，對自己呢？

　　導演讓主角轉到主角自身對自己的對待。

主角：對自己好一點、標準低一點。

導演：嗯！

主角：書在那裡，不讀，也不會有人幫妳讀。

導演：嗯，還有告訴自己，毛毛告訴媽媽平常時要怎樣？

　　　導演再將剛剛毛毛提醒主角的話向自己說一遍，強化新的認知。

主角：啊？

導演：除了讀書之外，還可以怎樣？

主角：除了讀書之外還可以四處走走，然後為了身體健康，還是可以練練
　　　易筋經！

導演：角色交換！換位置。

　　　此角色交換是讓主角的內在再聽一下自己跟自己說的話。

導演：聽聽自己跟自己說的話！

主角替身：妳是可以的！只要妳戰勝心魔！書可以慢慢讀，妳要學著要珍
　　　惜爸爸、珍惜哥哥，同時妳也要讓自己快樂起來，妳是可以的！

導演：聽到了嗎？

主角：聽到了！

導演：是不是想跟自己回應什麼、會做什麼？

主角：呵呵，一直都沒有好好愛自己！主角！（向前抱住替身）

　　　主角有新的發現與行動。

導演：嗯！

主角：對啊，忽略自己的感覺感受，也忽略了身邊的人的感覺感受！（主
　　　角抱著替身數分鐘）

導演：嗯！

主角：對，突然之間覺得自己好丟臉喔！

導演：嗯，好好跟自己在一起一下，自己跟自己忽略了很久，是吧？

主角：嗯！

導演：今天終於找回自己了，是吧？

主角：嗯！

導演：嗯！

主角：不要那麼貪心了啦，我真的發現自己太貪心了！

導演：嗯，現在整個人感覺怎樣？

　　導演再度確認主角的感受，評估是否結束劇。

主角：很輕鬆嗯？

導演：還要做什麼嗎？還是做到這邊就可以了？

主角：做到這邊就可以了！

導演：喔！真的嗎？

主角：對啊！

導演：真的嗎？

主角：對啊！

導演：好，去角！

參、分享

導演：大家分享一下。

甲同學：跟主角他們家一樣，我們家也是一隻貓三隻狗，然後還有兩隻鳥，所以我爸對那些動物都還滿重視的！然後而且我們家也是有一隻狗，是一樣的那種，也是他們家一樣，還沒睜眼睛就抱回，我爸爸也是餵那個奶瓶，只是剛開始的時候，奶瓶牠還是不會自己吸，就是那種 10 c.c.，慢慢的把牛奶進去給牠，讓牠吞進去，因為小時候給牠，牠不會吸那個奶，要等牠幾天後，比較大隻一點，才有辦法，牠之後就用那個。牠其實，我能感受，因為那隻狗也是從一丁點這樣慢慢帶大，然後我們家那隻狗也是博美，人家出門都很小隻嘛，我們家那隻有十斤重！都是肉，然後牠只要看到妳拿洋芋片出來或者是水果出來，牠都會吃一口，牠只咬一口就吃掉，反正妳不管吃什麼，牠都要吃一口，嘗個味道！所以我很能……就是我知道，好像要長期跟狗在一起之後，突然哪天……因

為我們家那隻狗也是就好像在五、六年前也死掉，也是腎衰竭！牠也死掉了，可是牠的時間拖得比較長，而且牠有中風，而且牠眼睛慢慢……因為狗老了之後，眼睛可能就是很像會有白內障，有時候看不清楚，有時候走路走到一半，會撞就是撞到。雖然牠對家裡很熟悉，可是有時候跑啊，要幹嘛，要上廁所，牠就是撞到，就會撞到。所以有的時候我會覺得，有時候真的陪了十幾年，突然哪一天不見了，真的是……有時候我們，我現在回到家，我就覺得好奇怪，為什麼我們家裡面前面都沒有一隻狗在等我？因為我們家狗也是，只要牠，好像是在兩個巷子外面，聽到妳的摩托車，牠會分辨說這台是我的，這台是爸爸的，這台是媽媽的，啊今天媽媽是開車還是騎車？然後只要聽到聲音啊，牠就會坐在那邊等妳，牠就是坐在門口等妳，然後等到妳回來，牠就會跟著妳，跟妳幹嘛，然後之後牠看到妳，就是感覺妳很安全的走進來，很平安的進來，牠就不會跟妳，牠就是做自己的事！對啊，我覺得真的，突然哪一天不見了，真的是有的時候真的不能適應，我也知道牠好害怕。

乙同學：我們家的一隻狗狗，也是跟妳們家的狗狗差不多狀況。就是我們家的狗是同事送我的，然後也是從小嬰兒就抱來了！然後就是牠也是一樣，我們那時候也是用空針餵，一滴一滴的餵牠，然後餵到最後有一天啊，我小朋友吃那個鹽酥雞，結果沒吃完，那我們家的小朋友就給狗狗，給我們家的CoCo吃，那隻叫CoCo，然後牠就吃了以後，結果，後來三天都不吃，都不吃奶奶了，也不吃飼料了！因為當初的飼料都還要把它泡溫開水，結果牠都不吃，三天都不吃，我們以為牠生病了，已經想要抱去給醫生看了，後來才發現，第三天以後才開始又吃了，因為牠就是吃了鹽酥雞，口味太重了，所以牠三天不敢，不想吃飼料，所以我們人也是一樣，就是不能吃零食，然後後來，那隻狗狗也是十一歲的時候過世，牠也是自然老化的，然後就是都沒有生病，然後最後也是眼睛都看不到了！然後就是都聽聲音而已，牠就是會從自己身上撞

到，然後跌倒這樣子！然後後來狗狗走了以後，我女兒每天在、晚上在睡覺的時候，她就會哭，然後就會跟我講說，她不曉得現在 CoCo 現在在哪裡，然後有沒有棉被可以蓋？然後過得好不好這樣子！我想我應該跟她做一個心理劇！因為當初我女兒去讀書的時候，一年級的時候，國小一年級，她起先都很高興的去上課，結果有一天就是，她同學跟她在玩，在講話，然後老師就處罰他們，一年級而已，國小一年級，剛入學，老師就處罰他們，去一個禮拜以後，她就跟我講說，她不想去上學了，我就跟她講說，為什麼？她就說，她真的不想去上學了。本來她一個禮拜很高興，後來才知道，是老師處罰她，然後每天會去上學的時候，她都跟我講說，媽媽我好希望我是我們家的CoCo。我說為什麼妳想要當CoCo？她說，因為她可以不用去上學！喔，聽了真的是好難過，所以剛剛的劇就讓我回想起我們家的那個CoCo，其實真的滿多、滿多的那個，陪我們走過那一段路的一些感情在裡面！

丙同學：（略）

丁同學：我想要分享的是課業上的……（後略）

戊同學：我曾經做過主角，然後我也掉眼淚，啊我覺得這個主角在選角的時候好像還滿奇妙的！因為，這個主角失去的是毛毛，那我失去的是我先生，所以我大概可以體會那種思念啦，那種……所以那種眼淚就自然的掉下來了，其實說，那個毛毛在天上，一直看著人，看著媽媽。啊我就移位，變成我先生在看著我這樣，所以我雖然做這個、這個替身，可是我覺得我自己也有自我的挫折這樣！

參考文獻

中文部分

山田光胤、代田文彥（2000）。**中國醫學篇**。台北：培琳。

王冰（編註）（1992）。**黃帝內經素問靈樞**。台南：大孚書局。

李佩怡（2012）。**導引悲傷力量**。台北：張老師文化。

李閏華（2013）。**安寧療護社會工作**。台北：洪葉文化。

李開敏、林方皓、張玉仕、葛書倫（譯）（1995）。J. W. Worden 著。**悲傷輔導與悲傷治療：心理衛生實務工作者手冊**（Grief counseling and grief therapy）。台北：心理。

李開敏、林方皓、張玉仕、葛書倫（譯）（2011）。J. W. Worden 著。**悲傷輔導與悲傷治療：心理衛生實務工作者手冊**（第三版）。台北：心理。

李維倫（譯）（2004）。R. Sokolowski 著。**現象學十四講**（Introduction to phenomenology）。台北：心靈工坊。

杜玉蓉（譯）（2003）。S. Forward 著。**情緒勒索**（Emotional blackmail）。台北：智庫。

林明文（1992）。**心理劇的導演決策歷程與主角的改變──一個心理劇團體的個案研究**。台灣師範大學教育心理與輔導研究所碩士論文，台北。

胡嘉琪等（譯）（2002）。A. Blatner 著。**心靈的演出：心理劇方法的實際應用**（Acting-in）。台北：學富文化。

施婉清、戴百宏（譯）（2004）。D. Spring 著。**影像與幻像──解離性身分疾患（DID）之藝術治療手記**（Image and mirage）。台北：心理。

唐雲（2004）。**走近中醫**。台北：積木文化。

洪雅琴（2004）。**受保護管束犯罪少年心理分析治療的詮釋現象學研究**。台灣師範大學教育心理與輔導研究所博士論文，未出版，台北。

陳鏡如（譯）（2002）。M. Karp 等著。**心理劇入門手冊**（The handbook of psychodrama）。台北：心理。

陳登義（譯）（2001）。I. D. Yalom 著。**人際互動團體心理治療——住院病人模式**（Inpatient group psychotherapy）。台北：桂冠圖書。

陳嘉映（2011）。**存在與時間**。北京：三聯書店。

翁樹澍、王大維（譯）（1999）。I. Goldenberg & H. Goldenberg 著。**家族治療——理論與技術**（Family therapy: An overview）。台北：揚智文化。

章薇卿（譯）（2007）。R. A. Neimeyer 著。**走在失落的幽谷——悲傷因應指引手冊**（Lessons of Loss）。台北：心理。

紫圖（2006）。**圖解黃帝內經：認識中國式養生**。北京：陝西師範大學。

張明亮（2011）。**五臟的音符——中醫五臟導引術**。北京：學苑。

張莉莉（2002）。**性侵害倖存少女心理劇治療歷程與結果之個案研究**。台灣師範大學教育心理與輔導研究所博士論文，未出版，台北。

游明麟（2006）。**心理劇對情緒失落成人轉化學習之研究**。台灣師範大學社會教育研究所博士論文，未出版，台北。

趙如錦（2000）。**心理劇發展歷程之研究——以三齣心理劇的過程研究為例**。台灣師範大學教育心理與輔導研究所碩士論文，未出版，台北。

歐申談（譯）（1993）。J. Rickman 編。**佛洛伊德論文精選**。高雄：復文。

劉玲禎（2011）。**過度換氣喘不停，別錯用急救法**。2011 年 8 月 23 日，取自 http://jtfhealth.pixnet.net/blog/post/25113645

謝慶良（2001，12 月 14 日）。**中醫身心觀念**。2006 年 7 月 13 日，取自 http://nricm2.nricm.edu.tw/pages

許家璋等（譯）（2007）。龔鉥著。**易術：傳統中醫、心理劇與創造性易術治療之整合**（Yi-Shu）。台北：心理。

英文部分

Blatner, A. (2000). *Foundations of psychodrama: History, theory, and practice* (4th ed.). New York: Springer.

Blatner & Blatner. (1988). *Acting-In: Practical applications of psychodramatic methods* (3rd ed.). New York: Springer.

Bowlby, J. (1980). *Attachment and loss, vol. 3: Loss: Sadness and depression.* London: Hogarth Press.

Freud, S. (1957). *Mouring and melancholia, standard edition of the complete psychological works of Sigmund Freud.* London: Hogarth Press. (Original work published 1917)

Goldman, E. E., & Morrison, D. S. (1984). *Psychodrama: Experience and process.* Dubuque, IA: Kendall/Hunt Publishing Company.

Hare, A. P., & Hare, J. R. (1996). *J. L. Moreno.* London: Sage.

Kellermann, P. F. (1992). Processing in psychodrama. *Journal of Group Psychotherapy Psychodrama & Sociometry, 45*(2), 63-74.

Kipper, D. A. (1986). *Psychotherapy through clinical role playing.* New York: Brunner/Mazel.

Kübler-Ross, E. (1969). *On death and dying.* New York: Macmillan.

Lindemann. E. (ed) (1995). *Beyond grief: Crisis intervention.* Northvale, NJ: Jason Aronson.

Moreno, J. L. (1953). *Who shall survive?* New York: Beacon House.

Moreno, J. L. (1993). *Who shall survive? Foundations of sociometry, group psychotherapy, and sociodrama.* McLean, VA: ASGPP.

Moreno, J. L. (1946/1975). *Psychodrama: First Volume* (7th ed.). New York: Beacon House.

Moreno, J. L., & Moreno, Z. T. (1959/1975). *Psychodrama: Second Volume.* New York: Beacon House.

Moreno, J. L., & Moreno, Z. T. (1965/1975). *Psychodrama: Third Volume.* New York: Beacon House.

Neimeyer, R. A. (1998). Can there be a psychology of loss? In J. H. Harvey (Ed.), *Perspectives on loss: A sourcebook.* Philadelphia, PA: Brunner Mazel.

Remer, R. (1986). Use of psychodramatic intervention with families: Change on multiple levels. *Journal of Group Psychotherapy, Psychodrama & Sociometry, 39*, 13 31.

Satir, V., & Baldwin, M. (1983). *Satir step by step: A guide to creating change in families.* Palo Alto, CA: Science and Behavior Books.

Stroebe. M. S. (1998). New direction in bereavement research: Exploration of gender differences. *Palliative Medicine, 12,* 5-12.

Worden J. W. (2002). *Grief counseling and grief therapy: A handbook for the mental health practitioner* (3rd ed.). New York: Springer.

Yalom, I. D. (1985). *The theory and practice of group therapy.* New York: Basic Books.

國家圖書館出版品預行編目（CIP）資料

把愛找回來：心理劇在悲傷輔導上的運用／游金潾著.
--初版.-- 臺北市：心理，2014.04
面； 公分.--（心理治療系列；22144）
ISBN 978-986-191-601-9（平裝）

1. 戲劇治療

418.986　　　　　　　　　　　　　　103005976

心理治療系列 22144

把愛找回來：心理劇在悲傷輔導上的運用

作　　者：游金潾
執行編輯：林汝穎
總 編 輯：林敬堯
發 行 人：洪有義
出 版 者：心理出版社股份有限公司
地　　址：231026 新北市新店區光明街 288 號 7 樓
電　　話：(02) 29150566
傳　　真：(02) 29152928
郵撥帳號：19293172　心理出版社股份有限公司
網　　址：https://www.psy.com.tw
電子信箱：psychoco@ms15.hinet.net
排 版 者：臻圓打字印刷有限公司
印 刷 者：正恆實業有限公司
初版一刷：2014 年 4 月
初版六刷：2024 年 2 月
I S B N：978-986-191-601-9
定　　價：新台幣 550 元